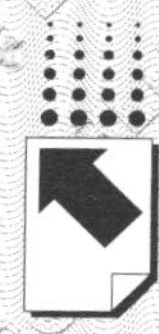

权威·前沿·原创

皮书系列为

“十二五”“十三五”国家重点图书出版规划项目

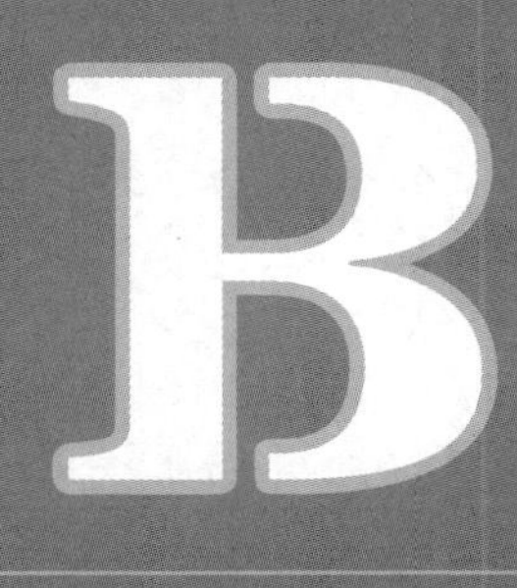

智库成果出版与传播平台

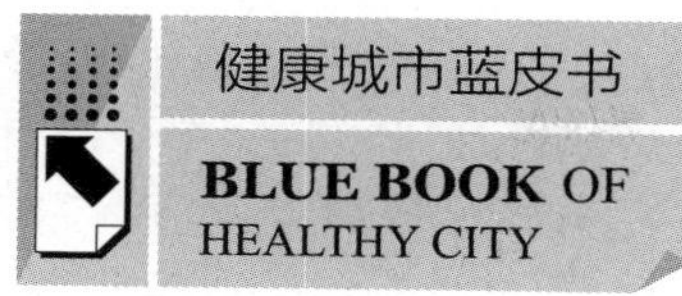

编委会主任／王彦峰　杜英姿

中国健康城市建设研究报告（2020）

ANNUAL REPORT ON HEALTHY CITY CONSTRUCTION IN CHINA (2020)

主　编／王鸿春　曹义恒

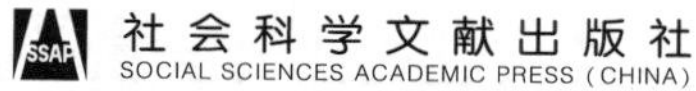

图书在版编目（CIP）数据

中国健康城市建设研究报告. 2020／王鸿春，曹义恒主编. --北京：社会科学文献出版社，2020. 11
（健康城市蓝皮书）
ISBN 978-7-5201-7584-5

Ⅰ. ①中… Ⅱ. ①王… ②曹… Ⅲ. ①城市卫生-研究报告-中国-2020 Ⅳ. ①R126

中国版本图书馆CIP数据核字（2020）第237910号

健康城市蓝皮书
中国健康城市建设研究报告（2020）

主　　编／王鸿春　曹义恒

出 版 人／王利民
责任编辑／岳梦夏

出　　版／社会科学文献出版社·政法传媒分社（010）59367156
　　　　　地址：北京市北三环中路甲29号院华龙大厦　邮编：100029
　　　　　网址：www.ssap.com.cn
发　　行／市场营销中心（010）59367081　59367083
印　　装／天津千鹤文化传播有限公司

规　　格／开 本：787mm×1092mm　1/16
　　　　　印 张：21.5　字 数：321千字
版　　次／2020年11月第1版　2020年11月第1次印刷
书　　号／ISBN 978-7-5201-7584-5
定　　价／168.00元

本书如有印装质量问题，请与读者服务中心（010-59367028）联系

《中国健康城市建设研究报告（2020）》编辑委员会

组织编写单位

中国城市报中国健康城市研究院
中国医药卫生事业发展基金会
北京健康城市建设促进会
北京健康城市建设研究中心

主要编撰者简介

王彦峰　中国医药卫生事业发展基金会创始人，中国城市报中国健康城市研究院名誉院长，国际健康与环境组织创始主席，中国健康城市蓝皮书和北京健康城市蓝皮书编委会主任。曾长期在中央理论宣传等部门工作，主要编著有《健康是生产力》《中国健康城市建设实践之路》等。建议将奥运会和健康城市建设结合起来，得到北京市委、市政府大力支持，“健康奥运、健康北京——全民健康活动”于2007年4月27日正式启动。2009年市政府制定发布了《健康北京人——全民健康促进十年行动规划（2009—2018年）》，被聘为健康促进活动总顾问。提出的“健康是生产力”这一科学理念引起了广泛的社会反响。先后荣获“健康城市建设杰出人物”“健康中国年度十大人物”等荣誉称号。

杜英姿　人民日报《中国城市报》社总编辑、国家城市品牌评价项目组组长、中国城市大会执委会主任，研究方向为城市管理、企业管理和产业经济，长期致力于国内外城市与经济发展新闻报道和决策应用研究。主持编写《聚焦中国省委书记》《聚焦中国省（部）长》《觉醒的中国》《人品与官品》《岁月河山》等著作10余部。主持《总编辑对话市委书记、市长》栏目，多角度话创新、叙改革、谈发展，为城市发展把脉开方。主持撰写深度观察稿件，深入思考和研究城市规划、建设、管理中的关键问题，引起了很大的社会反响。

王鸿春　中共北京市委研究室办公室原主任、首都社会经济发展研究所原所长，现任中国城市报中国健康城市研究院院长、北京健康城市建设促进会理事长、北京健康城市建设研究中心主任、首席专家，研究员，北京师范大学北京文化发展研究院兼职教授。近年来主持完成决策应用研究课题65项，其中世界卫生组织委托课题、省部级项目共10项，获北京市及国家领导批示20余项，“转变医疗模式政策研究”等课题先后荣获北京市第九届优秀调查研究成果一等奖等市级奖项共11项。著有《凝聚智慧——王鸿春主持决策研究成果文集》，并先后主编或合作主编决策研究书籍25部，其中《北京健康城市建设研究报告（2017）》《北京健康城市建设研究报告（2019）》《中国健康城市建设研究报告（2019）》分别获得中国社会科学院第九届“优秀皮书奖”一等奖和第十一届“优秀皮书奖”二等奖、三等奖。

曹义恒　博士，副编审。2006年毕业于武汉大学政治与公共管理学院，获硕士学位；2017年毕业于武汉大学马克思主义学院，获博士学位。现为社会科学文献出版社政法传媒分社总编辑，兼任政治学与公共管理编辑室主任，主要负责马克思主义理论、政治学、公共管理、健康城市建设等领域的组稿审稿工作。在《马克思主义与现实》、《经济社会体制比较》、《学习与探索》、《武汉理工大学学报》（社会科学版）等期刊上发表论文及译文10余篇，出版译著2部。

序言　把人民至上生命至上理念融入中国健康城市建设的伟大实践

2020年的中国健康城市建设，是伴随着抗击新冠肺炎疫情的“中国行动”一同展开的。新年伊始，一场突如其来的新冠肺炎疫情来势凶猛、肆虐一时，成为中华人民共和国成立以来传播速度最快、感染范围最广、防控难度最大的一次突发重大公共卫生事件。以习近平同志为核心的党中央统筹全局、果断决策，坚持把人民群众的生命安全和身体健康放在第一位，领导全国上下迅速打响了疫情防控的人民战争、总体战、阻击战。习近平总书记亲自指挥、亲自部署，全国上下万众一心、众志成城，经过半年艰苦卓绝的奋战，疫情防控阻击战取得了重大战略成果，充分彰显了中国特色社会主义制度的显著优势，极大地激发了广大人民群众的民族自豪感、自信心、凝聚力。这一成绩的取得殊为不易，是实现中华民族伟大复兴中国梦征程上的一次化危为机的体现，是检验中国应对重大突发公共卫生事件能力和水平的一次大考。我们欣慰地看到，14亿中国人民都是抗击疫情奋勇争先的战士，我们在抗击疫情过程中为世界展现了鲜明坚守的人民至上、生命至上的中国理念和中国主张，这是一份沉甸甸、高质量的“中国答卷”。同时，我们也可以看到，多年来持之以恒、不断深化的中国健康城市建设，既为抗击疫情创造和提供了有效的卫生防控条件，又进一步彰显了把人民至上、生命至上理念融入健康城市建设所焕发出的巨大力量。

人类健康是社会文明进步的基础，人民安全是国家安全的基石。中国健康城市建设始终遵循保障人民群众生命安全和身体健康的根本宗旨。人民至上、生命至上，是中国建设健康城市的出发点和落脚点。特别是在推进健康中国建设上升为国家战略以后，健康城市建设成为全面推进、扎实深入、细化落实健康中国战略的有力抓手。中国的健康城市建设赶上了前所未有的大好发展机遇，应该乘势而上、大有作为。从这次抗击疫情的大考中，可以明显感到，健康城市建设走在前列的城市，其应对突发公共卫生事件的能力就大大强于相对落后的城市，这些领跑城市各项健康事业建设先行一步，在实际工作中赢得主动权，为打赢防控阻击战增加保险系数。而健康城市建设启动相对落后的城市，无论是健康教育的滞后、健康服务的欠缺，还是健康保障的薄弱、健康环境的落伍，都会给广大群众的健康需求、健康愿景带来不利影响。有鉴于此，在抗击疫情大考之后，各个省份及其下属的各个地区，都有必要对照《“健康中国2030”规划纲要》，对本地区的健康城市建设做一次全面检视、进度对标，除了分析在重大疫情防控体制机制、公共卫生体系建设方面是否存在短板，还要思考如何有效深入地开展爱国卫生运动，如何改革完善疾病预防控制体系，如何不断健全完善公共卫生体系，如何推进城市治理体系和治理能力现代化，努力把健康城市建设水平提升到一个新的层次。

2020年6月2日，习近平总书记在主持专家学者座谈会时强调：“只有构建起强大的公共卫生体系，健全预警响应机制，全面提升防控和救治能力，织密防护网、筑牢筑实隔离墙，才能切实为维护人民健康提供有力保障。”他指出：“要总结新冠肺炎疫情防控斗争经验，丰富爱国卫生工作内涵，创新方式方法，推动从环境卫生治理向全面社会健康管理转变，解决好关系人民健康的全局性、长期性问题。要全面改善人居环境，加强公共卫生环境基础设施建设，推进城乡环境卫生整治，推进卫生城镇创建。要倡导文明健康绿色环保的生活方式，开展健康知识普及，树立良好饮食风尚，推广文明健康生活习惯。要推动将健康融入所有政策，把全生命周期健康管理理念贯穿城市规划、建设、管理全过程各环节。”① 习近平总书记的这些重要论述，实际上也是对中国健康城市建设各个方面最直接、最具体的指导。健

① 《习近平主持专家学者座谈会强调：构建起强大的公共卫生体系为维护人民健康提供有力保障》，《人民日报》2020年6月3日。

康城市建设涵盖城市规划、建设、运营、管理等众多领域，涉及众多部门和单位，不是哪一个部门或单位可以独立完成、独自推进的。所以，健康城市建设从根本上来说是系统工程，是合力工程，要上上下下群策群力、集思广益、同心协力，充分调动各方面的积极性、创造性，把健康城市建设每一个环节的事情做好，扎扎实实推进，持之以恒落实，中国健康城市建设之路就会越走越宽广。

《中国健康城市建设研究报告（2020）》是第五次以健康城市蓝皮书的形式和广大读者见面，作为记录中国健康城市建设发展历程的年度报告，没有因受到新冠肺炎疫情的影响而中断和推迟，相反，在国际借鉴篇中还及时收入《健康旅游产业发展形势与对策》《河流健康与国际管理经验借鉴》等最新力作，非常具有时效性和前瞻性，读来令人振奋、引人思考。书中的总报告《中国健康城市评价报告（2018 年）》研究扎实，数据翔实，很有权威性；健康环境篇中《健康影响评估的现状与展望》《新型冠状肺炎疫情对中国健康城市环境管理工作的影响》紧抓公众的兴趣点；健康文化篇中《“健康中国”新媒体矩阵在健康中国行动中的健康传播实践》《在健康中国背景下加强乡村健康文化建设》从城乡不同角度阐释了健康文化的推广要点；健康产业篇中《以健康产业引领健康城市发展：现状与建议》《城市健康产业突破与创新营销》，则非常有针对性地为相关企业出谋划策、把脉开方；我尤其欣赏健康城市案例篇中苏州市、桐乡市、琼海市、丽水市、北京市松山国家级自然保护区等探索实践的宝贵经验分享，让大家看到不同类型城市的不同做法，各具特色、各有千秋，相信对其他城市很有借鉴意义。在此，我感谢本书的作者、编者和出版工作者所付出的辛勤努力，感谢大家为中国健康城市建设交上了一份高质量的年度报告。

党和国家把人民至上、生命至上理念融入中国健康城市建设的伟大实践，2020 年写下光辉的篇章，深深定格在健康中国发展史册上。在境外新冠肺炎疫情态势仍然很不乐观的形势下，我们需要时刻绷紧常态化防控这根弦，外防输入、内防反弹，统筹推进疫情防控和经济社会发展取得积极成效。另外，要正视这次疫情中暴露出的我们在健康城市建设方面的一些短板，通过扎实细致的工作，查漏补缺，防微杜渐，不断健全完善我国的公共卫生体系，将健康中国行动和爱国卫生运动结合起来，筑起保障人民群众生命安全的铜墙铁壁。这是当务之急。最近，我还注意到，一些省份在动员广大人民群众深入开展爱国卫生运动，从身边的小事抓起，从居民家门口抓起，从人居环境抓起，推进城乡环境整治，倡导绿色健康生活方式，共同营造干净整洁安全的健康家园，这是非常可喜的现象。中国的健康城市建设既大有可为又任重道远，需要脚踏实地从身边的事情做起。期待明年大家在实践中创造出更多好做法、新经验，让中国健康城市建设研究报告内容更丰富、更多彩。让人民至上、生命至上在中国健康城市建设伟大实践中闪耀出新的光芒！

中华医学会名誉会长

2020 年 6 月 30 日

摘 要

2020年1月，全国卫生健康工作会议提出全面实施健康中国行动。新冠肺炎疫情发生以来，习近平总书记多次强调广泛开展爱国卫生运动和预防疫病的重要性。

在后疫情时代，爱国卫生工作要与时俱进，实现从环境卫生治理向全面社会健康管理转变，让“大健康”理念深入人心；要“将健康融入所有政策”，把全生命周期健康管理理念贯穿城市规划、建设、管理全过程各环节。2020年度报告着眼于此，着重探讨本次新冠肺炎疫情对我国健康城市建设各方面的影响和启示，以及如何结合本次疫情，加强健康城市的研究和建设等工作；旨在为党和政府落实“健康中国”战略、推进健康中国行动、制定健康城市政策、开展健康城市建设，以及社会各界参与健康城市领域的研究与实践提供有益的理论借鉴和经验参照。

健康城市建设是实施健康中国战略和健康中国行动的重要内容和抓手，是场所健康促进的重要组成部分。为推动全国健康城市发展，全国爱卫办委托中国健康教育中心牵头开展了2018年全国健康城市评价工作。评价显示，健康城市工作显著提升了城市健康治理能力和人群健康水平，但还存在发展不平衡和薄弱环节。当前，应进一步加大健康城市推进力度，加强政策制定和分类指导，不断完善评价方法，同时结合本次新冠肺炎疫情应对，加强健康城市的研究工作。

在建设健康中国的国家战略布局中，健康不只是指确保人民的身体健康，更是涵盖健康环境、健康社会、健康服务、健康文化、健康产业等在内的大健康，健康城市、健康乡村、健康细胞则是实现“健康中国”总目标的“三大抓手”。2018年度健康城市建设示范市中的江苏省苏州市和浙江省

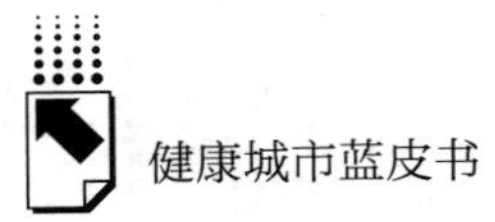

桐乡市，以及海南省健康城市建设排名第一位的琼海市，在健康城市、健康村镇建设方面积累了丰富经验；以满足城市居民亲近森林的需求为目的的北京松山国家级自然保护区和有“中国生态第一市”之称的浙江省丽水市林区在“健康细胞”建设领域也积累了丰富的经验。

关键词： 健康中国　健康城市　健康评价　健康细胞

目录

Ⅰ 总报告

Ⅱ 健康环境篇

Ⅲ 健康社会篇

Ⅳ　健康服务篇

Ⅴ　健康文化篇

Ⅵ　健康产业篇

Ⅶ　健康人群篇

Ⅷ　案例篇

Ⅸ 国际借鉴篇

皮书数据库阅读**使用指南**

总 报 告

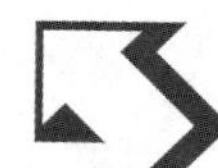

General Report

B.1
中国健康城市评价报告（2018年）

李长宁　卢　永*

摘　要： 健康城市建设是实施健康中国战略和健康中国行动的重要内容和抓手，是场所健康促进的重要组成部分。为推动全国健康城市发展，全国爱卫办委托中国健康教育中心牵头开展了2018年全国健康城市评价工作。评价结果显示，健康城市建设工作稳步推进，参评城市人群健康水平相对较高；各地积累了丰富的健康城市建设经验，健康治理能力不断提升；健康城市建设在不同级别城市和不同地区发展不平衡；健康城市建设在不同工作领域发展不平衡，仍存在一些薄弱环

* 李长宁，中国健康教育中心主任、党委书记，研究员，研究方向为健康促进与健康教育、人力资源管理；卢永，中国健康教育中心健康促进部主任，副研究员，研究方向为健康促进与健康教育策略、政策和方法。

节；既定的评价方法可对健康城市建设作出较为客观的综合评价；健康城市评价的方法仍有待进一步完善。建议加大健康城市建设的推进力度，尽快探索更好地在健康城市平台上落实健康中国建设任务，加强政策制定、分类指导和考核评价工作。

关键词： 健康城市　健康中国　健康促进

一　评估背景

在2016年全国卫生与健康大会上，习近平总书记指出："没有全民健康，就没有全面小康。要把人民健康放在优先发展的战略地位，以普及健康生活、优化健康服务、完善健康保障、建设健康环境、发展健康产业为重点，加快推进健康中国建设，努力全方位、全周期保障人民健康，为实现'两个一百年'奋斗目标、实现中华民族伟大复兴的中国梦打下坚实健康基础。"① 当前，健康城市建设是健康中国建设和健康中国行动的重要内容，《"健康中国2030"规划纲要》和《健康中国行动（2019—2030年）》都对这项工作提出了明确要求。② 全国爱卫会《关于开展健康城市健康村镇建设的指导意见》中，将健康城市定位于卫生城市的升级版，明确了现阶段我国健康城市建设的重点领域包括营造健康环境、构建健康社会、优化健康服务、培育健康人群、发展健康文化。③

① 《习近平谈治国理政》第2卷，外文出版社，2017，第370页。

② 《中共中央　国务院印发〈"健康中国2030"规划纲要〉》，人民网，http://health.people.com.cn/n1/2016/1026/c398004-28807917.html，最后访问日期：2020年8月15日；《健康中国行动（2019—2030年）》，中央人民政府网站，http://www.gov.cn/xinwen/2019-07/15/content_5409694.htm，最后访问日期：2020年8月15日。

③ 《全国爱卫会关于印发〈关于开展健康城市健康村镇建设的指导意见〉的通知》，全爱卫发〔2016〕5号。

评价工作是推进健康城市建设的重要抓手。2018 年，全国爱卫会印发《全国健康城市评价指标体系（2018 版）》①，该指标体系共包括 5 个一级指标，20 个二级指标，42 个三级指标。一级指标对应“健康环境”“健康社会”“健康服务”“健康人群”“健康文化”5 个建设领域，二级和三级指标着眼于我国城市发展中的主要健康问题及其影响因素，涉及 10 多个部门的工作，体现了“大卫生、大健康”理念。该指标体系发布后，全国爱卫办委托中国健康教育中心、复旦大学、中国社会科学院开展了健康城市试点市的评价工作。2019 年，为了进一步推动全国工作，中国健康教育中心作为全国健康城市评价工作办公室，在全国爱卫办指导下，牵头完成了 2018 年全国健康城市评价工作。

二　评价对象和方法

（一）评价对象

2018 年全国健康城市评价的对象为所有获得卫生城市（区）称号的直辖市辖区、地级及以上城市和县级市。2019 年 1 月，对各省爱卫办人员召开了评价工作培训班，随后下发了评价工作通知，收集参评城市 2017 年度和 2018 年度评价数据，总计 314 个城市参评，名单见表 1。在参评城市中，分城市级别来看，直辖市辖区 44 个（占 14.01%）、地级及以上市 157 个（占 50.00%）、县级市 113 个（占 35.99%）；分区域来看，东部地区城市 150 个（占 47.77%）、中部及东北地区城市 78 个（占 24.84%）、西部地区城市 86 个（占 27.39%）。

① 全国爱国卫生运动委员会：《全国健康城市评价指标体系（2018 版）》，国家卫生健康委网站，http://www.nhc.gov.cn/ewebeditor/uploadfile/2018/04/20180409130611370.pdf，最后访问日期：2020 年 8 月 15 日。

表1　2018年全国健康城市评价参评城市名单

省份	城市(区)名称
北京	东城、西城、石景山、门头沟、房山、通州、顺义、昌平、怀柔、平谷、密云、延庆
天津	和平、河西、西青、滨海
河北	迁安、黄骅
山西	长治、潞城、晋城、介休、原平、侯马、孝义
内蒙古	包头、赤峰、通辽、鄂尔多斯、乌兰察布、锡林浩特
辽宁	沈阳、大连、瓦房店、鞍山、丹东、盘锦
吉林	长春、四平、梅河口、集安、延吉、敦化、珲春
黑龙江	伊春、海林、黑河、五大连池
上海	黄浦、徐汇、长宁、静安、普陀、虹口、杨浦、闵行、宝山、嘉定、浦东、金山、松江、青浦、奉贤
江苏	南京、无锡、江阴、宜兴、徐州、新沂、邳州、常州、溧阳、苏州、常熟、张家港、昆山、太仓、南通、启东、如皋、海门、连云港、淮安、盐城、东台、扬州、仪征、高邮、镇江、丹阳、扬中、句容、泰州、兴化、靖江、泰兴、宿迁
浙江	杭州、建德、宁波、余姚、慈溪、温州、瑞安、乐清、嘉兴、海宁、平湖、桐乡、湖州、绍兴、诸暨、嵊州、金华、兰溪、义乌、东阳、永康、衢州、江山、舟山、台州、温岭、临海、丽水、龙泉
安徽	马鞍山、铜陵、宣城、宁国
福建	福州、厦门、三明、泉州、漳州、龙海
江西	南昌、吉安、井冈山、宜春
山东	济南、青岛、胶州、淄博、枣庄、滕州、东营、烟台、龙口、莱州、蓬莱、招远、潍坊、青州、诸城、寿光、济宁、曲阜、泰安、新泰、肥城、威海、乳山、日照、临沂、德州、聊城、滨州
河南	郑州、巩义、荥阳、新郑、登封、开封、洛阳、平顶山、舞钢、汝州、安阳、鹤壁、新乡、濮阳、许昌、禹州、漯河、南阳、永城、信阳、驻马店、济源
湖北	武汉、黄石、十堰、宜昌、当阳、襄阳、鄂州、荆门、荆州、黄冈、咸宁、仙桃、潜江、天门
湖南	株洲、邵阳、岳阳、常德、津市、益阳、郴州、资兴、永州、娄底
广东	广州、韶关、深圳、珠海、汕头、佛山、江门、湛江、肇庆、惠州、梅州、河源、阳江、清远、东莞、中山、云浮
广西	南宁、柳州、桂林、北流、百色
海南	海口、三亚、琼海
重庆	大渡口、沙坪坝、九龙坡、南岸、北碚、万盛、渝北、黔江、合川、南川、璧山、铜梁、潼南
四川	成都、都江堰、彭州、攀枝花、泸州、德阳、绵阳、广元、遂宁、宜宾、广安、巴中、西昌
贵州	贵阳、清镇、六盘水、遵义、赤水、仁怀、安顺、凯里
云南	昆明、安宁、曲靖、玉溪、保山、腾冲、丽江、普洱、个旧、开远、蒙自、弥勒、芒市
陕西	西安、铜川、宝鸡、咸阳、渭南、韩城、华阴、延安、汉中、榆林、安康
甘肃	嘉峪关、金昌、敦煌
青海	西宁、玉树、格尔木、德令哈
宁夏	银川、石嘴山、吴忠、青铜峡
新疆	克拉玛依、昌吉、博乐、阿克苏、伊宁、奎屯

（二）评价方法

1. 技术路线

采用综合评价法进行评价。按照《全国健康城市评价指标体系（2018版）》（见表2）要求，收集各个城市指标数据，通过指标分析，了解各个指标的进展情况，构建健康城市指数，了解各个城市健康城市建设的整体情况，结合指标分析和指数分析，综合评价我国健康城市发展情况。本次评价主要针对2018年数据，同时收集2017年数据，通过纵向对比了解工作进展情况。

表2　全国健康城市评价指标体系（2018版）

一级指标	二级指标	三级指标
健康环境	1. 空气质量	(1)环境空气质量优良天数占比
		(2)重度及以上污染天数
	2. 水质	(3)生活饮用水水质达标率
		(4)集中式饮用水水源地安全保障达标率
	3. 垃圾废物处理	(5)生活垃圾无害化处理率
	4. 其他相关环境	(6)公共厕所设置密度
		(7)无害化卫生厕所普及率(农村)
		(8)人均公园绿地面积
		(9)病媒生物密度控制水平
		(10)国家卫生县城(乡镇)占比
健康社会	5. 社会保障	(11)基本医保住院费用实际报销比
	6. 健身活动	(12)城市人均体育场地面积
		(13)每千人拥有社会体育指导员人数比例
	7. 职业安全	(14)职业健康检查覆盖率
	8. 食品安全	(15)食品抽样检验(批次/千人)
	9. 文化教育	(16)学生体质监测优良率
	10. 养老	(17)每千名老年人口拥有养老床位数
	11. 健康细胞工程*	(18)健康社区覆盖率
		(19)健康学校覆盖率
		(20)健康企业覆盖率

续表

一级指标	二级指标	三级指标
健康服务	12. 精神卫生管理	(21)严重精神障碍患者规范管理率
	13. 妇幼卫生服务	(22)儿童健康管理率
		(23)孕产妇系统管理率
	14. 卫生资源	(24)每万人口全科医生数
		(25)每万人口拥有公共卫生人员数
		(26)每千人口医疗卫生机构床位数
		(27)提供中医药服务的基层医疗卫生机构占比
		(28)卫生健康支出占财政支出的比重
健康人群	15. 健康水平	(29)人均预期寿命
		(30)婴儿死亡率
		(31)5 岁以下儿童死亡率
		(32)孕产妇死亡率
		(33)城乡居民达到《国民体质测定标准》合格以上的人数比例
	16. 传染病	(34)甲乙类传染病发病率
	17. 慢性病	(35)重大慢性病过早死亡率
		(36)18～50 岁人群高血压患病率
		(37)肿瘤年龄标化发病率变化幅度
健康文化	18. 健康素养	(38)居民健康素养水平
	19. 健康行为	(39)15 岁以上人群吸烟率
		(40)经常参加体育锻炼人口比例
	20. 健康氛围	(41)媒体健康科普水平
		(42)注册志愿者比例

* 将根据“健康细胞”建设进展情况适时纳入评价。

2. 数据收集与整理

全国有 314 个卫生城市（区）填报了 2018 年度评价数据，数据来源于相关部门公开的常规统计报表或专项调查。在 42 项指标中，有 37 项指标的数据质量达到评价要求，纳入评价分析，未纳入分析的指标包括无害化卫生厕所普及率、健康社区覆盖率、健康学校覆盖率、健康企业覆盖率、18～50 岁人群高血压患病率。在纳入分析的 37 项指标中，针对个别缺失值进行替代，总体原则为使用城市所在省份的全省数据，如无法获取全省数据，则城市该指标按缺失处理。对于有明显逻辑异常、经向地方核实未做修订的数据，数据替代原则与缺失值替代一致。

3. 健康城市指数计算方法

本次评价采用综合指数法构建健康城市指数。对指标数据进行去量纲标准化处理，设置指标权重，计算出每个城市的健康城市综合指数和健康环境、健康社会、健康服务、健康文化和健康人群等分指数，综合指数和分指数的满分都设为 100 分。采用文献检索、专家讨论的方法确定每个指标的理论最优值和理论最差值，基于指标理论值进行数据去量纲标准化处理。

三 健康城市指标分析

（一）健康环境发展水平

有 9 项指标纳入分析（见表 3），7 项指标优于同期全国水平，6 项指标已超过相关规划目标值，有 8 项指标较上一年度提升，参评城市的健康环境逐年改善，空气和水环境质量不断改善，提供了较好的公共基础设施和环境卫生保障。“人均公园绿地面积”低于同期全国水平，初步分析主要原因是参评城市中经济发展活跃城市的比例较高，大部分城市人口持续增长且城市用地稀缺性高，人均公园绿地面积的增长幅度相比于其他地区慢一些。“病媒生物密度控制水平”较 2017 年略有下降，主要原因是 2018 年开展监测的街道比 2017 年少，同期街道区划总数增加，属于正常波动。

表 3 健康环境指标发展水平

指标	2018 年 314 个城市水平	2018 年 全国水平	2020 年 国家目标值	2017 年 309 个城市水平
1. 环境空气质量优良天数占比(%)	80.68(中位数)	79.3	80	78.08
2. 重度及以上污染天数(天)	6.87	8.03	8.76	7.69
3. 生活饮用水水质达标率(%)	97.25(中位数)	89.85	95	95.20
4. 集中式饮用水水源地安全保障达标率(%)	98.93	90.9	93	96.30
5. 生活垃圾无害化处理率(%)	99.62	98.20	100	99.04

续表

指标	2018 年 314 个城市水平	2018 年 全国水平	2020 年 国家目标值	2017 年 309 个城市水平
6. 公共厕所设置密度(座/平方公里)	3.37	2.75	3	2.95
7. 人均公园绿地面积(平方米/人)	13.80	14.1	14.6	13.14
8. 病媒生物密度控制水平	25.63	—	—	26.91
9. 国家卫生县城(乡镇)占比(%)	7.03	3.9	5	7.02

（二）健康社会发展水平

有7项指标纳入分析（见表4），3项指标明显高于全国水平，4项指标已经超过相关规划目标值，7项指标较2017年提升，参评城市健康社会逐年改善，在全民健身支持性环境、食品安全、养老服务等方面相对有优势，“基本医保住院费用实际报销比”“职业健康检查覆盖率”“学生体质监测优良率”距离相关规划的目标值还有一定差距。

表4　健康社会指标发展水平

指标	2018 年 314 个城市	2018 年 全国水平	2020 年 国家目标值	2017 年 309 个城市
1. 基本医保住院费用实际报销比(%)	63.82	—	75	59.94
2. 城市人均体育场地面积(平方米/人)	2.58	1.46(2015 年普查)	1.8	2.27
3. 每千人拥有社会体育指导员人数(人)	2.56	1.5(截至 8 月)	2.3	2.42
4. 职业健康检查覆盖率(%)	78	—	90	72.16
5. 食品抽样检验(批次/千人)	4.45	—	4	3.79
6. 学生体质监测优良率(%)	35.46	—	50(2022 年)	34.97
7. 每千名老年人口拥有养老床位数(张)	33.23	29.9	35	31.78

（三）健康服务发展水平

有 8 项指标纳入分析，7 项指标整体上优于全国水平，6 项指标超过相关规划目标值，7 项指标优于 2017 年，健康服务整体上逐年改善，在严重精神障碍患者规范管理率、每万人口全科医生数、每千人口医疗卫生机构床位数、卫生健康支出占财政支出的比重、孕产妇系统管理率等方面整体上有明显优势，“每万人口拥有公共卫生人员数”和“能够提供中医药服务的社区卫生机构和乡镇卫生院占比”距离国家目标值仍有一定差距（见表 5）。2018 年参评城市“孕产妇系统管理率”较 2017 年略有下降，初步分析，主要是“二孩”政策出台后服务体系调整适应和信息报告系统更新等因素综合影响，呈现正常波动。

表 5　健康服务指标发展水平

指标	2018 年 314 个城市水平	2018 年 全国水平	2020 年 国家目标值	2017 年 309 个城市水平
1. 严重精神障碍患者规范管理率(%)	87.92	82.7	80	83.24
2. 儿童健康管理率(%)	92.53	92.7	90	92.41
3. 孕产妇系统管理率(%)	91.51	89.9	90	92.00
4. 每万人口全科医生数(人)	2.61	2.22	2	2.04
5. 每万人口拥有公共卫生人员数(人)	6.62	6.34	8.3	6.61
6. 每千人口医疗卫生机构床位数(张)	6.01	6.03	<6	5.75
7. 能够提供中医药服务的社区卫生服务机构和乡镇卫生院占比(%)	88.32	95.2	100	83.65
8. 卫生健康支出占财政支出的比重(%)	8.39	7.07	—	8.15

（四）健康文化发展水平

有 5 项指标纳入分析，全部优于全国水平，有 2 项指标好于相关规划目标值，5 项指标较 2017 年均有进步。参评城市健康文化发展水平逐年提升，居民健康素养水平和经常参加体育锻炼的人口比例较高，15 岁以上人群吸烟率相对较低，媒体健康科普水平和注册志愿者比例相对较高（见表 6）。

表 6　健康文化指标发展水平

指标	2018 年 314 个城市水平	2018 年 全国水平	2020 年 国家目标值	2017 年 309 个城市水平
1. 居民健康素养水平(%)	17.93(中位数)	17.06	20	15.47
2. 15 岁以上人群吸烟率(%)	23.12(中位数)	26.6	25	23.60
3. 经常参加体育锻炼人口比例(%)	39.34	33.9(2015 年普查)	30.63	37.58
4. 媒体健康科普水平(分)	3.44	1.96	4	3.43
5. 注册志愿者比例(%)	11.87	8.6	13	10.72

（五）健康人群发展水平

有 8 项指标纳入分析，7 项指标明显优于全国水平，6 项指标超过相关规划目标值，6 项指标较 2017 年有所改善，参评城市人群健康处于相对较高水平（见表 7）。参评城市“5 岁以下儿童死亡率”较 2017 略有上升，进一步分析，参评城市 2018 年 5 岁以下儿童死亡人数较 2017 年减少了约 0.4 万人，同期活产儿总数减少了约 134 万人，分母显著减小，导致死亡率略有上升，属于正常波动，出生人口下降是主要原因。

表 7　健康人群指标发展水平

指标	2018 年 314 个城市水平	2018 年 全国水平	2020 年 国家目标值	2017 年 309 个城市水平
1. 人均预期寿命(岁)	79.15(中位数)	77	77.3	78.8
2. 婴儿死亡率(‰)	2.88	6.1	7.5	2.94
3. 5 岁以下儿童死亡率(‰)	4.07	8.4	9.5	3.94
4. 孕产妇死亡率(1/10 万)	8.88	18.3	18	9.8
5. 城乡居民达到《国民体质测定标准》合格以上的人数比例(%)	91.94 (中位数)	89.6 (2015 年普查)	90.6	91.54
6. 甲乙类传染病发病率(1/10 万)	205.06	220.51	—	217.19

续表

指标	2018 年 314 个城市水平	2018 年 全国水平	2020 年 国家目标值	2017 年 309 个城市水平
7. 重大慢性病过早死亡率(%)	13. 56(中位数)	17. 36	16. 65	13. 78
8. 肿瘤年龄标化发病率变化幅度(%)	2. 34(中位数)	-1. 48	—	1. 87

四　健康城市指数分析

（一）健康城市综合指数

健康城市综合指数满分为 100 分，参评城市的健康城市综合指数介于 46. 96 ~74. 97 分，平均值为 62. 43 分，整体处于中等水平（60 ~70 分），中国健康城市建设整体上仍有较大的提升空间。直辖市辖区健康城市综合指数高于地级及以上市和县级市，东部地区健康城市综合指数高于中部及东北地区和西部地区（见图 1、图 2）。交叉分析来看，东部直辖市辖区最高，其后依次为东部县级市、东部地级及以上市、西部直辖市辖区、西部地级及以上市、中部及东北地级以上市、中部及东北县级市，西部县级市最低（见表 8）。

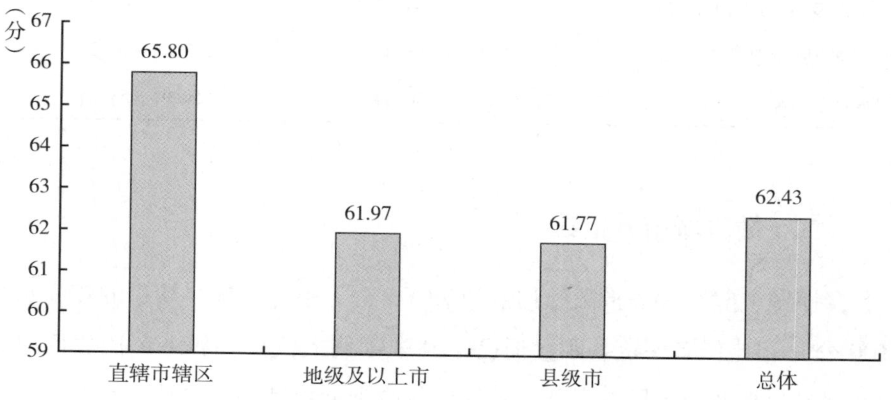

图 1　不同级别城市健康城市综合指数

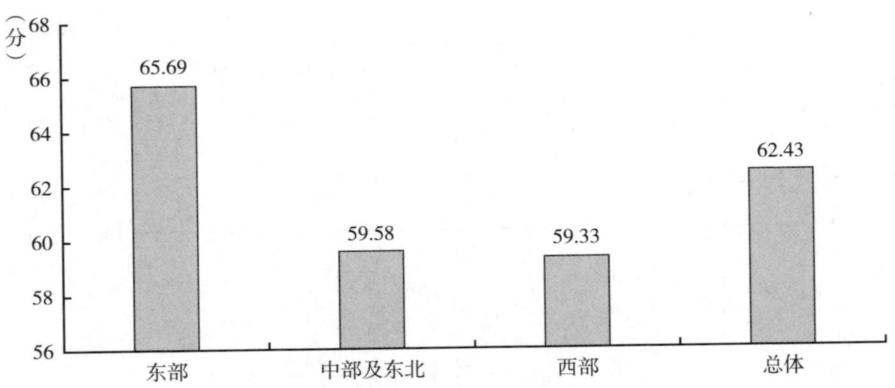

图2　不同地区城市健康城市综合指数

表8　不同地区不同级别城市健康城市综合指数水平

单位：分

城市类型	均值	95% CI
1. 东部直辖市辖区	67.13	65.85～68.41
2. 东部县级市	65.85	64.78～66.93
3. 东部地级及以上市	64.84	63.86～65.82
4. 西部直辖市辖区	62.64	61.00～64.28
5. 西部地级及以上市	60.05	59.03～61.07
6. 中部及东北地级及以上市	60.03	59.07～60.99
7. 中部及东北县级市	58.87	57.45～60.29
8. 西部县级市	56.52	54.91～58.14

（二）健康城市分指数

参评城市健康人群指数的均值为73.05分，整体状况与期望的较高水平（100分）相比仍有一定差距，但已达到中等偏上位置。从4个代表健康影响因素控制水平的分指数来看，其均值从高到低依次为健康环境指数、健康服务指数、健康社会指数、健康文化指数（见表9）。

表9　参评城市健康城市分指数总体水平

单位：分

分指数	指数特征	平均值	最大值	最小值	95% CI
健康环境指数	影响因素	72.28	89.12	57.42	71.62～72.95
健康社会指数	影响因素	45.73	71.56	15.06	44.72～46.73
健康服务指数	影响因素	68.82	82.95	51.26	68.28～69.36
健康文化指数	影响因素	43.26	59.36	21.67	42.54～43.97

（三）城市自身纵向比较

在2018年全国评价中，我们收集了参评城市2017年和2018年两年的数据，其中有309个城市报送了两个年度的数据，可对参评城市两年的建设进展情况进行比较。参评城市2018年健康城市综合指数较2017年整体上升了1.31%，不同级别城市水平、不同地区城市水平均有增长，体现出全国健康城市建设工作逐年进步。

五　评价结果使用

根据2018年全国健康城市评价结果，全国爱卫办确定了2018年度健康城市建设示范市、各省份排名第一位城市和进步最快城市（城区）名单，对其提出表扬，同时希望其他城市能够学习借鉴这些城市（城区）的经验（见表10、表11和表12）。对于工作成效显著的地方，全国爱卫办将通过召开现场经验交流会、宣传报道典型经验等方式，向全国推广，促进各地之间的交流学习。同时，中国健康教育中心根据城市需要，一对一反馈评级结果，帮助各个城市发现自身工作中的薄弱环节，制定更有针对性的措施，不断改进工作质量，补齐工作短板。2019年，中国健康教育中心梳理总结了健康城市试点市的典型经验，编辑出版《中国健康城市建设优秀实践（2019年）》。目前，受全国爱卫办委托，中国健康教育中心正在试点市经验总结的基础上，进一步梳理示范市的工作，形成可复制、可推广的健康城市建设典型经验和模式，推动健康城市建设向更高水平发展。

表 10　2018 年度健康城市建设示范市名单

序号	城市（城区）	城市级别	地区
1	北京东城	直辖市辖区	东部
2	江苏苏州	地级及以上市	东部
3	江苏江阴	县级市	东部
4	江苏张家港	县级市	东部
5	江苏无锡	地级及以上市	东部
6	江苏宜兴	县级市	东部
7	北京西城	直辖市辖区	东部
8	江苏太仓	县级市	东部
9	江苏常州	地级及以上市	东部
10	上海金山	直辖市辖区	东部
11	江苏东台	县级市	东部
12	上海虹口	直辖市辖区	东部
13	上海黄浦	直辖市辖区	东部
14	浙江桐乡	县级市	东部
15	广东珠海	地级及以上市	东部
16	江苏靖江	县级市	东部
17	江苏常熟	县级市	东部
18	山东威海	地级及以上市	东部
19	北京石景山	直辖市辖区	东部

表 11　2018 年度各省份健康城市建设排名第一位城市名单

序号	省份	城市（城区）	城市级别
1	北京	东城区	直辖市辖区
2	天津	和平区	直辖市辖区
3	河北	迁安市	县级市
4	山西	侯马市	县级市
5	内蒙古	包头市	地级及以上市
6	辽宁	大连市	地级及以上市
7	吉林	延吉市	县级市
8	黑龙江	海林市	县级市

续表

序号	省份	城市(城区)	城市级别
9	上海	金山区	直辖市辖区
10	江苏	苏州市	地级及以上市
11	浙江	桐乡市	县级市
12	安徽	马鞍山市	地级及以上市
13	福建	福州市	地级及以上市
14	江西	宜春市	地级及以上市
15	山东	威海市	地级及以上市
16	河南	登封市	县级市
17	湖北	宜昌市	地级及以上市
18	湖南	益阳市	地级及以上市
19	广东	珠海市	地级及以上市
20	广西	南宁市	地级及以上市
21	海南	琼海市	县级市
22	重庆	南岸区	直辖市辖区
23	四川	成都市	地级及以上市
24	贵州	遵义市	地级及以上市
25	云南	玉溪市	地级及以上市
26	陕西	汉中市	地级及以上市
27	甘肃	嘉峪关市	地级及以上市
28	青海	西宁市	地级及以上市
29	宁夏	石嘴山市	地级及以上市
30	新疆	克拉玛依市	地级及以上市

说明：不包括西藏、新疆生产建设兵团和港澳台地区。

表 12　2018 年度健康城市建设进步最快城市名单

序号	城市(城区)	城市级别	地区
1	重庆南岸	直辖市辖区	西部
2	陕西汉中	地级及以上市	西部
3	贵州清镇	县级市	西部
4	河南安阳	地级及以上市	中部及东北
5	湖南资兴	县级市	中部及东北
6	北京昌平	直辖市辖区	东部
7	湖北天门	县级市	中部及东北
8	内蒙古包头	地级及以上市	西部
9	天津河西	直辖市辖区	东部
10	江苏泰州	地级及以上市	东部

六　结论与建议

（一）健康城市建设工作稳步推进，参评城市人群健康水平相对较高

在参评城市的32项与全国可比指标中，有29项优于同期或近期全国水平。在33项与国家目标值可比的指标中，有24项已经超过国家2020年目标值。在37项指标中有33项指标较上一年度改善。健康城市综合指数结果表明，我国健康城市建设整体处于中等水平。总体看来，参评城市卫生城市创建和健康城市建设工作稳步推进，城市健康治理水平不断提升，在健康环境、健康社会、健康服务、健康文化等建设领域取得较为显著的成效，创造了相对较好的空气和水环境以及全民健身支持性环境，提供了较好的公共基础设施、环境卫生和食品安全保障，医疗卫生服务和养老服务逐年改善，全社会关注健康、参与健康的氛围逐步形成，市民的健康素养和健康生活方式稳步提升，人群健康水平明显优于全国水平，人均预期寿命中位数达到了79.15岁，婴儿及儿童死亡率、孕产妇死亡率、重大慢性病过早死亡率及传染病发病率处于相对较低水平。

（二）各地积累了丰富的建设经验，健康治理能力不断提升

参评城市在健康城市的组织实施方面有许多共性经验，包括成立领导小组，建立健全政府主导、多部门协作、全社会参与的工作机制，组建专家咨询委员会，制定建设规划和实施方案，部署重点项目和工程，加强经费投入和督导考核等，同时结合本地实际，针对突出的健康问题和影响因素，开展了各具特色的建设工作。许多城市依托健康城市建设工作，建立起了体现“大卫生、大健康”理念的健康促进长效机制，明确了各个成员部门在爱国卫生运动和健康城市建设中的职责任务，推动相关部门积极出台有利于健康的公共政策，有力地推动落实“将健康融入所有政策”的方针，提升了城市的健康治理水平。

（三）健康城市建设在不同级别城市和不同地区发展不平衡

本次评价统计分析显示，在314个参评城市中，直辖市辖区的健康城市发展水平整体上明显优于地级及以上市和县级市，地级以上市和县级市整体上发展水平相当，部分发展水平较好的直辖市辖区和县级市在所有参评城市的大排名中比较突出。东部地区城市的健康城市发展水平明显优于中部及东北地区和西部地区，中部及东北地区和西部地区发展水平相当。

（四）健康城市建设在不同工作领域发展不平衡，仍存在一些薄弱环节

参评城市健康环境与健康服务领域的发展相对较好，健康社会与健康文化领域的发展相对薄弱，健康人群指数水平达到中等偏上。具体来看，在健康环境领域，人均公园绿地面积偏低，需进一步加强病媒生物密度监测工作；在健康社会领域，医保报销比例、职业健康检查覆盖率、学生体质监测优良率距离2020年国家目标值仍有较大差距；在健康服务领域，部分地区提供中医药服务的基层医疗卫生建设、儿童健康管理和孕产妇管理工作需进一步加强；在健康文化领域，部分地区需加强居民健康素养的培养和15岁以上人群吸烟率的监测工作。

（五）既定的评价方法可对健康城市建设作出较为客观的综合评价

在本次评价中，我们结合指标分析和指数分析方法，对健康城市建设作出综合评价。在指标分析中将参评城市各项指标与全国水平、2020年国家目标值和2017年评价结果进行对比，比较全面地反映了各项建设任务的进展情况。在指数分析中对参评城市的健康城市综合指数及5项分指数进行了排名，排名顺位与相关领域专家的经验判断总体上一致。总体来看，选定的评价方法可以对健康城市建设作出较为客观的综合评价。

（六）健康城市评价的方法仍有待进一步完善

部分指标的评价标准和监测制度有待完善，在“健康细胞”指标方面尚未制定相关评价标准，部分城市仍未建立起居民健康素养水平、15 岁以上人群吸烟率、病媒生物密度控制水平的监测制度，18 ~50 岁人群高血压患病率数据获取较难。数据收集和分析方法有待改进，目前采取城市自报、省级和国家级审核的形式收集数据，数据审核耗时耗力难度大，如何运用大数据手段改进评价方法，已成为当前健康城市评价工作的迫切需要。

（七）展望和建议

实践证明，健康城市是推进“将健康融入所有政策”，共建共享提升健康治理水平的有效载体，是落实健康中国战略和健康中国行动的重要抓手。建议加大健康城市建设的推进力度，尽快探索更好地在健康城市平台上落实健康中国建设任务，加强政策制定、分类指导和考核评价工作。建议各地结合健康中国战略和健康城市建设的要求，始终坚持党和政府的领导和以人民健康为中心，坚持健康促进和预防为主策略，建立健全政府主导、多部门协作、全社会参与的工作机制，从治理健康影响因素入手，推动“将健康融入所有政策”，全面提升健康治理水平。各个城市要对照评价结果，弥补不足，逐步应对和解决城市发展中的健康难题，提升人民群众的健康幸福指数。

从 2020 年初以来，面临新冠肺炎疫情这一新中国成立以来发生的传播速度最快、感染范围最广、防控难度最大的重大突发公共卫生事件，党中央高度重视，习近平总书记亲自指挥、亲自部署，全国上下万众一心，经过艰苦卓绝的努力，用 3 个月左右的时间取得了武汉保卫战、湖北保卫战的决定性成果，疫情防控阻击战取得重大战略成果，目前疫情防控已进入常态化阶段。[①] 此次疫情应对积累了宝贵经验，也暴露出国家公共卫生应急管理体系

---

① 《抗击新冠肺炎疫情的中国行动》，中央人民政府网站，http：//www. gov. cn/zhengce/2020 - 06/07/content_ 5517737. htm，最后访问日期：2020 年 8 月 15 日。

存在的不足。健康城市建设是提升城市健康治理水平的有效载体，健康城市方法是否有助于提升城市对突发重大公共卫生事件的应对能力和水平，亟须开展专门的回顾性研究。同时，结合这次疫情应对，广大健康城市工作者还应积极研究，探索在健康城市工作中加强重大疫情预防、预警、控制和救治的能力建设，不断丰富和完善健康城市的理论和实践。

健康环境篇

Healthy Environment

B.2 健康影响评估的现状与展望

王 兰 蒋希冀*

摘 要： 健康影响评估是“将健康融入所有政策”的重要方式和政策工具，可有效推动我国“健康中国”国策实施。健康影响评估出现在全球关注慢性非传染性疾病的大背景下，因此主要针对污染源、体力活动缺乏、设施可达性等慢病的作用要素进行评估；亟待针对新型冠状病毒肺炎及其他新型传染性疾病开展评估和工具开发。综合国外相关研究成果及我国相关研究可以看出，我国的健康影响评估工作尚处于初始阶段。在此背景下，建议将健康影响评估作为“将健康融入所有政策”的重要路径和方式，构建适应我国国情的健康影响评估体系，加强定量分析与定性分析相结合的健康影响评估，综合考虑慢性非传染性疾病和传染性疾病，提高评估结果与部门政策的衔接程度。

* 王兰，同济大学建筑与城市规划学院，教授，博士生导师，健康实验室主任；蒋希冀，同济大学建筑与城市规划学院，博士研究生。

关键词： 健康影响评估　慢性非传染性疾病　传染性疾病　健康城市

2020 年新型冠状病毒肺炎疫情给健康城市建设带来了巨大挑战，传染性疾病防控成为重要命题。传染性疾病暴发和蔓延不仅危及人类的健康和生命，也带来了经济和社会的多方面危机。世界卫生组织在 20 世纪 80 年代提出健康城市概念并推动全球健康城市运动时，关注点在日益增加的慢性非传染性疾病患病率及其疾病负担；而席卷全球的新冠肺炎疫情警示我们，需要将针对新型传染性疾病的防控纳入健康城市建设。健康影响评估作为分析明确各类政策、项目和规划对人群健康影响的重要政策工具，主要对污染源、体力活动缺乏、设施可达性等慢性非传染性疾病的作用要素进行评估，对传染性疾病防控的关注相对较少。非常有必要在针对慢性非传染性疾病的健康影响评估基础上，充分考虑政策和项目等对传染性疾病防控的影响，完善健康影响评估工具，全面建设健康城市，提高居民身心健康和福祉。

一　健康影响评估概述

（一）概念

健康影响评估最初是环境影响评估的一部分。美国《国家环境政策法案》（1969 年）首次提出，所有可能影响人类环境的联邦法律和主要行动计划都应完成环境影响报告，且应包括对人体健康的影响评估。随着对健康的日益重视，健康影响评估在 20 世纪 90 年代基本独立出来①，形成一个专门

① Forsyth A., Slotterback C. S., Krizek K. J., et al., "Health Impact Assessment (HIA) for Planners: What Tools Are Useful?", *Journal of Planning Literature*, No. 3, 2010, pp. 231 - 245.

针对公共健康的政策支撑工具。[①] 根据世界卫生组织的官方定义，健康影响评估是“评判一项政策、规划或者项目对特定人群健康的潜在影响，以及这些影响在该人群中分布的一系列相互结合的程序、方法和工具”。[②] 该定义强调，既需要明确具有健康影响的政策项目及其潜在影响的所有人群，也需要明确该影响对不同人群的公平性。健康影响评估的核心作用是辨析阐述项目决策背后的健康后果，基于健康基本原理对某一项目进行优化，让公众和决策者更加关注项目对健康的影响，以获取居民的支持，推动项目向有利于公众身心健康的方向发展。

（二）类型

根据持续时间、资料收集方式和分析深度上的差异，针对不同评估对象和评估条件，健康影响评估可被划分为不同级别。[③] 健康影响评价在 20 世纪 90 年代主要分为快速评估和深度评估两个级别。[④] 其评估要求相对不高，基本上是对某政策或项目健康影响的大概描述，或者结合其他影响评估方法（如环境影响评估、社会影响评估），形成一系列研究报告或一项综合研究报告。[③]随后健康影响评估分为快速评估、中等评估和综合评估三个级别[⑤]，

① Burney Peter, “Evaluating Health Impact Assessments”, *D. O. HIA-Report of a Dh Methodological Seminar*, HIA Gateway, West Midlands Public Health Observatory, 1998, pp. 34 –38.

② World Health Organization, “Health Impact Assessment: Main Concepts and Suggested Approach: A Gothenburg Consensus Paper”, World Health Organization, 1999.

③ 王兰、蔡纯婷、曹康：《美国费城城市复兴项目中的健康影响评估》，《国际城市规划》2017 年第 5 期。

④ Milner Susan J., “The Health Impact Assessment of Non-health Public Policy”, *D. O. HIA-Report of a Dh Methodological Seminar*, HIA Gateway, West Midlands Public Health Observatory, 1998, pp. 39 –55; Birley Martin, “Procedures and Methods for Health Impact Assessment”, *D. O. HIA-Report of a Dh Methodological Seminar*, HIA Gateway, West Midlands Public Health Observatory, 1998, pp. 11 –33; Barnes R., Scott-Samuel A., Barnes R., “Health Impact Assessment a Ten Minute Guide”, *Samuel*, 2000.

⑤ Chilaka M. A., “A Prospective and Comprehensive Health Impact Assessment of the Crewe and Nantwich Neighbourhood Renewal Strategy”, Keele University, 2005; Ross C. L., West H., “Atlanta Beltline Health Impact Assessment”, Georgia Institute of Technology, 2007.

其中，中等评估和综合评估要求社区参与。[①] 社区和专家通常采用工作坊的形式，帮助社区成员和决策者扩充专业知识，评估人员和决策者可同时增强对当地诉求和偏好的理解。[②] 随着健康影响评估在城市发展决策中运用的逐步深入，其评估对象也愈发多元复杂，类型也更加丰富。福塞斯（Forsyth）教授梳理总结了健康影响评估的常见释义，归纳总结为桌面或迷你健康影响评估、快速评价或评估、综合健康影响评估、中阶版和完整版健康影响评估几种类型，评估的完整程度和对基础数据的要求逐步增加。[③]

同时，健康影响评估根据加入项目流程的时间，可为预期、即时和回顾三种类型。[④] 其中，预期型健康影响评估在项目实施前进行，用于预测项目潜在的健康结果；即时型健康影响评估与项目同时进行，可实时监测项目情况，及时获取项目的健康效果；回顾型健康影响评估在项目完成后进行，测评项目已产生的健康影响。总体而言，预期型健康影响评估因开展于项目实施以前，能够对项目方案提出优化思路和策略，因而具备更好的干预效果。

（三）程序

健康影响评估的程序基本上可归纳为对象筛选、范围界定、评估开展、决策建议以及监测干预等步骤。

（1）对象筛选。明确政策、项目或规划可能产生的健康危害并制定应对策略，需要开展健康影响评估。相关评估主体通常制定一系列的筛选原

---

① Taylor Cath, "Health Impact Assessment of Stockbridge Village Redevelopment", NHS Public Health Team and the Directorate of Regeneration, Economy and Skills, 2011.

② Greig S., Parry N., Rimmington B., "Promoting Sustainable Regeneration: Learning from a Case Study in Participatory HIA", *Environmental Impact Assessment Review*, No. 2, 2004, pp. 255 – 267; Ison Erica, "A Resource for Health Impact Assessment", NHS Executive London, 2001.

③ Forsyth A., Slotterback C. S., Krizek K. J., et al., "Health Impact Assessment (HIA) for Planners: What Tools Are Useful?", *Journal of Planning Literature*, No. 3, 2010, pp. 231 – 245.

④ Quigley R., Broeder D., Furu L., et al., "Health Impact Assessment International Best Practice Principles", *International Association for Impact Assessment*, No. 5, 2006, pp. 1 – 4.

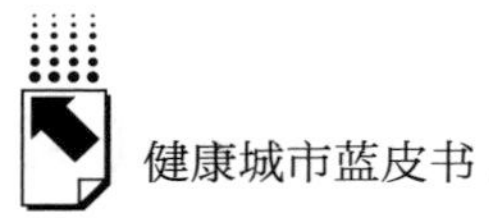

则，并设定评估的前提条件。[①]

（2）范围界定。明确潜在健康影响范围，考虑该范围内的健康风险和健康促进机会，选取和确定健康影响评估的内容和方法。[②]

（3）评估开展。该部分是评估的主体部分，包括对健康相关数据的收集、分析、受影响区域和对象的识别、健康影响程度和方式的测定等。[③] 根据对象特征、材料丰富程度和时间要求，可选取采用特定的评估工具；最终成果以专题报告或者综合研究形式呈现。[④]

（4）决策建议。基于评估结论提出相关政策、项目或规划的优化建议。例如，列举出减轻和改善特定健康影响需要采取的行动，具体说明行动、资源及责任、时间阶段（包括建设、实施、结束）以及参与合作的机构等。[⑤]

（5）监测干预。对政策、项目或规划方案实施所产生的健康影响进行长期跟踪监测，能够为政府及时干预或为下一轮的政策制定、项目拟定和规划编制提供预警与基础数据。

在评估过程中，广泛的公众参与将促进评估工作的顺利开展。美国健康影响评估的推动者罗斯（Ross）教授认为，在评估和决策之间应加入宣传环节，让所有利益相关者了解和理解可能产生的健康影响。[⑥] 巴蒂亚（Bhatia）和泰勒（Taylor）建议对公众发布评估报告、情况说明书，并召开

---

① International Finance Corporation, *Introduction to Health Impact Assessment*, 2009; Birley Martin, "Procedures and Methods for Health Impact Assessment", *D. O. HIA-Report of a Dh Methodological Seminar*, HIA Gateway, West Midlands Public Health Observatory, 1998, pp. 11 – 33.

② Forsyth A., Slotterback C. S., Krizek K. J., et al., "Health Impact Assessment (HIA) for Planners: What Tools are Useful?", *Journal of Planning Literature*, No. 3, 2010, pp. 231 – 245.

③ Winters L., Scott-Samuel A., "Health Impact Assessment of the Community Safety Projects, Huyton SRB Area", Liverpool Public Health Observatory, 1997.

④ Birley M., "Health Impact Assessment, Integration and Critical Appraisal", *Impact Assessment and Project Appraisal*, No. 4, 2003, p. 313 – 321.

⑤ Quigley R., Broeder D., Furu L., et al., "Health Impact Assessment International Best Practice Principles", No. 5, 2006, pp. 1 – 4.

⑥ Ross C. L., West H., "Atlanta Beltline Health Impact Assessment", Georgia Institute of Technology, 2007.

公开会议等。①

评估的目标是判定政策、规划或者项目等对人群的潜在健康影响，而健康结果能够更为直观地反映潜在健康影响程度和方式。健康影响结果包括身体健康和心理健康的具体表征，如身体质量指数（BMI）、慢性非传染性疾病患病率、特定疾病死亡率等。政策、项目和规划的作用要素（如污染源、体力活动缺乏、设施可达性等）影响着健康结果。不同类型疾病的作用要素和路径不同，本文分析了慢性非传染性疾病和传染性疾病的健康影响评估的发展现状与评估实践，总结其评估重点、操作工具和实践特点，并提出未来展望。

二　针对慢性非传染性疾病的健康影响评估

（一）发展现状

针对慢性非传染性疾病的健康影响评估占此类评估的主体，注重政策、项目和规划对体力活动、空气污染、慢病发病率的影响，已积累了较丰富的经验与成果。例如，美国“国家公共卫生评估模型”由美国环境保护局委托“为健康的城市设计”公司研发。该评估工具采用回归模型预测健康结果，其中自变量包括户均人数、零汽车保有量、社区体育设施分布、社区绿地分布、收入和学历等，因变量包括通勤方式、体育锻炼强度、身体质量指数等。美国“加州公共卫生评估模型”采用回归模型分析方法，预测道路交通、公共设施、土地利用和食物等环境要素对居民行为和疾病的潜在影响；其中疾病以慢性非传染性疾病为主，包括肥胖、高血压、心脏病和二型糖尿病等。加拿大“健康多伦多：健康增强土地利用”则由公共卫生局主导，从多部门获取地理空间、健康结果、居民行为和社会经济的具体地方数据，基于统计学

① Bhatia R.，“A Guide for Health Impact Assessment”，California Department of Public Health，2010；Taylor Cath，“Health Impact Assessment of Stockbridge Village Redevelopment”，NHS Public Health Team and the Directorate of Regeneration，Economy and Skills，2011.

构建现状关联模型，预测土地利用的变化带来的健康影响。这一工具在城市发展战略规划的编制中得到使用，支持了健康影响评估专题报告的撰写。这些评估工具均强调基于文献证据选取预测模型的指标，并采集本地数据构建模型，提高了健康影响预测分析的精准度，支持科学决策。

同时，已开发有支撑特定用地的健康影响评估工具，如棕地使用、绿色空间。美国约翰霍普金斯大学公共卫生学院健康政策与管理专业研究者开发了针对棕地开发的评估模型：Macroscope。该模型基于“评价－统计－预测”的建构逻辑，基于文献证据和本地基础数据建立多元统计模型和广义线性回归模型，评估棕地的健康风险（包括化学残留物质及其危险潜力）。健康结果包含八种疾病类型：癌症、心脏病、慢性肺阻、糖尿病、脑血管疾病、肝病、肺炎和流行感冒，以慢性非传染性疾病为主。美国疾病预防控制中心所开发的“绿色空间健康影响评估工具集”制定了针对绿色空间公共健康特征的评估框架，该框架具体包括收集现状健康数据、达成健康发展目标的共识、设定评估基准等。其中，慢性非传染性疾病指标选用了超重儿童占比、糖尿病死亡率、哮喘住院率和心脏病死亡率等。

（二）实践案例

健康影响评估可针对城市发展规划方案和具体建设项目开展。本文选取加拿大多伦多一项城市再开发计划和阿姆斯特丹机场扩张项目的健康影响评估作为例证。

（1）多伦多西唐地土地再开发计划的健康影响评估。作为振兴多伦多滨水区的一项重要发展计划，西唐地（West Don Lands）约 32.4 公顷的土地需要更新改造。健康影响评估基于地区现状条件，针对两个再开发方案开展工作。其中方案 1 采用高密度、混合用途的开发模式，方案 2 主要在该地区全部布置中等密度住宅。①

① Toronto Public Health，“A Healthy Toronto by Design Report：A Health and Environment Enhanced Land Use Planning Tool”，Toronto，2013.

该评估使用了“健康多伦多：健康增强土地利用”专属工具，推进了5个步骤的工作：①创建基于邮政编码为空间单元的缓冲区，用于测度建成环境指标；②统计空间单元内的建成环境和经济人口数据，包括居住密度、土地使用混合度、交叉口密度、交通线路密度、交叉口数量、交通站点数量、可步行道路里程、自行车道里程、轨道交通长度、学校数量、食品供应点分布等；③明确土地使用的组合类型，如低密度－居住、中密度－混合使用等；④分析预测研究区域和受影响区域的健康结果，比较两个规划方案；⑤形成评估报告。

该评估的主要结论是方案1比方案2具有更好的健康结果。相比于现状评估结果［BMI为24.31，高血压（可能性）患病比例为9.58%］，方案1可降低居民的BMI和高血压患病率（BMI减低为24.14，高血压患病率降低为9.11%），而方案2则会加剧居民不良的健康状况（BMI升高为24.36，高血压患病率升高为9.66%）。

（2）阿姆斯特丹史基浦国际机场扩张的预期性健康影响评估。弗兰森（Franssen）等[①]针对阿姆斯特丹史基浦国际机场产生的噪声、空气污染、气味和雷达装置造成的健康影响进行辨析。研究范围为机场本身及其周围55公里范围内的居民（人口约200万）；研究内容为机场扩张后这些人群的环境污染暴露和健康状况。其中环境指标基于监测数据和扩散模型分析获得。

评价方法包括健康登记册中的心血管、呼吸系统疾病患者和投诉居民的空间分布分析，同时开展居民关于风险感知和烦恼的问卷调查和访谈。研究发现：暴露于飞机噪声会从烦恼、睡眠障碍、心血管疾病和机能下降等方面影响机场周围居民的健康状况；当地由于机场和机动车交通带来的空气污染不太可能引起呼吸系统疾病或癌症。

① Franssen E. A. M., Staatsen B. A. M., Lebret E., “Assessing Health Consequences in an Environmental Impact Assessment: The Case of Amsterdam Airport Schiphol”, *Environmental Impact Assessment Review*, No.6, 2002, pp.633－653.

（三）未来展望

针对慢性非传染性疾病的健康影响评估已在评估框架、数据收集、预测模型建立以及影响机制等方面有所探讨和实践。未来可从以下多个方面优化和提升。

（1）健康影响评估工具的适用性有待提高。目前的预测模型建构多基于本地数据和文献证据，在其他地区开展相应的测评需要参数修正和关键变量的校核，以提高其适应性。具体优化研发路径包括：依据多维度关键特征对评估对象进行聚类，遴选典型案例（政策、项目或方案）进行模型建构，提高模型的针对性，确保参数在特定案例中有效；或在大空间尺度开展大样本模型建构，确保变量的覆盖性。

（2）健康影响的机制解析需要加强。外界对人类身心健康的作用机制错综复杂，这就要求在评估开展过程中开展充分的证据收集与分析工作，以降低因重要变量缺失等原因对分析结果造成重大影响，并明确影响评估区域的特定影响要素。同时，需要推进跨学科协同创新，强化环境、政策和建设对人群健康影响的病理机制研究，从而更好地理解各类要素的健康影响路径。

（3）健康影响的维度有必要细化。健康影响评估的开展是为相关政策制定提供依据，但因为政府职能分权、各相关主体之间存在权利和信息壁垒，那么更为细致的评估结果将有利于不同部门采取相应的干预措施。例如，在健康影响评估中根据部门职权进行相应的分析和建议，明确各个部门的哪些要素是关键着力点。

三　针对传染性疾病的健康影响评估

（一）发展现状

健康影响评估对慢性非传染性疾病的健康结果已有较为广泛的关注，但对传染性疾病的关注程度不高，相关定量评估更加缺乏。[①] 这是由于健康影响评估出现的大背景是整个公共健康的关注点转向慢性非传染性疾病的预防。传染性疾病影响人数和暴发概率日益减小，不再是常规疾病预防控制的重点。而新冠肺炎疫情警示大家，传染性疾病暴发可能在短时间造成大规模健康威胁，甚至造成经济减缓和社会矛盾激化。非常有必要推进针对传染性疾病的健康影响评估研发和实践。

现有传染性疾病的健康影响在综合环境健康影响评估或环境、社会和健康影响评估、健康影响评估中均有，但不是主体部分，并且通常聚焦于特定行业（如采掘业）或空间对象（如棕地）可能诱发的传染性疾病问题。[②] 人畜共患传染病、人口流动、基础设施配置、野生动物的屠宰和烹饪方式以及传染病监测与培训是评估考虑的重点。[③]

已有少量相关评估工具被开发和应用，如美国国际开发署针对采掘业开发的评估工具。还有学者利用 Macroscope 评估工具将流行感冒和肺炎设定为预测健康结果中的一类。[④] 这些模型对传染性疾病的针对性较为不足，考虑的要素不全，预测性功能有欠缺，亟待基于传染性疾病的传染源、传播途径和易感人群分析，开展系统的传染性疾病评估模型建构。

---

① Human Impact Partners (HIP), San Francisco Department of Public Health (SFDPH), "A Health Impact Assessment of the Healthy Families Act of 2009", Oakland, California: Human Impact Partners; 2009; Lau C., Jagals P., "A Framework for Assessing and Predicting the Environmental Health Impact of Infectious Diseases: A Case Study of Leptospirosis", *Reviews on Environmental Health*, No. 4, 2012, pp. 163 – 174.

② Budke C. M., Carabin H., Torgerson P. R., et al., "Health Impact Assessment and Burden of Zoonotic Diseases", *Oxford Textbooks in Public Health*, 2011, pp. 30 – 37; Litt J. S., Tran N. L., Burke T A., et al., "Examining Urban Brownfields Through the Public Health 'Macroscope'", *Environmental Health Perspectives*, 2001, pp. 183 – 193.

③ Flynn L., Bery R., Kaitano A. E., "Emerging Infectious Diseases and Impact Assessments", Pozyskano, http://www.iaia.org/conferences/iaia13/proceedings/Final%20papers%20review. 2013.

④ Litt J. S., Tran N. L., Burke T. A., et al., "Examining Urban Brownfields Through the Public Health 'Macroscope'", *Environmental Health Perspectives*, 2001, pp. 183 – 193.

（二）实践案例

目前相关评估实践案例较少，其中包括世界银行为在非洲乍得共和国推进石油出口项目而开展的健康影响评估。该项目是乍得共和国建国以来最大的一个工程，也是世界银行在非洲的重大项目，由 300 口采油深井、1000 公里输油管道和喀麦隆的海上油轮构成。由于在项目的建设和运营管理过程中存在长距离的物料运输和频繁的人员接触，评估所聚焦的传染性疾病包括疟疾和艾滋病。①

专家组开展了针对疟疾这一传染性疾病的影响预测，主要基于尼日利亚的数据，并结合乍得共和国的预防和治疗措施提出模型假设和修订。② 结果显示，即使采取管理计划中提出的预防措施，预测每年仍将有 3 人死于疟疾。同时专家组采用了传播模型和流行率的流行病学数据，对艾滋病进行模拟计算，发现执行环境管理计划后将使传播减少 80%。③专家组相应提出了项目中水源、野生动植物、噪声和灰尘等的控制或保护措施，并结合当地人群的行为习惯，制定了个人预防疟疾和艾滋病措施。因此，针对传染性疾病的健康影响评估可预测发病人数，并结合当地情况，制定有效的预防措施和政策。

（三）未来展望

相比于慢行非传染性疾病，针对传染性疾病的健康影响评估更加复杂，这与传染性疾病的病原体及其传播特点紧密相关。传染性疾病的发生和传播包括生态学和社会学过程。③ 不同病种之间的传播方式和路径差异很大，如

① Jobin W.，"Health and Equity Impacts of a Large Oil Project in Africa"，Bulletin of the World Health Organization，No. 81，2003，pp. 420 – 426.

② Veerman J. L.，Barendregt J. J.，Mackenbach J. P.，et al.，"Quantitative Health Impact Assessment：Current Practice and Future Directions"，*Journal of Epidemiology and Community Health*，No. 5，2005，pp. 361 – 370.

③ Eisenberg J. N. S.，Desai M. A.，Levy K.，et al.，"Environmental Determinants of Infectious Disease：A Framework for Tracking Causal Links and Guiding Public Health Research"，*Environmental Health Perspectives*，No. 8，2007，pp. 1216 – 1223.

呼吸系统传染病（如肺炎）可以通过空气、水源、粪口等进行传播，部分禽流感可通过接触传播给人，而甲肝可以通过食物进行传播。这些不同传播扩散特点决定了在开展评估（特别是影响预测）时应采用不同的模型和分析方法。目前针对传染性疾病评价和预测的健康影响评估工具多在具体项目或政策诉求下而开发，具有特殊性，难以被推广利用。而城市政策、规划和项目都有可能产生传染病发生和传播风险，值得提前被监控和干预。但是，现在暂未有综合性和系统性的理论模型及科学的评估预测工具提供支持，需要从多科学视角出发，针对传染性疾病类型，开展相关理论研究和评估工具开发。

笔者以城市空间规划为例，建构了针对传染性疾病的健康影响评估框架（见图 1）。健康影响评估须明确特定传染疾病的发展特点（包括发生和传播），并从传染性疾病的隔离污染源、切断传播途径和保护易感人群三个防控关键环节出发考虑空间要素的影响，明确潜在干预调控的空间环境要素（包括土地使用、绿地和开敞空间等多个维度）对传染性疾病的作用路径。可从区域、城市和社区三个空间尺度针对现状、规划方案或者开发项目开展健康影响评估。

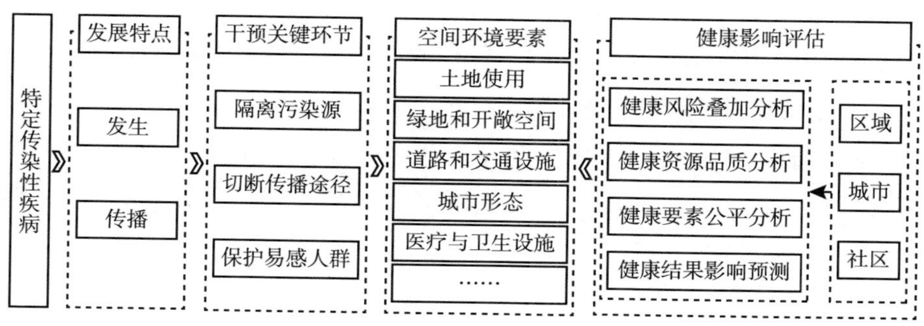

图 1　针对传染性疾病的城市空间规划的健康影响评估理论模型

同时，笔者提出健康影响评估须包括：健康风险叠加分析、健康资源品质分析、健康要素公平分析、健康结果影响预测四个模块。其中，健康风险叠加分析主要评估项目或规划是否会在疫情发生前提高潜在病原体与人群接触的概率，在疫情期间是否会影响带菌者的传播速度和途径等。健康要素品质分析关注医疗护理机构、紧急救援中心等的空间分布和服务品质是否能有效切断传播途径、保护易感人群、实施救助。健康资源公平分析则关注疫情防控和应急的相关设施、物资和人员在不同人群中的分布，判别资源分配的公平性和对弱势群体的关注。基于疫情暴发时积累的病患时空数据，健康结果影响分析则可采用系统动力学模型，预测不同空间规划要素分布和配置状态下对疫情造成的影响；其他三个模块的评估结果是预测模块的重要支撑。

（四）我国健康影响评估的发展

我国的健康影响评估工作尚处于初始阶段。以“健康影响评估”和“健康影响评价”作为关键词在中国知网数据库中进行精确检索，所得到的85篇中文文献以对国外相关理念和案例介绍为主，只有少量的国内评估实践。[①] 从评价的内容来看，国内健康影响评价多针对特定政策和项目，主要集中于空气、水、声环境方面的影响[②]，或对体力活动的提升进行估算。慢行非传染性和传染性疾病等健康结果的预测与分析并未涉及。从评估的方法来看，定性分析是目前国内评估实践主要采用的方法，涉及定量分析的实践案例较少。在城市规划领域，已有学者认识到健康影响评估对健康城市规划的重要作用，开展研究和实践探索。[③] 例如，同济大学健康城市实验室针对闵行15号线开展了健康影响评估，分析了公共交通设施建设对体力活动和二氧化碳排放的影响，并基于世界卫生组织提供的健康经济评估工具（Health Economic Assessment Tools，HEAT），计算了相应的健康收益；江西

① 赵玉遂等：《浙江省公共政策健康影响评价工作实践》，《中国健康教育》2020年第6期；李煜、陶锦耀、潘奕：《流行病视角下的健康街道设计评价体系初探——以北京城区为例》，《建筑技艺》2019年第12期。

② 黄正：《我国建设项目健康影响评价的问题与对策》，华中科技大学博士学位论文，2011年。

③ 丁国胜、魏春雨、焦胜：《为公共健康而规划——城市规划健康影响评估研究》，《城市规划》2017年第7期；王兰、凯瑟琳·罗斯：《健康城市规划与评估：兴起与趋势》，《国际城市规划》2016年第4期；李潇：《健康影响评价与城市规划》，《城市问题》2014年第5期。

省人民政府则开展了都县贡江南岸景观工程建设规划方案的健康影响评价。①

基于对国外健康影响评估的概念、程序和类型的梳理分析，笔者探讨了针对慢性非传染性和传染性疾病的健康影响评估重点、工具模型与实践案例，提出了健康影响评估在应对慢性非传染性疾病和传染性疾病方面的发展趋势。具体建议如下。

（1）将健康影响评估作为“将健康融入所有政策”的重要路径和方式。社会经济发展和城市发展中的各级和各类项目都有必要引入并积极采用健康影响评估工具，提供决策依据。通过在政策、规划和项目制定前、期间和实施后开展健康影响评估，可明确对人群身心健康的潜在正面和负面影响，从而优化调整以扩大积极影响、降低不良影响。

（2）构建适应我国国情的健康影响评估体系。我国国土空间广阔，地区之间社会经济等发展差异较大，各级各地区治理能力有所不同；非常有必要针对我国具体国情构建包含评估对象、具体内容、流程程序以及分析方法在内的健康影响评估理论体系。充分考虑不同城市的发展特点，提供工具包，选择合适的变量和参数，确保健康影响评估的有效性和适应性。

（3）加强定量分析与定性分析相结合的健康影响评估。需要综合不同分析方法的优势，基于评估对象特征及评估目标，合理选择和组合评估分析工具。在定量模型预测基础上结合定性分析，将使定量结果更加合理和有效，同时有利于纳入当地具有特点的或难以量化的健康影响要素。例如，针对医疗政策的健康影响评估应在注重对健康结果的定量预测的同时，通过访谈调研得到居民的意愿和偏好。

（4）综合考虑慢性非传染性疾病和传染性疾病。健康结果的预测是健康影响评估的重要组成部分。对慢行非传染性疾病，已有模型和工具提供了基础，有待结合我国城市发展特点和人群行为特征进行优化，从而促进健康影响评估的推广。针对传染性疾病，应充分融合公共卫生学、城乡规划学和地理学等学科的知识和技术优势，在明晰传播路径和模式的基础上，构建科

① 中国健康教育中心：《健康影响评价理论与实践研究》，中国环境出版集团，2019。

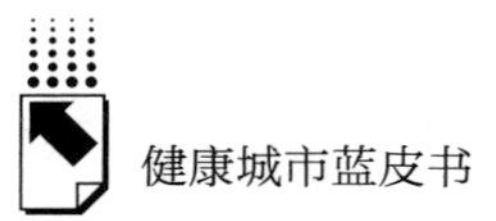

学合理的预测模型。对评估的政策、项目和规划，应同时开展慢性非传染性疾病和传染性疾病的影响评估。

（5）提高评估结果与部门政策的衔接程度。未来健康影响评估须细化评估的维度，从健康影响的正面、负面、公平和结果等多个维度开展评估工作，明晰各维度关键的评估要素，并明确各职能部门或利益相关者的影响程度和路径，从而有效衔接部门政策，提升政策、项目和规划对公共健康的作用。

新冠肺炎疫情危及人类的生命健康，甚至导致全球经济发展的减缓和社会矛盾的激化。这警示我们，没有公共健康保障，经济和社会发展将失去基础。健康与城市可持续发展相辅相成、密不可分，为健康福祉努力是可持续发展的关键。“健康城市”在 20 世纪 80 年代由世界卫生组织提出，主要偏重于对慢性非传染性疾病的预防，在此背景下出现的健康影响评估也主要针对慢病。新冠肺炎疫情提醒我们，新型传染性疾病的防控和评估亦是健康城市建设的重要内容。健康影响评估是“健康入万策”的重要方式和工具，需要提上议事日程，对相关政策、项目和规划的潜在健康结果开展分析和评价，为决策提供参考，减少不良健康影响，提升对公共健康的促进作用。

B.3

新型冠状肺炎疫情对中国健康城市环境管理工作的影响

赵秀阁　王丹璐　王　斌　刘晴晴*

摘　要：　新型冠状病毒肺炎疫情的全球大流行，给全球的公共卫生带来沉重的压力，也给城市环境管理带来巨大考验。虽然我国疫情出现较早，但在疫情防控方面取得了世界瞩目的成就。由于新型冠状病毒的传播速度较快，尤其在城市地区，暴露出城市管理各领域在应对新发传染病防控方面的不足。城市环境管理体系在新冠肺炎疫情防控过程发挥了重要作用，本次抗疫过程也给城市环境管理体系建设提供了重要启示：多学科协作，提升城市突发公共卫生事件的研判及管理能力，强化科技支撑；多部门联动，提升城市突发公共卫生事件的处理统筹与能力；多方位防护，增强城市防范突发公共卫生事件的能力；多渠道宣传，提升城市突发公共卫生事件的服务、跟踪与引导能力；多维度建设，提升面向公共健康的城市与社区治理与应对突发公共卫生事件的能力；多体系完善，强化城市应对突发公共卫生事件的系统性。

关键词：　健康城市　环境管理

* 赵秀阁，中国环境科学研究院，硕士，副研究员，研究方向为环境污染的人体健康暴露测量、评价与健康风险评估；王丹璐，中国环境科学研究院，硕士，助理研究员，研究方向为环境污染的人体健康暴露测量及健康风险评估；王斌，北京大学公共卫生学院，博士，副研究员，研究方向为环境与人体健康；刘晴晴，中国环境科学研究院，双学位学士，助理工程师，研究方向为管理学、经济学。

新型冠状病毒肺炎疫情（简称“新冠肺炎疫情”）已在世界范围内蔓延，这是全球化时代人类共同面临的一次挑战，也成为全球共同面对的重大公共卫生问题。截至 2020 年 8 月 28 日，全球累计确诊病例大约 2402 万，累计造成超过 82 万病例死亡。随着北半球疫情有所缓解，南半球的疫情逐渐加重，提示新型冠状病毒可能与人类长期共存，在城市化程度如此之高的现今，疫情防控常态下城市环境管理工作面临着巨大的考验。

一　城市环境管理的由来和发展

（一）城市环境管理的由来

城市的出现是人类发展逐渐走向成熟和文明的标志，作为人类居住、聚集和经济活动的中心、人类群居生活的高级形式，城市不仅仅是建筑物的增加和居民的聚集，而且形成了不同的功能区，如居住区、工业区、商业区、行政区等，且各功能区之间有机关联、相互影响，构成了城市的主体。

随着规模、功能、布局以及交通等的变化，大部分城市经历了集市型、功能型、综合型和城市群等发展阶段。伴随着城市化的发展过程，城市环境发生了持续性的变化，同时暴露的问题也影响到城市居民的日常生产和生活。城市环境治理历经无限制排放阶段、污染控制阶段和综合防治阶段的发展历程，不断向纵深推进。随着认识的不断深入，城市环境治理的思想观念也经历了从“欢迎污染”到“控制污染”，再到“改善环境”的转变。针对城市环境问题，研究人员逐渐提出并形成了城市环境治理和管理的概念，政府遵循当地经济和生态发展规律，运用经济、行政、法制和教育及大众传媒等手段，依据国家有关环境管理条例，制订各种环境管理计划，合理利用现有资源，对城市中的组织和人的社会活动进行规范，以改善城市中的经济社会活动与城市生态环境，使其得以协调发展。①

① 王佃利：《现代市政学》，中国人民大学出版社，2001。

顾名思义，城市环境管理包括城市、环境和管理三个要素。① 在城市发展的过程中，离不开人口的自然迁徙和自然增长，一个城市的规模越大，其人口也就越多。不断增长的城市人口带来了基础设施缺乏、社会保障不到位、环境污染等一系列发展问题。城市的不断发展和扩增造成城市无法满足人们对美好生活的需求，使人们越来越多地暴露在环境污染之中，而城市的发展也是不断地针对城市环境改善的过程，这个改善过程就需要城市具有足够的管理能力和可持续发展能力。②

城市的基本目标是满足人们的基本生活需求，提升生活质量，包括环境、社会等多个方面。城市和城市环境管理相辅相成，城市环境管理是城市的重要组成部分，环境管理是提升城市环境质量、维持城市可持续发展的重要手段。城市环境管理建立在环境管理之上又区别于环境管理，是一个涵盖内容广泛的体系，是将影响城市环境的各个要素联结起来，使城市环境管理涉及的各个主体及管理措施整合成为一个整体，涵盖城市环境的各个方面，旨在使城市管理者能够实现环境管理的目标。城市环境管理包括城市环境、管理，环境污染来源及其影响、法律制度、管理执行等。其中，城市环境包括自然环境、建筑环境以及社会经济环境等维度，各个维度之间相互交错和依赖，构成了整体的城市环境要素。各个重要组成细胞之间的相互协调，是城市环境管理目标实现的基础保障。

城市环境管理是从管理和规划的角度研究城市增长和环境问题的需求，以促进可持续、包容和有弹性的城市健康发展。然而，由于城市环境管理各要素及其之间关系的复杂性，形成了城市环境管理工作任务的难点。做好各维度之间内在多元细胞的分工协调，是开展城市环境管理工作必不可少的内容。目前，气候变化、资源枯竭以及疾病等各类问题在城市蓬勃发展的同时对城市环境管理提出了更高的需求，健康的环境对提高城市和城市生活环境

① ［荷］奥古尼斯·布瑞汉特、［荷］艾德·弗兰克：《城市环境管理与可持续发展》，张明顺译，中国环境出版社，2003。

② ［荷］奥古尼斯·布瑞汉特、［荷］艾德·弗兰克：《城市环境管理与可持续发展》，张明顺译，中国环境出版社，2003。

质量具有重要的作用。[①] 因此，如何从城市环境的各个方面有效开展城市环境管理工作，成为当下城市管理者迫切需要思考的问题。

（二）城市环境管理工作的发展

城市环境管理在城市的发展历程中受到越来越多的关注，涉及城市发展过程中与环境相关的各个层面的问题。就发达国家来讲，美国政府和公众对城市发展带来的环境问题的关注从20世纪60年代开始，这一时期恰好是美国经济处于长期稳定发展的时期，大量的资源开采、能量消耗以及工业的生产导致城市环境问题凸显，因此70年代美国政府针对城市环境管理出台了大量的法律法规（如1899年的《垃圾法》、1969年的《国家环境政策法》）[②]，标志着在立法层面开始由防治环境污染向预防环境污染转变。随着城市环境管理的不断深入和发展，美国政府制定了涵盖水、土、气、固体废物等领域的几十部法律法规以及很多保护条例，对城市环境进行管理，已经渗透进了城市环境的方方面面，并深入城市运行过程，演变为一个全方位的综合体系，形成了从政府到公众、城市各个组成细胞共同参与的环境综合管理体系。

当然，城市环境管理不是一个单一的问题，在其多学科、跨领域的特征下，不断面临不同时期、不同需求下的巨大挑战和机遇。20世纪末，针对荷兰、英国、奥地利、丹麦、德国、法国、挪威以及爱尔兰的城市环境管理发展与趋势进行的探讨和研究发现，在该时期，这些国家在城市环境管理方面，对不断发展的管理需求的环境管理政策进行整合和更新，制定以预防为主的城市环境管理措施，鼓励公众全面参与。[③] 进入21世纪以来，这些国家的城市环境管理更多地向绿色、健康、可持续发展方向发展。因为发展模式不同，每个国家在城市环境管理方面的政策和战略也不同，都需要根据自

---

① P. Brand, "Green Subjection: The Politics of Neoliberal Urban Environmental Management", *International Journal of Urban and Regional Research*, 2007, 31 (3): 616 - 632.

② 戚本超、周达：《美国的城市环境管理及对北京的启示》，《城市问题》2009年第8期。

③ C. S. Hwang, "New Trends in Environmental Management in Western European Countries", *The Environmentalist*, 1993, 13 (2): 97 - 104.

身的特点寻求其管理模式。关于拉丁美洲地区的研究显示，从 1970 ~ 2017 年其城市环境管理发展历程来看，分为五个阶段：城市环境污染（1970 ~ 1979 年）、城市发展对环境产生影响（1980 ~ 1989 年）、经济发展与环境问题相关（1990 ~ 1992 年）、城市环境可持续发展（1993 ~ 1998 年）、从政策到行动（1999 ~ 2017 年），不同时期的城市环境管理都与其城市发展息息相关。① 在亚洲地区，日本在城市环境管理方面处于领先地位，成功地将自然因素和人为因素对日本城市环境的影响有效地进行了管理。从 20 世纪 90 年代起，日本当局和地方政府就提出了许多关于城市环境可持续发展的计划，提供了一些有意义的实践经验。日本在城市环境管理中形成了政府、企业和公众参与的三角模式，这使得在城市环境管理方面从政府主导转向社会驱动方面发挥了极其重要的作用，对于日本本国的城市环境管理来讲是十分有效的②，同时公众的意识，城市教育和媒体体系的发展都在日本的城市环境管理发展中发挥了关键作用。

目前，无论是发达国家还是发展中国家，城市环境的可持续发展一直是共同关注的问题。根据世界银行 2000 年的说法，将城市基础设施的可用性、金融机制、城市制度建设和城市管理相关者的参与结合起来，对在不影响经济发展的情况下改善和维持城市环境至关重要③，同时人们的健康福祉等需求也成为城市环境管理的新要求。

改革开放以来，由于经济快速发展和社会不断进步，人口大量流向城市，我国的城市化进程一直在加速，伴随而来的城市环境问题不言而喻。回顾我国城市环境管理历程，相关学者将其总结为四个发展阶段：1973 ~ 1978

---

① D. J. Edelman, M. Schuster, J. Said, "Urban Environmental Management in Latin America, 1970 - 2017", *Current Urban Studies*, 2017, 05 (03): 305 - 331; M. Schuster, D. J. Edelman, "Latin American Trends in Urban Environmental Management", *Clean Technologies and Environmental Policy*, 2003, 5 (1): 50 - 60.

② Y. Ren, "Japanese Approaches to Environmental Management: Structural and Institutional Features", *International Review for Environmental Strategies*, 2000, 1 (1): 79 - 96.

③ G. Mcgranahan, "An Overview of Urban Environmental Burdens at Three Scales: Intra-Urban, Urban-Regional, and Global", *International Review for Environmental Strategies*, 2005, 5 (2): 335 - 356.

年为控制固定污染源排放；1979～1983年为城市污染区域综合防治；1984年至20世纪90年代末期为城市环境综合整治，将工业污染治理与城市基础设施建设相结合，由末端治理转向产业结构调整及城市合理化布局；90年代末期至今为城市环境生态保护与建设的可持续发展[①]，城市环境管理方向也在不断发生转变。在近40年的城市环境管理过程中，针对城市环境保护形成了很多环境管理制度，如环境保护目标责任制、城市综合整治定量考核制度、城市创建制度、排污许可制度、环境影响评价制度等。[②] 2011年《全国城市环境管理与综合整治年度报告》指出，公民对城市环境保护的满意率为66.71%，体现出公众对城市环境的改善还是有所期待的，城市环境管理还有待完善。城市环境管理是在协调社会、经济和环境之间复杂多样关系的情况下，实现城市可持续发展的一种理念和策略。虽然我国的城市环境管理已经取得了一定的成果，但目前我国已经进入城市化中期，即快速发展时期，是发展的关键期，正在进行中的城市化仍然给中国经济、社会的持续、快速、健康发展带来了一系列矛盾。我国城市环境管理还存在制度不健全、法律不完善、公众参与程度低等问题。[③] 因此，单纯、刻意地进行城市化，并不适宜中国的国情及稳健发展的需要。我国当今的城市化是产业、人口、土地、社会、农村“五位一体”的城镇化，城市环境管理正朝着不断完善的方向发展，迫切需要多方协调与合作。

二　城市环境管理体系在健康城市建设中的新挑战

（一）健康城市建设的主要内容

20世纪80年代，在“新公共卫生运动”、《渥太华宪章》和“人人健

① Meiting Ju, Lingling Shi, X. Chen, “Trends in Chinese Urban Environmental Management”, *Journal of Environmental Assessment Policy and Management*, 2005, 7 (1): 99－124.

② 李笑月：《中国城市环境管理存在问题及对策的研究》，《今日湖北（下旬刊）》2014年第8期。

③ 邢伟：《美丽中国视域下我国城市环境管理存在的问题和对策》，《中国市场》2018年第12期。

康”战略的思想上，形成了“健康城市”这一思想。1988 年，伦纳德·达尔（Leonard Dual）和特雷弗·汉考克（Trevor Hancock）首次提出关于健康城市的定义。[①] 1994 年，世界卫生组织更新了健康城市的概念，认为健康城市是由健康人群、健康环境和健康社会有机结合的一个整体，通过不断地改善环境、扩大社区资源，使城市居民能够互相支持，以发挥最大潜能。[②] 因此，城市化不仅仅是城市数量的增长和规模的扩大，更是城市的健康和发展。[③] 英国是最早开展健康城市建设的国家。[④] 在此后的发展历程中，美国、法国、日本、韩国和澳大利亚等国家从最早的卫生管理，逐步向提高国民健康服务方向转变。[⑤] 历经近 30 年的发展，国外健康城市建设已全面涉及健康环境的创建和管理等方面。[⑥] 相对于一些发达国家，我国健康城市建设起步较晚。2014 年 4 月新修订的《中华人民共和国环境保护法》第三十九条指出：“国家建立、健全环境与健康监测、调查和风险评估制度；鼓励和组织开展环境质量对公众健康影响的研究，采取措施预防和控制与环境污染有关的疾病。”2016 年 10 月国务院印发的《“健康中国 2030”规划纲要》指出，要“逐步建立健全环境与健康管理制度”。健康城市建设是推进健康中国建设的重要抓手，是城市环境管理重要的健康细胞。这也标志着我国城市发展进入了一个全新的时代。

健康城市作为城市环境管理的重要组成部分，是由健康的人群、健康的环境和健康的社会有机结合的一个整体。建设健康城市，要依靠政府带动和

---

① D. L. J. , “The Healthy City: Its Function and Its Future”, *Health Promotion International*, 1986, 1 (1): 55 - 60.

② J. Yang, J. G. Siri, J. V. Remais, et al. , “The Tsinghua - Lancet Commission on Healthy Cities in China: Unlocking the Power of Cities for a Healthy China”, *Lancet*, 2018, 391 (10135): 2140 - 2184.

③ 杨玉洁、雷海潮:《国外健康城市建设的新进展与启示》,《医学与社会》2016 年第 8 期。

④ 陈海粟、于一凡:《以健康城市为导向的城市空间设计研究——基于英国、法国和美国的经验》, 中国城市规划年会, 中国沈阳, 2016 年。

⑤ 杨玉洁、雷海潮:《国外健康城市建设的新进展与启示》,《医学与社会》2016 年第 8 期; 石建莹、黄嵘、杨蕊:《发达国家和地区城市精细化管理的经验及启示》,《陕西行政学院学报》2016 年第 4 期。

⑥ 杨玉洁、雷海潮:《国外健康城市建设的新进展与启示》,《医学与社会》2016 年第 8 期。

引领，城市市民和社区组织等共同致力于不同健康领域的建设。我国于1994年在北京市东城区与上海市嘉定区开展健康城市试点建设工作，苏州市在2001年成为中国第一个申报成功的健康城市，到2015年确定了第一批38个试点健康城市。2016年全国爱国卫生运动委员会发布的《关于开展健康城市健康村镇建设的指导意见》明确了健康城市建设的重点内容：包括健康环境、健康社会、健康人群、健康服务、健康文化五个方面。[①] 健康城市建设是满足人民对美好生活的向往、提升城市环境管理能力、通向健康中国的必经之路，需要从全方位提升城市管理能力，并需要系统和强有力的科学支撑。

（二）健康城市对城市环境管理的新要求及新挑战

在明确健康城市建设后，对城市的环境管理又提出了新的要求。《全国健康城市评价指标体系（2018版）》就健康城市建设的主要内容，设定了20个二级指标和42个三级指标。这些评价指标将我国在城市环境管理过程中涉及的主要健康问题以及健康影响因素等基本涵盖入内。指标充分体现了在健康城市建设大背景下，将健康理念融入城市环境管理建设的方方面面，充分发挥政府、社会、企业、个人的力量，协同进行城市环境管理。目前，要充分融合各方面的力量建设健康城市，实现城市环境管理的目标，是一个重点和挑战，只有调动多方资源，各部门联合，才能形成全过程的城市环境管理链条，才能更加高效地解决城市环境管理中已经存在或突发的事件。

城市每一个社会组织、团体、部门、个人等，都是解决健康城市建设及城市环境管理问题的必要条件和必要组成，需要有机组合，构建一个能够相互连通、相互促进的健康城市建设和城市环境管理的建设网络。在该网络下，要充分坚持健康城市中的五项原则：将健康作为所有政策的优先考虑，改善社会、经济、环境等所有健康决定因素，促进社区积极参与，推动卫生和社会服务公平化，开展城市生活、疾病负担和健康决定因素的监测与评估。只有如此，才

① 《全国爱卫会关于印发〈关于开展健康城市健康村镇建设的指导意见〉的通知》，全爱卫发〔2016〕5号。

能充分发挥城市的潜能，促进人民的健康和福祉，推动城市可持续发展。

良好的环境治理对健康城市及环境管理至关重要。在城市中，社区又是实现该环节的关键场所。社区是具有能够基本满足人们日常生活基础保障功能的城市环境组成细胞。有效实现社区主动参与，建立完善的社区参与和有效管理的措施，改善城市生活环境，使城市成为适合工作和生活的充满活力的地方，是具有一定的挑战性的。

此外，中国特色社会主义进入新时代，城市精细化管理是目标。要将精细化要求贯穿城市规划、建设、管理、执法等城市工作的各个环节。城市的精细化管理是加强健康城市建设的重要手段，也是现阶段城市发展的首要内容。传统的粗放式管理方式已无法应对越来越多城市问题的挑战，从粗放型管理形态向精细化管理模式跨越，是中国城市普遍面临的命题。① 而在城市环境管理中采用精细化管理模式，能够优化各方面的资源配置，提高城市环境管理效率。如何进一步提升城市环境管理水平，转变城市发展方式、完善城市治理体系、提高城市治理能力、解决城市环境突出问题、打造更加和谐宜居的城市环境，是当前需要研究和解决的重要课题。一方面，要采用新技术，将多方数据信息与城市环境综合管理决策相匹配，以数据分析为基础，建设城市环境管理的科学监测、预警、决策等相关支持平台；另一方面，要进一步探索新的工作思路，充分发挥城市细胞，在解决城市环境管理问题及突发预警事件上形成完整体系。而新冠肺炎疫情恰好为我国在城市环境管理能力的建设与发展方面给出了启示。

三　新冠肺炎疫情促进健康城市环境管理体系的协同发展

（一）城市环境管理体系在新冠肺炎疫情防控过程发挥了重要作用

新冠病毒与以往的冠状病毒相比，更容易在人群中大规模传播，且其详

① 项英辉、张豪华：《城市精细化管理和质量提升的若干问题探讨》，《城市管理与科技》2018 年第 5 期。

细致病机制尚不十分明确，给防疫工作带来了更大的挑战。2020 年 1 月 20 日，国家卫健委将新冠病毒肺炎纳入《传染病防治法》规定的乙类传染病。3 月 11 日，世界卫生组织总干事谭德塞宣布，本次疫情已构成“全球大流行”。[①] 面对新病毒带来的疫情危机，如果处理不当，将会给社会带来不可避免的损失。目前来看，相关管理措施产生的效果是显著的，在阻隔传染方面发挥了很好的作用，体现了城市环境管理的源头控制、过程管理、跟踪管理等综合全方位的管理手段。

1. 政策制定与实施

在政策方面，针对新冠肺炎疫情的三大影响因素，制定了不同的政策，包括组织管理政策和技术指导政策等。就组织管理政策而言，在疫情初始，国家卫健委积极响应，并按照有关部署，形成了统筹点、线、面的联防联控机制。各地区在国家的指导下迅速响应，启动应急，在一定程度上控制了疫情的发展。有学者评估了新冠肺炎疫情暴发最初 50 天内我国相关控制措施的效果，就武汉市的封城措施而言，延迟了疫情扩散和传播，将疫情传播到我国其他城市的速度降低了 2. 91 天。[②] 福建省启动重大突发公共卫生事件一级响应后，厦门市新冠肺炎疫情的传播能力下降了 87. 39%，累计病例和继发病例分别下降了 98. 12% 和 99. 29%。[③] 在疫情防控中后期，针对疫情的差异化分类管理，更有利于我们国家逐步恢复正常的社会秩序。同时，各地发挥大数据在本次抗疫过程中的作用，快速且精准地确定排查方向和路线，以确保整个城市的安全。本次疫情防控过程中，我国采取措施及时，且将科学防疫贯穿各个方面，为城市管理者和人民群众个体指出了方向，多方协调和配合，取得了良好的效果。

2. 城市交通环境管制

从我国和国际上来看，疫情期间的交通管制是应对疫情重要且关键的

---

① 刘胜兰：《新冠肺炎疫情全球大流行现状及应对》，《中国发展观察》2020 年第 Z3 期。

② Huaiyu Tian, et al. , “An Investigation of Transmission Control Measures During the First 50 Days of the COVID – 19 Epidemic in China”, *Science*, (2020), 2020 – 03 – 31.

③ 陈田木等：《厦门市新冠肺炎传播能力计算与防控措施效果的模拟评估》，《厦门大学学报》（自然科学版）2020 年第 3 期。

防控措施，其作用在于阻断疫情的传播渠道，限制疫情严重地区传染源的扩散，避免人群大规模流动，减少疫情传播，减少接触传染源的机会。我国以 2020 年 1 月 23 日武汉“交通管制”为开端，此后全国多个城市相继宣布采取交通管制措施。国外部分国家和地区也采取了交通管制措施，如意大利 2020 年 3 月 8 日的封城措施等。此外，停飞减少了外来输入。在对交通管制措施的评估中发现，全国的紧急交通管制措施延缓了疫情的增长，且在很大程度上限制了疫情的流行范围。① 研究表明，在当前全球疫情形势下，交通管制措施在切断疫情传染路径、降低疫情蔓延速度方面具有显著作用；就社会经济成本而言，实施交通管制在短期内可能产生较大的成本，但从城市长远发展来看，有助于其早日结束疫情并减少疫情带来的严重损失。②

3. 城市社区环境管理

除了相关国家及地方层面的管理措施外，在干预措施中，社区管理同样是最有效的措施。关闭娱乐场所，禁止公共聚会，并组织居民积极开展监测，严格追踪密切接触者并采取有效的隔离措施等，都是针对本次疫情防控的有效措施；同时，采取宣传措施，使每位居民都能理解并积极主动参与防控工作，充分发挥社区作为新冠肺炎疫情防控第一线和坚强堡垒的作用。社区封闭管理，就是在认识到社区防控重要性的基础上采取的严格管控措施。我国在社区管理方面，建立了从国家到个体的全链条，实现了“人人有责、人人负责”的社区抗疫模式，基本上做到了人人参与、人人自主防控的有效管控，积累了好的经验，给后续的城市管理提供了借鉴。

（二）对城市环境管理体系发展的启示

目前疫情防控形势依然严峻，亟须合理调配资源，有效应对突发疫情。

---

① Huaiyu Tian, et al. , “An Investigation of Transmission Control Measures During the First 50 Days of the COVID – 19 Epidemic in China”, *Science*, (2020), 2020 – 03 – 31.

② 江飞涛、蔡卫星：《新冠肺炎疫情防控中城市交通管制效果的经验评估》，《产业经济评论》2020 年第 4 期。

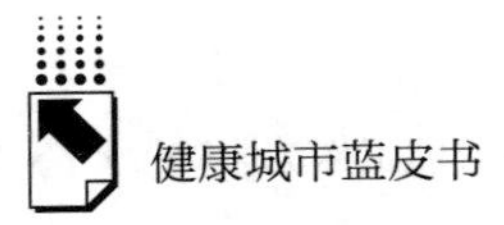

1. 多学科协作，提升城市突发公共卫生事件的研判及管理能力，强化科技支撑

在此次疫情防控中，多学科协作发挥了重要作用。在溯源的过程中，流行病学家开展了大量的现场调研，各学科医学专家积极应对，病毒学家进行毒株分离及溯源，等等；在公众管理及心理健康辅导方面，公共卫生、社会学等学科专家相互合作，出版心理健康指导手册，开通心理辅导热线；在传播途径方面，也开展了公共卫生、环境科学领域的相关研究。在疫情防控过程中，多学科协作深度融合发挥了巨大作用。

2. 多部门联动，提升城市突发公共卫生事件的处理统筹与能力

新冠肺炎疫情发生以来，我国形成了各部门协同配合、联防联控的机制，同时充分发挥我国大数据优势，着重增强前期预警能力，逐步建立风险识别、开放协同、及时响应的全流程动态危机管理体系，多部门之间建立了长期的良好联动机制，以逐步解决短板问题，更加注重统筹协调，强化涉及重大突发事件的过程监督力度，加快完善政府公共危机管理体制机制，进一步加强国家公共卫生应急管理体系建设，增强基层社区治理、基层公共空间建设能力，打造健康社区。

3. 多方位防护，增强城市防范突发公共卫生事件的能力

本次疫情防控过程中，针对学校、社区、影院等公共场所，分批分级分类制定相关防护政策，针对不同人群也制定了不同级别、有针对性的防护措施，同时加强监督，确保相关防控措施落实。对医疗废物等加强了分类收集、运送贮存和处理，避免了再次污染。针对环境进行全方位消杀，针对个人或家庭的消毒习惯进行宣传教育；针对疫情带来的心理问题确定相关心理辅导措施。

4. 多渠道宣传，提升城市突发公共卫生事件的服务、跟踪与引导能力

相关网站和新媒体平台设置疫情防控专题，及时发布每日疫情信息，解读防疫政策措施，介绍抗疫进展，普及科学防控知识，澄清谣言传言，同时其他各大媒体、高校、科研院所也积极开展疫情防控应急科普，向公众普及疫情防控的相关知识，引导职工及公众理性认识新冠肺炎疫情，做好个人防

护，消除恐慌恐惧。

5. 多维度建设，提升面向公共健康的城市与社区治理与应对突发公共卫生事件的能力

一方面，进一步建设和完善城市应对公共卫生事件的应急管理体系和应急保障机制，健全和优化平战结合的疫情防控机制、上下联动的疫情应对机制，以保障发生突发卫生事件时的全面指挥、统筹管理和应急响应。建立长效的分区、分片管理机制，以保障在突发公共卫生事件发生时交通、医疗、后勤供应等能有条不紊地运行，做到有备无患。

6. 多体系完善，强化城市应对突发公共卫生事件的系统性

一是强化监测预警，提高公共卫生工作者对监测结果的敏感性和研判的准确性；二是完善功能定位，优化并完善疾病预防控制职责，健全上下各级机构的联动工作机制，夯实基层基础；三是完善重大疫情救治体系，建立健全分级、分层、分流、分区的救治机制，提升基层医疗卫生机构筛查、防控以及救治等医疗保障能力；四是健全重大疫情应急物资保障体系，健全公共卫生应急物资保障工作机制；五是加强人才队伍建设，建立适应现代疾病防控体系的人才培养机制。①

新冠肺炎疫情是新中国成立以来遭遇的传播速度最快、感染范围最广、防控难度最大的一次突发重大公共卫生事件，疫情防控也给城市环境管理带来了严峻考验。以疫情为鉴，在充分吸收疫情中良好控制经验的基础上，积极推动城市环境管理体系的完善，有助于营造健康城市的氛围，实现城市环境的可持续发展。

① 国家卫生健康委：《加强公共卫生应急管理体系建设防范化解重大传染病风险》，《中国纪检监察》2020 年第 11 期。

健康社会篇

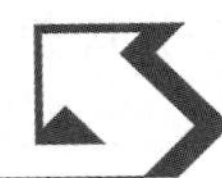

Healthy Society

B.4

老龄化社会居家养老现状、问题及对策

——中日比较的视角

卓 莲*

摘 要： 世界各国已先后进入老龄化社会。日本老年人口急速增多，健康寿命和平均寿命逐年增加。中国人口老龄化速度比日本还快，人口增长数年后即将见顶。中国进入老龄化社会比日本晚，但发展速度却快于日本。中日养老理念和观念相近，日本的经验教训易于借鉴。日本在解决老龄化问题方面，力求社会保障完善与合理；社会保障金增长与老龄社会变化趋

* 卓莲，医疗福祉经营学博士，湖山医疗福祉集团多摩成人病研究所主任研究员、中国城市报中国健康城市研究院特约研究员、好莱坞大学院大学客员教授，硕士生导师，研究方向为中日医疗福祉比较研究。

势基本同步；实施全民健康保险，高龄者就医无忧；积极推进老人参与社会，缓解老龄化社会带来的压力。要破解我国居家养老的难题，既要考虑我国养老领域的实际国情与老龄化社会发展趋势，也要积极借鉴他国尤其是日本的成功经验。

关键词： 老龄化社会　居家养老　介护人才　医养结合

一　世界各国已先后进入老龄化社会

（一）世界人口的现状及其未来变化趋势

联合国《世界人口展望（2019）》指出，到21世纪末世界人口将继续增长，但增速减缓，世界人口将从2019年的77亿人增至2050年的97亿人（比2019年增长26%）和2100年的109亿人（比2019年增长42%）。[①] 而且，人口结构也将继续朝老龄化方向发展（见表1）。

预计2027年前后，印度将取代中国成为世界上人口最多的国家。未来30年年龄65岁及以上人口增速最快，而导致许多国家在维持老年人公共卫生、养老金和社会保障体系方面，都将面临财政紧缩和人口老龄化的巨大压力。

表1　主要发达国家人口年龄分布及预测（2015～2100年）

单位：%

年	2015年				2050年预期				2100年预期			
年龄	0～14岁	15～59岁	60岁及以上	80岁及以上	0～14岁	15～59岁	60岁及以上	80岁及以上	0～14岁	15～59岁	60岁及以上	80岁及以上
全世界	26.00	61.70	12.30	1.70	21.30	57.20	21.50	4.50	17.70	54.00	28.30	8.40
日本	12.90	54.10	33.10	7.80	12.40	45.10	42.50	15.10	13.40	45.60	40.90	18.50
德国	12.90	59.50	27.60	5.70	12.40	48.30	39.30	14.40	13.40	46.90	39.70	16.20
法国	18.50	56.30	25.20	6.10	16.80	51.40	31.80	11.10	15.50	48.60	35.90	14.70

① *World Population Prospects 2019*, Department of Economic and Social Affairs, https://population.un.org/wpp/, 2020-8-25.

续表

年	2015 年				2050 年预期				2100 年预期			
年龄	0～14 岁	15～59 岁	60 岁及以上	80 岁及以上	0～14 岁	15～59 岁	60 岁及以上	80 岁及以上	0～14 岁	15～59 岁	60 岁及以上	80 岁及以上
意大利	13.70	57.70	28.60	6.80	13.00	46.30	40.70	15.60	13.70	46.40	39.90	17.90
韩国	14.00	67.50	18.50	2.80	11.40	47.10	41.50	13.90	13.30	45.00	41.60	17.70
瑞典	17.30	57.20	25.50	5.10	17.40	53.00	29.60	9.50	16.00	50.40	33.60	13.00
英国	17.80	59.20	23.00	4.70	16.60	52.70	30.70	9.70	15.20	49.70	35.10	13.70
美国	19.00	60.40	20.70	3.80	17.50	54.70	27.90	8.30	16.30	51.10	32.60	11.50

资料来源：联合国经济和社会事务部人口司。

（二）日本人口老龄化现状及其变化趋势

1. 老年人口急速增多

2010 年日本的人口达峰值 1.28 亿，2018 年减少到 1.244 亿，其中 65 岁及以上的老人有 3558 万（占总人口的 28.6%），到 2065 年 65 岁及以上老人将占日本总人口的 38.5%，也即在 2.6 人中有 1 位是 65 岁及以上的老人（见图 1）。

2. 健康寿命和平均寿命逐年增加

2016 年，日本男女的健康寿命分别为 72.14 岁和 74.79 岁，男女带病生存期分别为 8.84 年和 12.35 年，比 2001 年稍有延长（见图 2）。[①] 这个结果虽意味着医疗水平在提高，但也意味着老人需介护的时间在拉长，从而增加了社会和家庭的负担。

（三）中国人口老龄化现状及其未来变化趋势

1. 人口老龄化速度比日本还快

2002 年，中国 65 岁及以上人口突破总人口的 7.1% 而进入老龄化社会。[②] 2019 年中国总人口已突破 14 亿，65 岁及以上的老龄人口已达 1.76 亿，占

① 健康寿命是指在保持身心健康、不需要他人帮助的状况下可以生活的年龄。带病生存期 = 平均寿命 - 健康寿命。

② 根据世界卫生组织和联合国的定义，老龄化社会：65 岁及以上老龄人口占总人口的 7% 及以上；老龄社会：65 岁及以上老龄人口占总人口的 14% 及以上；超老龄社会：65 岁及以上老龄人口占总人口的 21% 及以上。

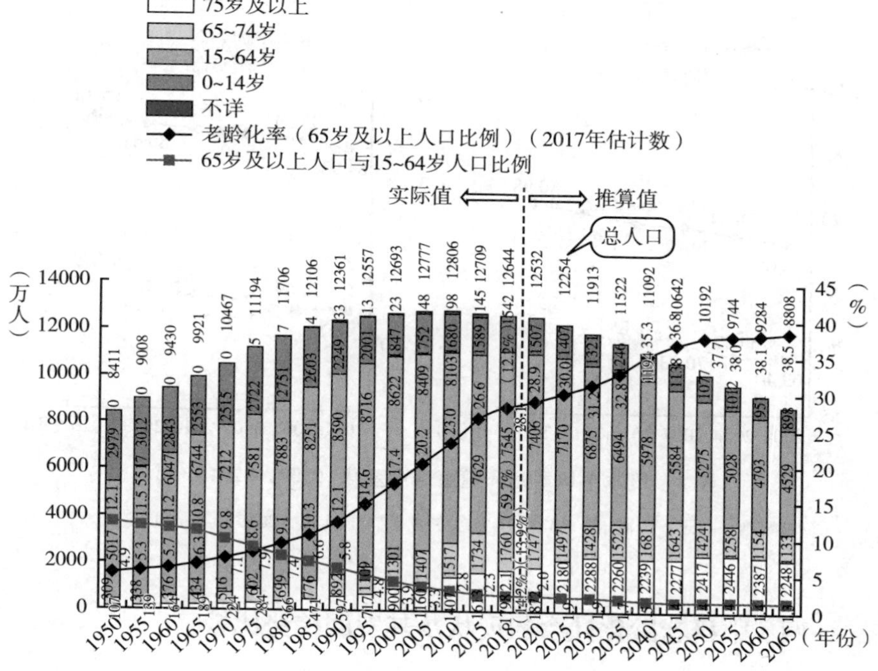

图1　日本人口老龄化变化趋势

注：1950～2019 年为实际数据，2020～2065 年为预测数据。

资料来源：〔日〕内阁府：《高龄社会白皮书（摘要版）》，2019，第 3 页。

人口总数的 12.6%，预计到 2020 年中国的老龄人口将增至 2.48 亿（总人口 17.17%）。到 2025 年，中国 65 岁及以上人口将突破总人口的 14% 而进入老龄社会。人均寿命的延长与出生率的降低将加速中国人口老龄化，而导致人口红利的消失。①

2. 人口增长数年后即将见顶

联合国人口预测结果表明，中国人口将在 2024～2031 年见顶，人口减少趋势只会延迟而无法逆转。人口老龄化、人口红利消失、失独家庭和剩男问题等成为亟待解决的课题。

---

① DESA，*World Population Prospects* 2019. https：//population. un. org/wpp/Graphs/DemographicProfiles/Line/156.

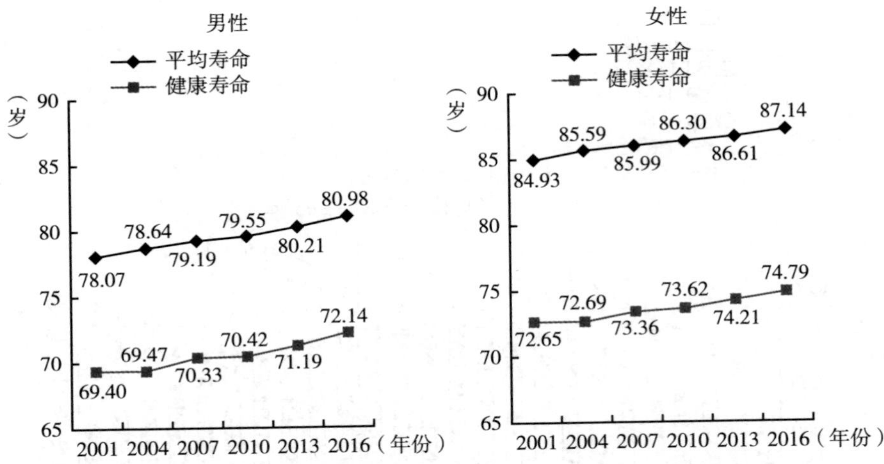

图 2　日本平均寿命和健康寿命变化（2001～2016 年）

资料来源：〔日〕内阁府：《高龄社会白皮书（摘要版）》，2019，第 4 页。

（四）中日老龄化社会的现状及其发展趋势比较

1. 中国进入老龄社会比日本晚，但发展速度却快于日本

自 2005 年起日本的老龄化指标（65 岁及以上的老人）就一直居于世界首位。中国进入老龄化社会则晚于日本 32 年，而达到人口峰值也要比日本晚 14～21 年（见表 2）；从进入老龄化社会到出现人口峰值，日本用了 40 年，而中国却只有 22～29 年的时间，比日本至少要少 10 年的缓冲期；在应对老龄化社会问题上日本比中国先行 15～30 年。

也就是说，20 世纪 70 年代日本进入老龄化社会后遇到的课题，在其后的 10～30 年也同样会摆在中国面前。

表 2　中日人口老龄化指标的比较

指标	中国	日本	中日对比
A:老龄化社会(65 岁及以上比例 >7%)	2002 年(7.1%)	1970 年(7.1%)	32 年
B:老龄社会(65 岁及以上比例 >14%)	2025 年(14%)*	1994 年(14%)	31 年
C:超老龄化社会(65 岁及以上 >21%)	2035 年(21%)*	2007 年(21%)	28 年

续表

指标	中国	日本	中日对比
D:人口峰值	2024~2031 年	2010 年	14~21 年
B-A:(老龄社会-老龄化社会)	23 年*	24 年	-1 年

*预测值。

资料来源：*World Population Prospects 2019*, Department of Economic and Social Affairs, https://population.un.org/wpp/, 2020-8-25。

2. 中日养老理念和观念相近，日本的经验教训易于借鉴

与日本和其他欧美发达国家相比，我国的养老事业起步晚，在政策法规和人力物力储备、医疗水平等方面都相对滞后。此外，中日两国文化都源于中华传统文化，在养老理念和衣食住行等观念上相近，比起欧美西方发达国家，日本的居家养老经验更易被中国老百姓所接受。因此，学习借鉴日本居家养老和医养康护结合多年实践的经验，将有益于破解我国居家养老所面临的难题。

二 中国居家养老的现状及其难题

（一）中国养老事业的服务对象，内容及其形式

从 1949 年到 21 世纪初，中国养老事业的服务对象主要是城镇的“三无”老人和乡村的“五保”老人。[①] 2010 年以后，老龄社会的课题上升为国家战略课题之一，全国 60 岁及以上的老人均被纳入养老服务的对象。

养老事业的服务内容主要是对老人的生活照料、疾病医疗和精神关爱。

按持续时间来看，我国的养老事业大致存在以下几个阶段和模式：

——家庭养老（几千年来），由家属或近亲属赡养的养老模式；

——社会养老（1950 年以来），国企与民营养老机构等；

——居家养老（2005 年以来），包括居家养老（家庭访问）和社区养

① “三无”老人，指中国城镇居民中无劳动能力、无生活来源、无赡养人和扶养人，或者其赡养人和扶养人确无赡养或扶养能力的 60 岁及以上老年人。“五保”老人，指中国农村集体经济组织或街道办事处经济组织供养的、实行“保吃、保穿、保住、保医、保葬”措施的老人。

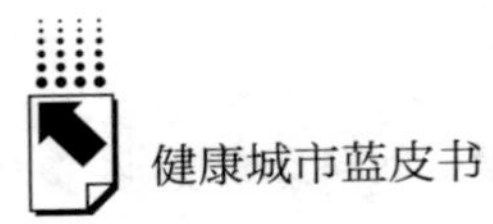

老（社区日托）两种；

——综合养老（2010 年以来），即医养康护结合养老，具有医疗、养老、健康管理与介护①多功能的养老形式。

（二）现存社会养老机构难以满足需求

2018 年末我国 60 岁及以上的人口有 2.49 亿，而养老服务机构只有 16.38 万家，仅保有 746.3 万张床位（见图3），远远满足不了人口老龄化发展趋势的需求。在一二线城市，服务质量好、价格合适的养老机构依然供不应求，家庭养老和居家养老占绝对比例。

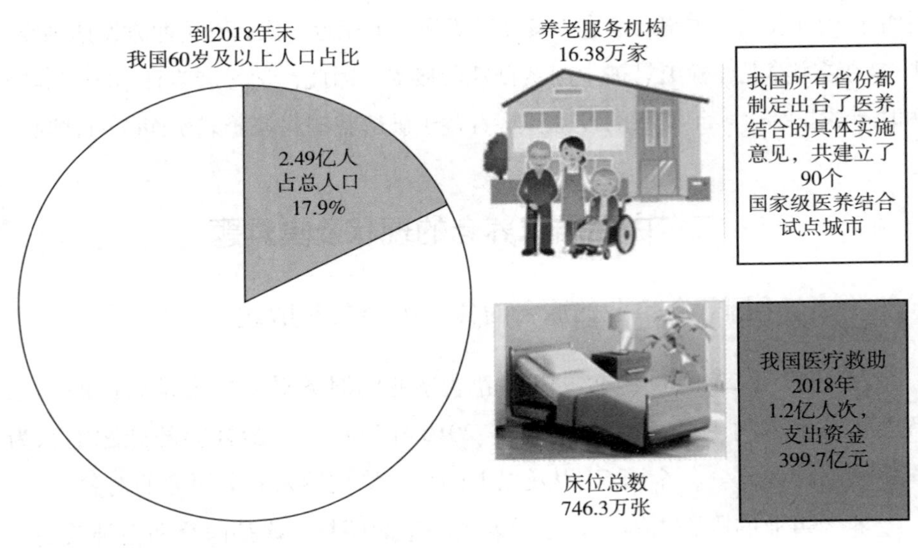

图 3　中国养老服务机构情况（2018 年）

资料来源：《破解“堵点”“痛点”　提升老年人幸福感》，《经济日报》2019 年 4 月17 日。

（三）从“家庭养老”到“居家养老”

我国的“家庭养老”是基于几千年来传统文化所形成的，这种养老服

---

① 介护：日语术语，指对失能老人的照护和对失智老人的看护。

务多由老人亲属或家政妇（保姆）在共同居住的前提下完成。而“居家养老”是以家庭为核心、以社区为依托、以专业化服务为依靠，为居家老人提供以解决日常生活困难为主的社会化服务。

从服务内容来看，两种养老模式区别不大，但从服务者与被服务者关系来看，居家养老有较为明确的服务规范，双方关系也为法律与经济契约所规制。

居家养老的模式2005年首创于大连市①，当时一二线城市面临着这样两个难题。一是人口老龄化导致缺乏生活照顾的孤老剧增，而社会养老机构难以满足需求；二是产业结构调整导致大量大龄女工下岗而致使生活拮据。居家养老恰好结合了这两个群体的需求，共赢模式也调动了各界参与的积极性。后作为社会养老机构的一个互补，居家养老模式在各地得以迅速展开。

（四）居家养老的现状

经过十几年的实践，我国居家养老的模式已走向成熟，表现在以下几个方面。

1. 相关政策、法规的及时出台与实践

2016年，国务院公布了《关于全面放开养老服务市场提升养老服务质量的若干意见》，该意见在涉及的5个主题和20项措施中提及：“大力提升居家社区养老生活品质，推进居家社区养老服务全覆盖。”

2017年，工信部出台了《智慧健康养老产业发展行动计划（2017—2020年）》，提出：“到2020年基本形成覆盖全生命周期的智慧健康养老产业体系，建立100个以上智慧健康养老应用示范基地，培育100家以上具有示范引领作用的行业领军企业，打造一批智慧健康养老服务品牌。”

2019年3月，国务院出台了《国务院办公厅关于推进养老服务发展的意见》，提出了6项政策（深化放管服改革②、拓宽养老服务投融资渠道、

① 常俐、孙颖心：《由大连市首创居家养老新模式——没有围墙的家庭养老院引起的思考》，家庭、健康、和谐研讨会，陕西宝鸡，2005年。

② 放管服改革：由国务院推进政府职能转变和“放管服”改革协调小组实施的“简政放权、放管结合、优化服务”的改革协调工作。

扩大养老服务就业创业、扩大养老服务消费、促进养老服务高质量发展、促进养老服务基础设施建设）和 28 项具体措施。

同年 11 月，国务院出台了我国养老事业的纲领性文件《国家积极应对人口老龄化中长期规划》（以下简称《规划》），把老龄社会课题提高到国家战略的高度，并构筑了养老事业所涉及的财、人、物、科技与环境五大领域的政策框架，设定了近期（到 2022 年）、中期（到 2035 年）和长期（到 2050 年）规划目标，制定了具体措施（见表 3）。在“服务与产品”领域中叙述了“提升居家社区养老品质的具体措施”。

同年 12 月，养老服务领域第一个强制性国家标准《养老机构服务安全基本规范》也正式出台。“建立完善的标准体系，发布一批重要标准，强化标准实施推广，推动标准化国际合作”成为养老领域的当务之急。

表 3　《规划》中的 5 个领域及其具体举措

5个领域及其目标		具体举措（破解难题方法与途径）
《规划》五大领域 政策框架 财 环境　人 政策框架 科技　物	1.财 夯实应对人口老龄化的社会财富储备	扩大总量，优化结构，提高效益，实现经济发展与人口老龄化相适应 1）增强应对人口老龄化的经济基础 2）注重提高社会保障能力
	2.人 改善人口老龄化背景下的劳动力有效供给	1）提高我国人力资源整体素质 2）推进人力资源开发利用
	3.物 打造高质量的养老服务和产品供给体系	1）以居家为基础，以社区为依托，机构充分发展、医养有机结合的多层次养老服务体系 2）建立健全健康服务体系，促进老年人身心健康，普及健康生活，加大设施供给，优化健康服务 3）发展银发经济，推动老年市场提质扩容，推动养老服务业融合发展
	4.科技 强化应对人口老龄化的科技创新能力	把技术创新作为积极应对人口老龄化的第一动力和战略支撑 1）增强科技支撑能力 2）提高老年服务科技化水平
	5.环境 构建养老、孝老、敬老的社会环境	形成老年人、家庭、社会、政府共同参与的良好氛围 1）加强老年人权益保障 2）完善家庭支持体系 3）建设老年友好型社会

与2009年以前相比，我国2010年以来出台的养老政策更加细化具体，但在居家养老这一块的具体措施仍处于探索阶段。

2. 模式多样化的探索

在居家养老模式下衍生出以下几种形式：

——上门服务，由经过介护培训的专业人员上门为老年人开展照料服务；

——日托服务，由社区创办老年人日托服务中心，为老年人提供洗浴、健康管理等服务；

——综合服务，由上述两种形式根据老人实际需求和社区环境条件扩充为医养康护（医疗、养老、健康管理和介护）的综合服务。

3. 介护人员的专业化与年轻化

由大龄下岗女工担当介护人员虽可以一时缓解养老难的课题，但由于其缺乏专业知识而越来越难以满足社会要求，对介护人员的专业化、年轻化的社会需求也越来越大。在如此背景和国家政策资金的扶持下，2013~2019年全国开设备案养老专业的高等职业学校也从50个发展到292个（见图4）。

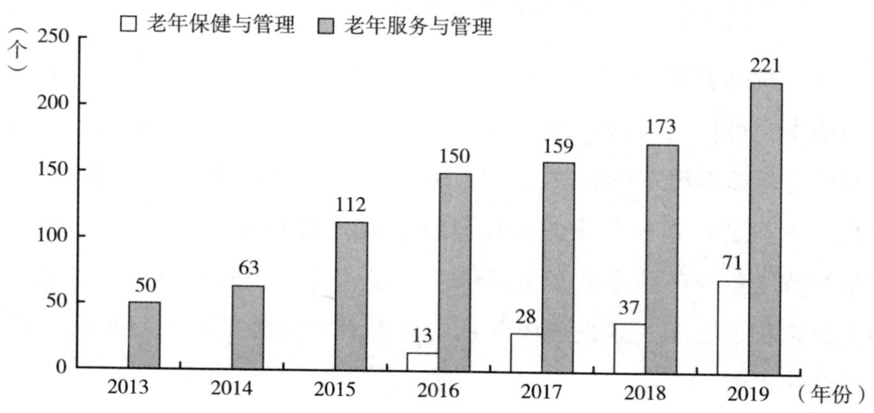

图4　我国高职养老相关专业设置备案数量（2013~2019年）

资料来源：高等职业教育专业设置备案结果（2019年数据）。

可以预见，数年之内高职学校培养的养老管理和技术专业人才将成为养老事业的中坚力量。但值得重视的是，在上述专业中管理专业的数量远超技能专业数，管理与具体技能专业数量不匹配，依然无法满足我国对养老专业技能人才的大量需求。

4. 积极导入高科技智能服务以满足老龄社会的个性化需求

为居家老人开发的通信、人工智能、机器人等高科技产品也日渐增多，以满足居家养老介护在健康、安全、快乐等方面的个性化需求。

5. 国际交流与合作逐年增多

2015 年 10 月 9 日在北海道举行的“日本东京都首都圈功能研究暨京津冀一体化——2015 中日国际研讨会”上，中国健康城市研究院院长王鸿春在发言中说：“现在的北京与当年的东京有着相似的处境，东京的经验和做法很值得北京学习和借鉴。”[①] 在近年的《健康城市蓝皮书》的国际借鉴篇中，也刊载了日本养老专家撰写的有关居家养老（2017 年）、日本健康产业研究（2018 年）和日本医疗体制与寿命国际比较研究（2019 年）等多篇研究成果。[②]

（五）我国居家养老所面临的难题

从《规划》政策框架的财、人、物、科技、环境 5 个领域及各项具体措施中，可抽出与居家养老相关的难题如下：一是资金不足。社会保障与医疗保障系统不够完善，一般中产阶层家庭难以负担高额养老费用。二是人才不足。养老专业的管理与技术人才特别是介护专业人员不足。三是多数服务与产品还处于研发试用阶段，基础设施对老龄社会的发展趋势缺乏长远考虑。四是环境。社会各界对构筑老龄社会良好环境的重要性认知不够。

---

① 王鸿春：《为北京疏解非首都功能贡献智慧》，《北京健康城市》（内部刊物）2015 年第 3 期。

② 王鸿春、盛继洪主编《北京健康城市建设研究报告（2017）》，社会科学文献出版社，2017；王鸿春、盛继洪主编《北京健康城市建设研究报告（2018）》，社会科学文献出版社，2018；王鸿春、盛继洪主编《北京健康城市建设研究报告（2019）》，社会科学文献出版社，2019。

三　发达国家破解居家养老难题的策略

（一）高度重视医疗健康，逐年增加国民医疗费用

1. 经济合作与发展组织成员前6位医疗费已占其国内生产总值的10%以上

据经济合作与发展组织“健康统计”报告，2018 年经济合作与发展组织成员医疗费平均占其国内生产总值的 8.8%，人均医疗费为 3992 美元（见表 4）。医疗费占国内生产总值比例前 6 位的国家（美国、瑞士、德国、法国、瑞典、日本）从 1970 年的 5% 左右增长到 2018 年的 10% 以上。而 2018 年中国医疗费仅占国内生产总值的 5.0%，仅相当于经济合作与发展组织成员 19 世纪 70 年代前期的水平（见图 5 和图 6）。

2. 经济合作与发展组织成员年人均医疗费已近4000美元

2017 年中国人均医疗费为 688 美元，是经济合作与发展组织成员同年人均医疗费的 18%（见图 7），仅相当于经济合作与发展组织成员人均医疗费的 19 世纪 80 年代初期水平（1982 年为 712 美元，见图 8）。

虽然中国在 2000 年后大幅度增加了医疗费支出，但无论从其占国内生产总值比重还是从人均额度来看，在医疗健康方面的投资力度与发达国家相距甚远，这是中国养老事业发展滞后的主要原因之一。因此，保证医疗保健预算与社会老龄化趋势基本同步，是解决中国养老课题的重要前提条件之一。

表 4　经济合作与发展组织成员的医疗费支出（2018 年）

国别	医疗费占国内生产总值的比重		人均医疗费		国别	医疗费占国内生产总值的比重		人均医疗费	
	占比（%）	名次	数值（美元）	名次		占比（%）	名次	数值（美元）	名次
美国	16.9	1	10.586	1	西班牙	8.9	19	3323	21
瑞士	12.2	2	7.317	2	意大利	8.8	20	3428	20
德国	11.2	3	5.986	4	冰岛	8.3	21	4349	16
法国	11.2	4	4965	12	韩国	8.1	22	3192	22

续表

国别	医疗费占国内生产总值的比重		人均医疗费		国别	医疗费占国内生产总值的比重		人均医疗费	
	占比（%）	名次	数值（美元）	名次		占比（%）	名次	数值（美元）	名次
瑞典	11.0	5	5.447	5	斯洛文尼亚	7.9	23	2859	25
日本	10.9	6	4.766	15	希腊	7.8	24	2238	29
加拿大	10.7	7	4974	11	以色列	7.5	25	2780	26
丹麦	10.5	8	5299	7	捷克	7.5	26	3033	23
比利时	10.4	9	4944	13	爱尔兰	7.0	27	4869	14
奥地利	10.3	10	5395	6	立陶宛	6.8	28	2416	27
挪威	10.2	11	6187	3	斯洛伐克	6.7	29	2290	28
荷兰	9.9	12	5288	8	匈牙利	6.6	30	2047	33
英国	9.8	13	4070	18	爱沙尼亚	6.4	31	2231	30
新西兰	9.3	14	3923	19	波兰	6.3	32	2056	32
澳大利亚	9.3	15	5005	10	拉脱维亚	5.9	33	1749	34
葡萄牙	9.1	16	2861	24	墨西哥	5.5	34	1138	36
荷兰	9.1	17	4236	17	卢森堡	5.4	35	5070	9
智利	8.9	18	2182	31	土耳其	4.2	36	1227	35
					平均	8.8	—	3992	—

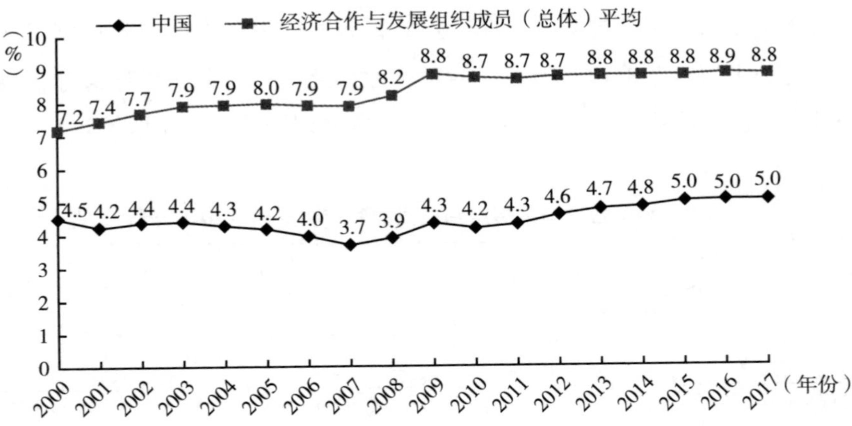

图 5　2000～2017 年中国与经济合作与发展组织成员（总体）健康医疗费占国内生产总值比重

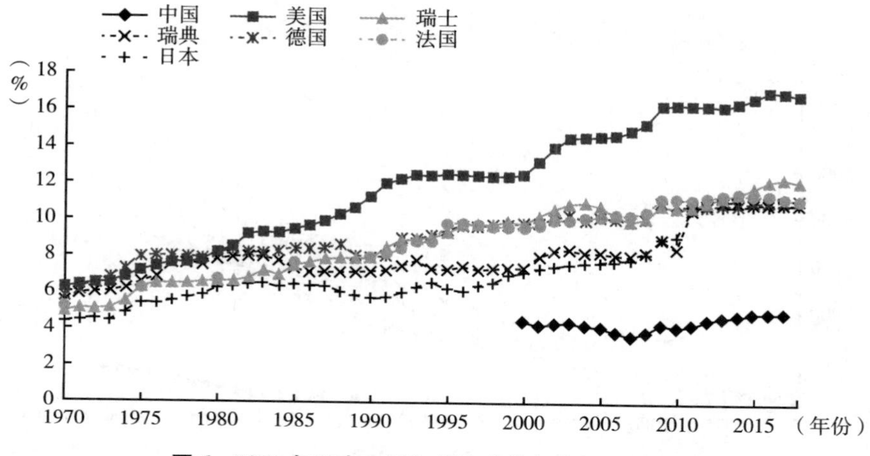

图6　1970 年以来中国与经济合作与发展组织成员（前6位）医疗费占国内生产总值比重

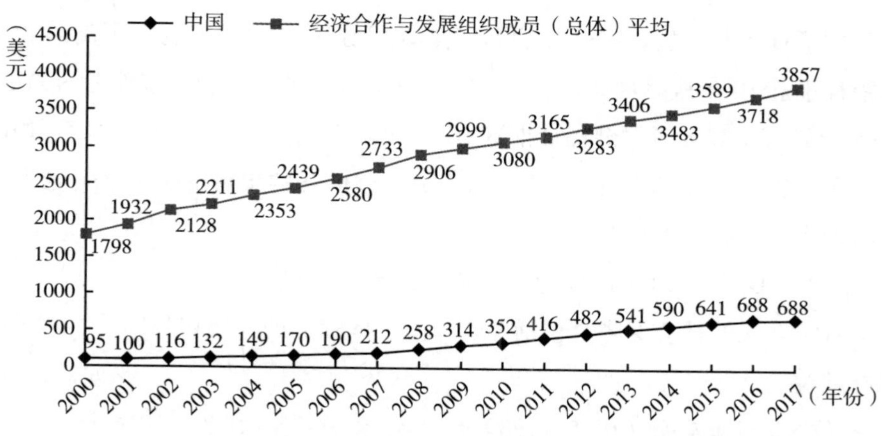

图7　2000～2017 年中国与经济合作与发展组织成员（总体）人均医疗费

（二）日本解决老龄化社会问题的方法及其特点

1. 力求社会保障完善与合理

早在 1963 年，日本就制定了老人福祉法，创建了特别养老院和访问介护制度。1973 年试行老人免费医疗，1978 年设立了短期养老介护所，1979

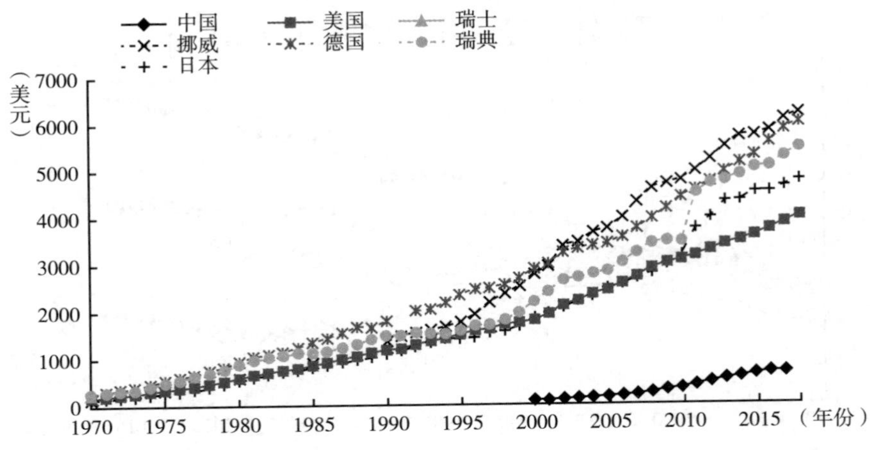

图 8　1970 年以来中国与经济合作与发展组织成员（前 6 位）人均医疗费

年开创了日托老人院。1982 年出台了老人保健法，1989 年制定了高龄者保健福祉推进 10 年战略规划，以推进社会养老设施的建设和居家养老的福祉。1994 年修订了高龄者保健福祉推进 10 年战略规划，加大了福祉力度。1997 年出台，2000 年实施了介护保险法。① 介护保险法的出台解决了之前老人福祉与老人医疗制度无法对应的难题。

2. 社会保障金增长与老龄社会变化趋势基本同步

日本老人的社会保障金包括养老保险、医疗补助、福利补助及高龄者就职补助等。

从经济高速发展（1975～1989 年）到经济停滞（1990～2016 年）的 42 年间，日本社会保障金与国民所得之比从 1975 年的 9.5% 增长到 2012 年的 30.3%，其后基本上稳定在 30% 左右（见图 9）。同样，高龄者社会保障金的占比从 1975 年的 33% 到 2002 年的 70%，再到 2016 年的 67%，其增长趋势与日本人口老龄化趋势基本同步。社会保障金的稳步增长有效地缓解了老龄社会所带来的压力。

① 公的介護保険制度の現状と今後の役割，厚生労働省老健局，2018。

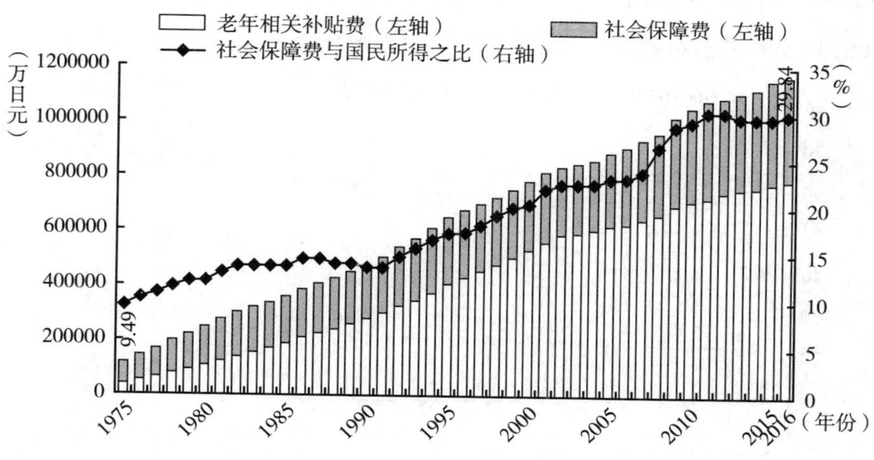

图 9　日本社会保障费（1975～2016 年）

资料来源：平成 28 年度社会保障費用統計，国立社会保障・人口問題研究所，2016。

3. 实施全民健康保险，高龄者就医无忧

日本是世界上为数不多的实行全民健康保险的国家之一。1942 年制定了国民健康保险法；1961 年实现了全民健康保险；2008 年实施了 75 岁及以上老年人的强制性健康保险，并开始了“超老龄医疗保险”。[①] 2017 年日本社会保障金为 120. 2 兆日元，负担比例为：个人 26%，用人单位 24%，国家财政补贴 35%。

4. 积极推进老人参与社会，缓解老龄社会带来的压力

（1）鼓励高龄者继续就职，较 10 年前高龄者就职率显著提高。2017 年，日本厚生劳动省推行了一项“推进高龄者、残疾人及年轻人雇用安定与促进”措施，在其 8 项具体措施里有 4 项与高龄者就职相关，以每年 56 亿日元以上的补贴和助成金的方式来推进高龄者就职环境的安定与改善。2018 年，日本 60～64 岁、65～69 岁年龄段的就职率分别是 68. 8% 和

① 卓莲等：《日本医疗体制与寿命国际比较研究》，载王鸿春、盛继洪主编《北京健康城市建设研究报告（2019）》，社会科学文献出版社，2019，第 281～282 页。

46.6%，比10年前的高龄者就职率均提高了10个百分点以上。高龄者的继续就职缓解了老龄社会带来的压力（见图10）。

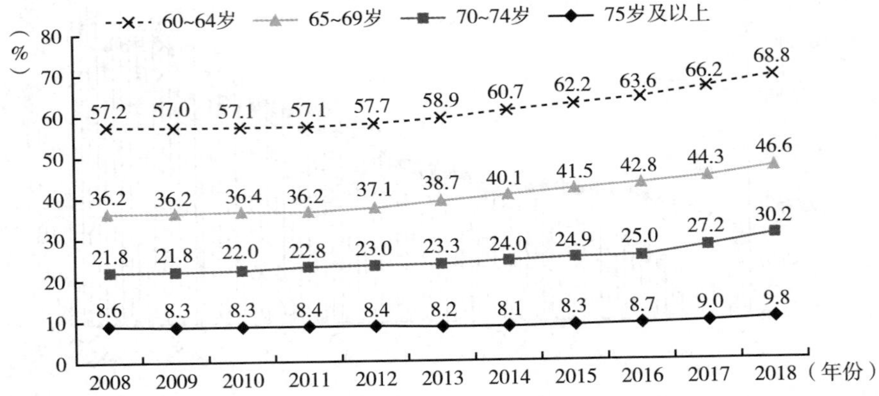

图10　日本高龄者就职（再就职）人口比率（2008～2018年）

资料来源：〔日〕内阁府：《高龄社会白皮书（摘要版）》，2019，第4页。

（2）老人不担心经济来源，却恐惧孤独。2018年，日本政府随机抽选了1870名60岁及以上的男女实施了问卷调查。调查结果表明，多数日本老人无须担心住房和医疗，却把邻里关系和亲情关爱作为第一需求。这反映了孤独已成为日本老龄社会的严重问题（见图11、表5）。

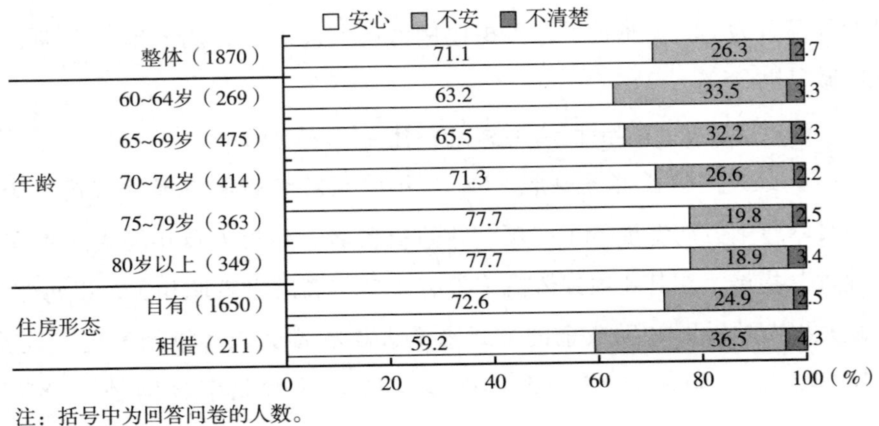

注：括号中为回答问卷的人数。

图11　对居住形态是否不安（2018年）

资料来源：〔日〕内阁府：《高龄社会白皮书（摘要版）》，2019，第6页。

表 5　继续安心居住的必须事项（2008～2018 年）（单位：%）

	近邻互相支持	家属亲戚援助	家访问诊保健医生健康治疗	公共机关援助	移动方式商业设施等便利生活环境	充裕的经济资产	没有需要
整体（1741）	55.9	49.9	42.6	35.2	30.1	29.1	10.4
（性别）							
男性（819）	50.4	46.2	41.3	34.1	27.7	30.3	13.7
女性（922）	60.8	53.3	43.8	36.2	32.2	28.1	7.5
（年龄）							
60~64岁（242）	54.5	47.1	40.1	41.7	38.4	40.1	6.2
65~69岁（440）	55.0	46.1	42.7	39.8	33.4	35.5	10.0
70~74岁（389）	58.1	48.6	45.5	36.2	32.4	27.5	11.1
75~79岁（335）	59.1	51.9	43.6	31.0	28.1	25.4	14.0
80岁及以上（335）	52.5	56.4	40.0	27.5	19.1	18.5	9.6
（家庭类型）							
单身家庭（232）	50.4	35.8	33.2	30.2	21.1	18.1	15.5
夫妻家庭（708）	57.1	47.0	44.5	34.2	34.5	31.4	10.9
两代家庭（父母同住）（60）	63.3	51.7	56.7	58.3	41.7	41.7	3.3
两代家庭（子女同住）（475）	53.9	53.7	45.5	39.2	29.7	30.7	8.0
三代家庭（父母子女同住）（43）	67.4	53.5	41.9	53.5	41.9	48.8	9.3
三代家庭（子孙同住）（187）	58.3	66.8	39.0	27.3	22.5	21.9	8.0
其他家庭（36）	58.3	52.8	25.0	16.7	13.9	27.8	25.0

注：括号中为回答问题的人数。

（三）日本居家养老和医养康护结合成功案例

1. 介护保险制度的实施

（1）介护保险制度概述。2000 年日本开始试行介护保险制度。2006 年修订了介护保险制度的部分条款，针对介护费用增大的问题，形成了“以预防为主”的介护模式；针对老年痴呆症与孤独老人增多的问题，提出相应的介护模式。2007 年，接受居家介护服务人数增至 200 万人。国民义务介护保险也在全国开始实施。

（2）介护服务现状。2017 年日本介护费用约为 9.33 兆日元，按居家介护、养老设施介护和社区介护分别占 44.6%、34.1% 和 17.3%。

2. 引进、使用外籍人才缓解人才不足的难题

据日本厚生劳动省资料，日本在 2008 年开始试行引进外籍介护人员制度，2017 年作为国家未来投资战略通过了阁僚决议，2018 年把该项制度纳入经济财政与改革的基本方针。截至 2019 年，日本累计引入外籍介护人员 5026 人（见图 12），并受雇于 800 多家养老介护机构。至今已形成了在留资格认定、语言培训、专业技能培训、审查考核、资质认定与管理等一系列非常成熟的培训、管理与使用制度。

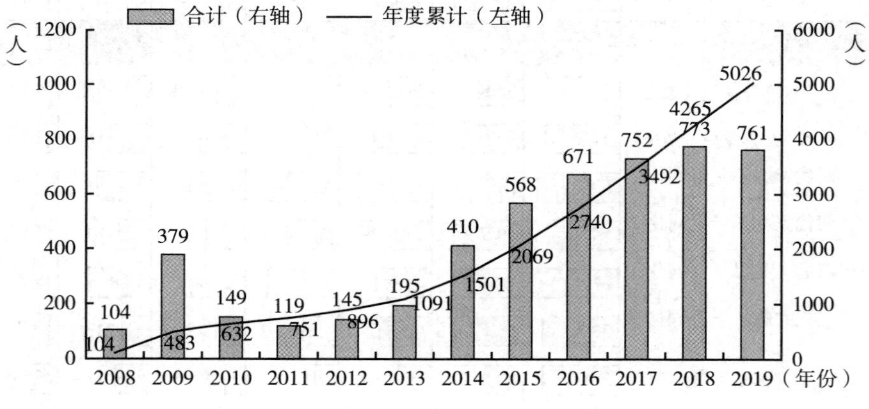

图 12　引进外籍介护人员（2000～2019 年）

3. 利用高科技缓解介护人才不足及医养康护结合的难题

为破解人才不足的难题，日本很早就十分注重信息技术、人工智能、大数据和机器人等领域的高科技在养老介护领域里的技术转化与产品研发。

日本已投入使用的部分产品具有以下功能：

——远程监控系统，语音、图像、视频等通信与监控管理；

——远程疾病诊疗系统，语音、图像、视频等监控；

——多功能机器人，配药、辅助运动等多功能家庭用和社区用机器人；

——老年病防治小程序，预防老年痴呆训练、普及老年病预防与诊治常识手机应用；

——老年服务小程序，养老机构空床检索手机应用，老年病诊治预约手机应用等。

四　如何破解中国居家养老难题

日本在应对老龄化社会问题方面比我国至少早10～30年，具体举措已十分成熟。与西方发达国家相比日本养老理念和观念秉承了中华文化的传统，成功经验也更易被我国百姓所接受。

（一）资金不足的破解

我国可以借鉴日本社会保障和福利体系，特别是健康与介护保险制度的成功经验。从政府的角度要调整社会经济结构，建立多层次社会保障和社会福利体系，提供兜底保障；从个人的角度要有储备财富的意识。此外，要在法规的严格管控下积极推进民间资金和外资的参与。

（二）专业人才不足的破解

从中国人口未来30年的发展趋势看，介护专门人才严重不足。而日本采用“人才引进＋高科技应用”的组合应对这一难题的成功经验值得我们学习。

1. 积极引进外地、外籍介护专业技能人才

日本、新加坡以及我国港澳台地区都有引进其他地方介护人员的经验。如前所述，日本的经验更加细化与成熟，值得我们借鉴与学习。

借鉴日本培训外籍介护人员的经验，在完善与居家养老法律规范和专业

人员的培训与资质考核制度的前提下，考虑到我国西南和中部部分省份老龄人口与经济发展区域不均衡的特点，引进这些区域的人才加以培训，既可缓解这些区域劳动人口就业难的问题，也可解决我国大城市老龄化导致的介护人员不足的问题。

2. 积极引进、消化日本高科技服务与产品

引进、消化日本应用于养老介护的信息技术、人工智能、大数据和机器人等高科技产品，以缓解专业介护人员不足，提高居家养老个性化服务质量，同时积极推进养老领域的数据共享，以解决“医养康护（医疗、养老、健康管理与介护）”融合等难题。

从技术层面看，引进日本高科技产品用于我国居家或社区养老是完全可能的。在人工智能、辅助机器人、无人机应用方面，中国甚至比日本更具优势。但在现阶段，我国相关法规与标准滞后、研发资金不足、老年人的传统意识等使此类高科技产品在养老领域中的应用落后于其他领域。

（三）法规与服务意识的强化

与完善法规相比，更为重要的是政府机构“放管服（放权、监管、服务）”的职能转变，以及相关民间团体与民众遵法守法的意识的加强和各项措施的落实。

（四）环境难题的破解

借鉴日本的高龄者再教育再就职的成功经验，努力提高老人健康素质，推进高龄者继续参与社会活动，也是缓解老龄化社会压力的一个重要途径。

B.5 北京市全民健身助推乡村振兴战略的路径[*]

张　云[**]

摘　要： 在乡村振兴过程中，不仅要推动物质文明建设，还要大力促进精神文明建设。积极发展农民体育健身事业，是全面提高农民精神文化生活的重要组成部分。新型职业农民不仅要爱农业、懂技术、善经营，还要有强健的体魄、饱满的精神面貌、昂扬的斗志，这是乡村振兴最重要的力量来源。作为推动乡村振兴战略的有效抓手和全面建成小康社会的重要基础，发展农民体育事业，开展丰富的农民体育赛事和健身活动，不仅能提高农民身体素质、增强健康体魄，还能激发广大农民干事创业的热情，以更加饱满的干劲投入乡村振兴和全面小康社会建设中。开展农民体育工作具有重要意义：是实施全民健身和健康中国战略的重要组成部分，又是实现全民健身基本公共服务均等化的重要内容，更是实施乡村振兴战略的重要任务。就实施路径而言，要加强组织领导，完善顶层设计，不断提升农村全民健身公共服务水平；激发乡村体育产业创新，推动乡村经济转型升级；加大乡村健身文化宣传力度，做好科学健身指导工作。

* 北京市体育局群众体育处研究项目。

** 张云，北京市体育局群众体育处主任科员，研究方向为社会体育、体育管理、社区体育、体医融合。

关键词： 全民健身　乡村振兴　农民体育

习近平总书记在党的十九大报告中明确提出："实施乡村振兴战略。"① 乡村振兴战略是党的十九大提出的一项重大战略，是接下来的重点工作。积极推动农民开展体育健身活动，提高其健康水平，是全面提高农民精神文化生活的重要组成部分，也是乡村振兴的重要一环。新型职业农民不仅要爱农业、懂技术、善经营，还要有强健的体魄、饱满的精神面貌、昂扬的斗志，这是乡村振兴建设最重要的力量来源。作为推动乡村振兴战略的有效抓手和全面建成小康社会的重要基础，发展农民体育事业，开展丰富的农民体育赛事和健身活动，不仅能够提高农民的身体素质，还能够激发其干事创业的热情和活力，从而助推乡村振兴和全面小康的顺利实现。

习近平总书记指出："没有全民健康，就没有全面小康。"② 同样的道理，没有农民健康，就没有乡村振兴。长期以来，北京市的农民体育工作，以创建体育特色乡镇、体育特色村，加强农村体育场地设施建设，开展农民特色体育赛事活动，壮大农民健身组织，加强农民科学健身指导和健身文化宣传为主要抓手，取得了不俗的成绩。这种于潜移默化中慢慢养成的运动爱好、健身习惯，可以有效促使广大农民形成健康的生活方式并培育出文明的乡风民风，在很大程度上也可以促进农村经济社会的持续健康发展。2018～2019 年，北京市体育局、北京市农业农村局共授予 52 个乡镇"北京市体育特色乡镇"称号，从场地设施、活动开展、赛事组织、健身指导、文化宣传等方面进行系统指导和规范建设，有效推动了覆盖城乡的全民健身公共服务体系的形成。北京市的乡村体育工作成绩是显著的，但目前也存在一些问题，如农村体育场地设施缺乏科学统一的规划和管理，在健身器材的使用和

① 《习近平谈治国理政》第 3 卷，外文出版社，2020，第 186 页。

② 《习近平谈治国理政》第 2 卷，外文出版社，2017，第 370 页。

维护、农民健身意识的提升和科学健身方法的掌握、农村全民健身资源优势的进一步发掘等方面，仍有很大的提升空间。

一　开展农民体育工作的重要意义

1. 开展农民体育工作是实施全民健身和健康中国战略的重要组成部分

实现全民健身、保障全民健康，要求我们做到城乡健康事业协调发展、均衡发展，因此必须重点做好农民健身工作，加快发展农民体育事业，切实提高农民的健康水平。开展农民体育工作，既是北京市全民健身工作的重要环节，也是其薄弱环节和难点部分。当前，大力发展农民体育事业，广泛推动农民健身工作，就是要补齐农民体育健身这块“短板”，从而推动城乡健康事业协调发展、均衡发展，使全民健身计划真正成为“全民幸福计划”。

2. 开展农民体育工作是实现全民健身基本公共服务均等化的重要内容

必须承认的是，与城市社区居民的体育工作相比，农民体育工作还有着不小的差距，主要体现在健身设施建设、健身知识普及、体育活动组织等方面。一直以来，城乡体育基本公共服务都存在不平衡发展的问题，乡村体育基本公共服务发展很不充分。所以，要实现城乡体育公共服务均等化，就必须把重点放在农村，要大力发展农村体育基本公共服务。这也是北京市全民健身事业发展的重点任务。

3. 开展农民体育工作是实施乡村振兴战略的重要任务

实施乡村振兴战略，就是要全面振兴乡村，要使农村各项事业全面发展，最基本的是要使农民身心都健康发展。未来 30 年，我们推进乡村全面振兴，就是要促使农业强、农村美、农民富全面实现，其中开展农民体育健身工作与这一目标任务紧密相连。大力发展农民体育事业，既利在当前，又惠及长远：一是可以培养爱农业且身强体健的新型职业农民，这是发展现代农业的根本依靠；二是可以提高农民健康水平，这是实现农民美好生活的关键保障；三是可以有效提升农民的健身理念，这是建设美丽乡村的重要内容。

二　开展农民体育工作的实施路径

1. 加强组织领导，完善顶层设计，不断提升农村全民健身公共服务水平

一是加强组织领导，统筹设计规划，强化乡村组织管理工作。公共政策的制定、公共服务的落实、公共设施的建设，都离不开各级政府部门，都需要加强组织领导、统筹设计规划。要将农村体育健身设施建设纳入村镇的发展规划。要充分发挥政府、社会和农民的合力，制定适当的组织管理制度，共同办好农村体育事业。

二是夯实基础设施建设，提高公共服务水平。在当前实施乡村振兴战略和健康中国战略的大背景下，农民体育工作应放在乡村发展和振兴的重要地位。应把推动农村地区的基本公共体育服务和基础设施建设作为全民健身事业发展的重点，大力夯实农村体育基础设施建设，完善农村体育公共服务体系，从而实现全民健身基本公共服务的均等化。要合理盘活和利用现有资源，推动学校体育设施向广大农民开放，并在规范开放程序、加强安全保障、加强制度建设上有所作为。应鼓励和支持社会资本到农村参与投资，多渠道夯实乡村体育基础设施建设。合理考虑当前人口结构，农村地区以中老年为主，要充分考虑中老年人对事物的接受程度和接受方式，不盲目地扩增设施和服务，重点考虑是否适合这些人群的锻炼和使用，迎合大众需求，追求资源效用最大化。

三是科学设立乡村健身组织，支持保障乡村健身工作。积极开展全民健身项目的推广活动，成立由社会体育指导员、志愿者、健身爱好者等组成的体育健身团队，长期活跃在健身活动中心，定期举办活动，方便农民参与。以村镇为单位组织举办全村运动会，将跳远、短跑、乒乓球以及拔河、跳绳等群众喜闻乐见的项目都纳入其中，努力建立一支专业裁判员队伍，进行学习、培训，为地区体育竞赛活动提供有力支持。在农村设立全民健身协会、基层体育组织等，为农民提供必要的健身指导和有效的帮助。成立室内外健身器材使用指导员队伍，为广大群众提供更专业更贴心的服务，充分发挥运

动器材的健身效用。加强基层体育协会建设，鼓励社会力量和广大农民参与乡村体育事业，合力办好乡村体育事业。

2. 激发乡村体育产业创新，推动乡村经济转型升级

一是找准自身定位，做好乡村特色体育产业开发。各级政府不应该仅仅满足于全民健身设施的全覆盖。全覆盖只是基础的一步，挖掘特色才是重要一环。要从当地优势和特色资源出发，挖掘适合本地开展的特色旅游产业，并在此基础上结合当地民俗和习惯，吸收传统体育文化中的优秀成分。北京市很多农村已经开展了具有自身特色的传统体育项目，要进一步保护、挖掘和开发，并为其提供继续开拓创新的设施和场地，使之保持持久活力，从而提高广大农民的参与热情。竞赛活动的开展不仅要内容丰富，还要突出当地特色，实现品牌效应。

二是充分把握乡村资源优势，做强做优乡村休闲旅游产业。针对北京市各区特色农产品，可设立农产品采摘园，以竞赛形式激发游客兴趣；在民宿中可引入体育竞技项目，既丰富游客的闲暇时间，增加体育锻炼的机会，又能推动乡村民宿经济的发展，增加农民收入。根据国家体育总局、住建委等联合印发的《百万公里健身步道工程实施方案》，健身步道还要和美丽休闲乡村建设、全域旅游、脱贫攻坚等结合起来。近年来，乡村旅游不断兴起，市区居民争相到郊区乡村旅游观光、体验乡村生活等。北京市的乡村酒店、养生山吧、休闲农庄等各种形式的旅游业态不断涌现，特色鲜明，深受好评。下一步还要推动农业同旅游、文化创意、体育、交通等多个产业深度融合，在旅游新业态和新产品方面不断推陈出新，为乡村经济和乡村振兴增添活力。

三是推进全民健身进乡村，探索体育助推产业发展新路径。按照北京市乡村的实际情况（山区、浅山区和平原农村），分级分类推进全民健身工作，助推乡村振兴。在远郊区农村和低收入村中，优先扶持低收入村体育健身场地、体育活动室等基础设施建设，建设和完善低收入村的文化体育基础设施，开展群众喜闻乐见的基础文体活动。大力开展“援建体育设施进乡村”“体育项目到农户”等系列行动，逐步推进“农民体育健身工程”全覆

盖，促进体育工作与农村工作深度融合。此外，通过体育促进就业帮扶一批，是精准扶贫、精准脱贫的有效措施，也是乡村振兴的重要一环。要大力开发公益性就业岗位，助力脱贫攻坚。

四是乡村体育赛事经常化，鼓励农村体育活动创新发展。要让高端赛事品牌化，赛前要精心筹划，赛中要精心组织，赛后要做好赛事的绩效评估、安全评估；中型赛事多样化，可组织百乡千村系列体育赛事；乡土赛事常态化，要随机应变、小型多样。项目设置要接地气，要让人们有参与的热情和激情，要深度挖掘当地的旅游文化资源。各区各村镇要充分挖掘群众喜闻乐见的农民趣味运动，还可以和相邻村镇以合作形式共同举行运动会等体育活动，增进农民的集体荣誉感，推动乡村群众体育健身活动普遍化、经常化、多样化，形成“群众天天有活动、社区（村）月月有赛事、街道（乡镇）年年有运动会”的生动局面。

3. 加大乡村健身文化宣传力度，做好科学健身指导工作

一是加强科学健身理念与方法的宣传，努力向农民普及健身知识。要建设“人人参与、人人健身、人人快乐”的主动型全民健身社会，根据实时健身主题活动和农民的需求，结合不同年龄层次，设置一系列科学知识讲座和健身项目培训普及，满足不同人群参与全民健身活动的愿望，努力搭建全民健身全民参与的大舞台。还可以设立微信公众号，作为宣传媒介，定期发布科学健身指导和常见问题解决方法，并定期印刷宣传海报，在各村镇的公开宣传橱窗或其他显要位置进行张贴，为农民营造良好的全民健身环境。还可以通过订阅报刊的方式让农民学习体育健身知识。通过参加区、镇举办的便民健身大课堂讲座、健康饮食、基层体育活动、组织技能培训等多方面体育科学文化教育，指导农民掌握科学的健身方法，安全有效、有针对性地开展体育活动。

二是提升全民健身场所选址和布局的科学性。全民健身是一项系统工程、长远工程，要科学规划好体育设施的类别和体育场地的布局。推广全民健身，增加体育用地，新建改建大型综合体育场馆是一种方式，利用闲散资源改造体育场地也是一种方式。要充分改造利用好小、散、碎的地块，使其

成为农民日常健身的场地，不仅能提高土地使用效率，也能增强群众的幸福感。当前，全民健身需求日益旺盛，农民休闲时光日益丰富，但农村的体育场地则显得相对不足，而且扩大增量有难度。在这种情况下，盘活存量就是一种有益的补充。就农村地区而言，荒地、废弃房屋、未处理的垃圾场等都可以重新规划成健身场所。为方便农民随时随地进行健身活动，尤其是健身场地缺乏的村镇要增设文体活动室、健身广场、室外健身器材等，开设乒乓球、足球、篮球等体育专项场地，并定期检修所有器材，不断健全完善设施管理制度，保证农民安全使用。

三是开展农民体质监测，增强健康促进服务，打造运动健康乡村新气象。向群众普及科学健身知识，实施科学化指导，让农民知道为何健身、如何健身、如何持续健身，真正实现全民健康、全面小康。探索开展农民体质监测有效方式，定期为农民开展“体质 + 功能”的健康监测，为被测人员建立运动健康档案，将体质测试和运动健身指导有效结合起来，在运动健身前先进行健康风险评估，开展农民科学健身指导，有针对性地进行体育锻炼，不仅让农民了解自身的健康情况，帮助其选择合理的运动方法，避免不适量运动对自身带来的危害，也让管理层较好地掌握所辖村镇的整体健康情况，从而有利于满足全村镇农民多元化健身的需求，实现运动健身提档升级和非医疗健康干预。

健康服务篇

Healthy Service

B.6
中国慢性病人群状况与健康中国行动应对

蒋　炜*

摘　要： 1990年以来，随着我国全死因死亡率的下降和生命质量的提高，我国居民期望寿命和健康期望寿命均呈上升趋势，但中国居民因为慢性病导致的死亡（包括早死）已经远远超过世界平均水平，与我国社会经济发展程度极为不匹配。2019年6月25日，国务院印发了《关于实施健康中国行动的意见》，这是落实以预防为主的新时期健康与卫生工作方针的里程碑式文件，是实施健康中国战略的路线图和施工图，形成了完备的健康中国行动体系。慢性病防控与健康中国行动密切相

* 蒋炜，中国疾控中心慢病中心主任助理、办公室主任，副研究员，研究方向为健康促进、健康信息化等。

关。如何利用综合防控理念并结合健康城市建设，将关系到健康中国行动的顺利实施。

关键词： 慢性病流行　慢性病综合防控　健康中国行动

慢性非传染性疾病（Non-communicable Diseases，以下简称慢性病）是对起病隐匿、病程长、病因复杂且病情迁延不愈的一类疾病的概括性总称。它主要包括心脑血管疾病、恶性肿瘤、慢性呼吸系统疾病、糖尿病、慢性口腔病（龋齿、牙周病）、骨质疏松症、慢性骨关节病、神经精神疾病、慢性消化系统疾病、慢性肾脏疾病等。随着人们生活方式的快速转变及人口老龄化，慢性病成为我国居民生命和健康的最大威胁，并因高额的医疗费用和高致残率等疾病负担使其演变为日益严重的社会问题。① 2018 年 9 月联合国大会举行关于预防和控制慢性病的第三次高级别会议，提出慢性病防控的“5 ×5 策略”。5 大威胁包括心血管疾病、慢性呼吸系统疾病、癌症、糖尿病和精神卫生问题；5 大慢性病的风险因素包括不健康饮食、烟草使用、空气污染、有害使用酒精、缺乏身体活动。

本文利用全国死因监测系统、中国居民营养与健康状况调查、中国疾病负担研究等最新数据，聚焦当前我国慢性病流行状况，剖析健康中国行动主要内容和特点，提出要以综合防控慢性病为措施，结合国家慢性病综合防控示范区创建与健康城市建设，促进健康中国行动的顺利实施。

一　中国期望寿命与过早死亡变化趋势

（一）期望寿命和健康期望寿命

1990 ~2016 年，随着全死因死亡率的下降和生命质量的提高，我国居

① 王临虹：《慢性非传染性疾病预防与控制》，人民卫生出版社，2018。

民期望寿命和健康期望寿命均呈上升趋势，其中期望寿命由 67.0 岁增至 76.4 岁（男性由 65.0 增至 73.4 岁，女性由 69.2 岁增至 79.9 岁），健康期望寿命由 59.8 岁增至 67.9 岁（男性由 58.8 岁增至 66.0 岁，女性由 61.0 岁增至 70.1 岁），期望寿命和健康期望寿命均表现为女性高于男性（见图 1）。

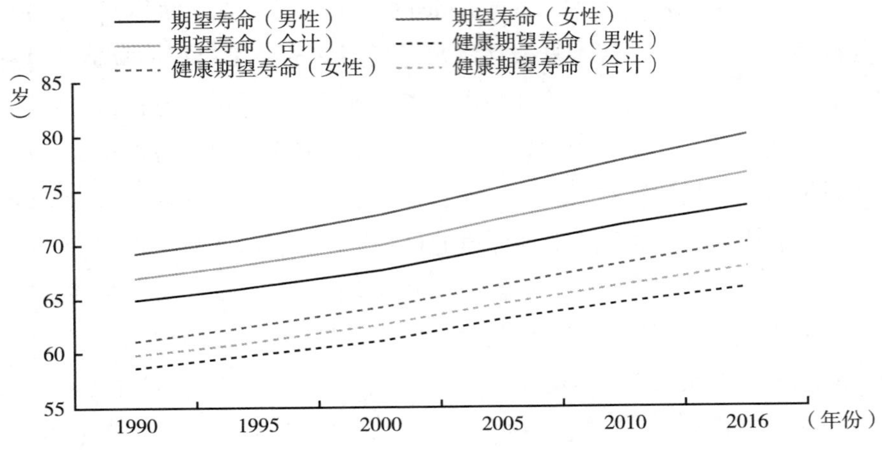

图 1　1990～2016 年中国分性别期望寿命和健康期望寿命变化趋势

资料来源：中国疾病负担研究。

（二）过早死亡

1990～2016 年，我国主要慢性病的早死概率均呈下降趋势，其中慢性病早死概率由 32.9% 降至 20.2%；四类主要慢性病合计的早死概率由 30.2% 降至 18.3%。2016 年癌症、心脑血管疾病、慢性呼吸系统疾病和糖尿病的早死概率分别为 8.8%、8.7%、1.5% 和 0.4%，相比于 1990 年分别下降 28.5%、39.6%、76.6% 和 20.0%，慢性呼吸系统疾病下降幅度最大，其次是心脑血管疾病（见图 2）。

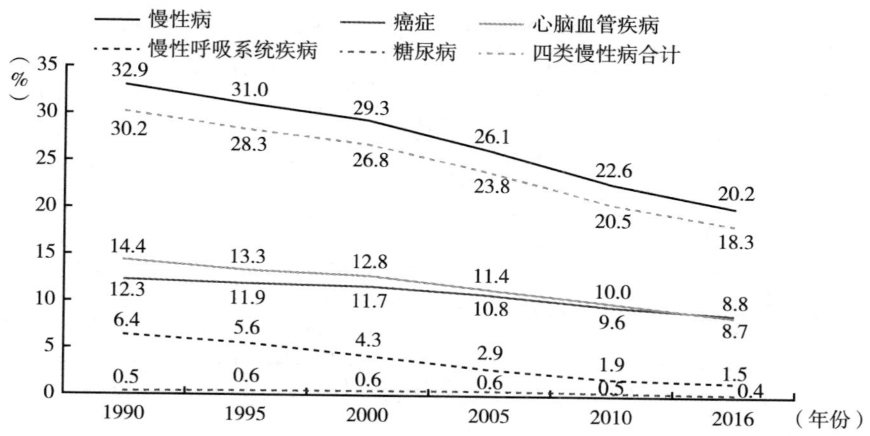

图2　1990～2016年中国主要慢性病早死概率变化趋势

资料来源：中国疾病负担研究。

二　中国主要慢性病流行情况

中国慢性病死亡率从1990年的555.9/10万上升至2016年的626.1/10万，2016年由慢性病导致的死亡超过850万人，占全部死亡的88.8%，比1990年（占总死亡的73.6%）增长了15.2个百分点（见图3），高于全球平均水平。其中，2016年心脑血管疾病、癌症、慢性呼吸系统疾病和糖尿病四类主要慢性病导致的死亡中，约306万人为发生在30～70岁的过早死亡，分别占慢性病总死亡的35.8%，占全部死亡的31.7%，相比于1990年（占慢性病总死亡的39.7%，占全部死亡的29.2%）分别降低3.9个百分点和提高2.5个百分点，慢性病严重威胁着中国劳动力人口的健康。中国居民因为慢性病导致的死亡（包括早死）已经远远超过世界平均水平，与我国社会经济发展程度极为不匹配，是当前中国面临的重要健康和卫生问题。

以年龄标化死亡率为排序依据，相比于1990年，2016年缺血性心脏病、阿尔茨海默病、肺癌、肝癌、慢性肾病、结肠直肠癌等疾病的死因顺位

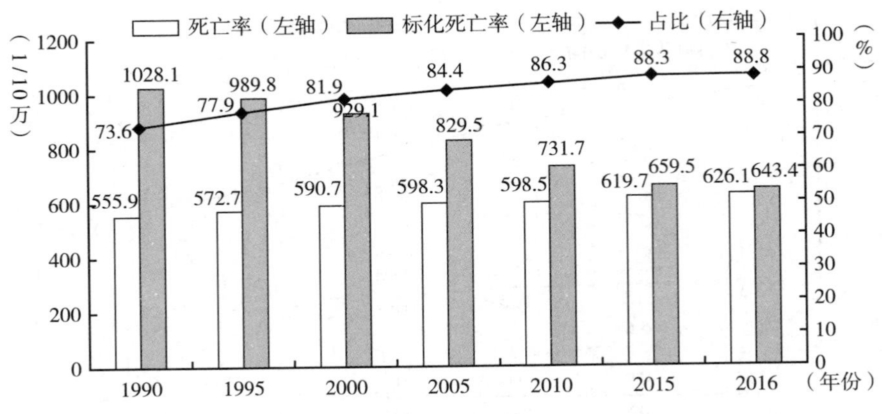

图3　1990～2016年中国慢性病死亡变化趋势

资料来源：全国死因监测系统。

在上升，而慢性阻塞性肺部疾病、胃癌、高血压性心脏病、风湿性心脏病和消化性溃疡的死因顺位则出现了下降（见图4）。

2016年，中国因为慢性病导致的伤残调整寿命年（DALY）达2.9亿人年，占总DALY的82.7%，占全球DALY的12.0%，比1990年（2.4亿人年，占总DALY的60.2%，占全球DALY的9.8%）增长近20.0%，其中心脑血管疾病导致的DALY占总DALY的22.5%（1990年占14.7%），癌症占16.9%（1990年占11.2%），慢性呼吸系统疾病占5.1%（1990年占6.9%），糖尿病占2.4%（1990年占1.1%）。慢性病对我国经济发展造成严重影响，据世界卫生组织（WHO）推测，2005～2015年中国因心脏病、脑卒中和糖尿病过早死亡导致的国民收入损失达5580亿美元。

2016年中国慢性病死亡占总死亡的比例与美国、英国和俄罗斯相近，高于日本、韩国和巴西，远高于印度和南非。尽管中国慢性病死亡占总死亡的比例已经接近发达国家，但在1990～2016年的增长速度和增长模式与多数中低收入国家十分相似，而在发达国家，其比例基本保持稳定或呈小幅增长，有的甚至有所下降。中国慢性病防控面临巨大挑战。

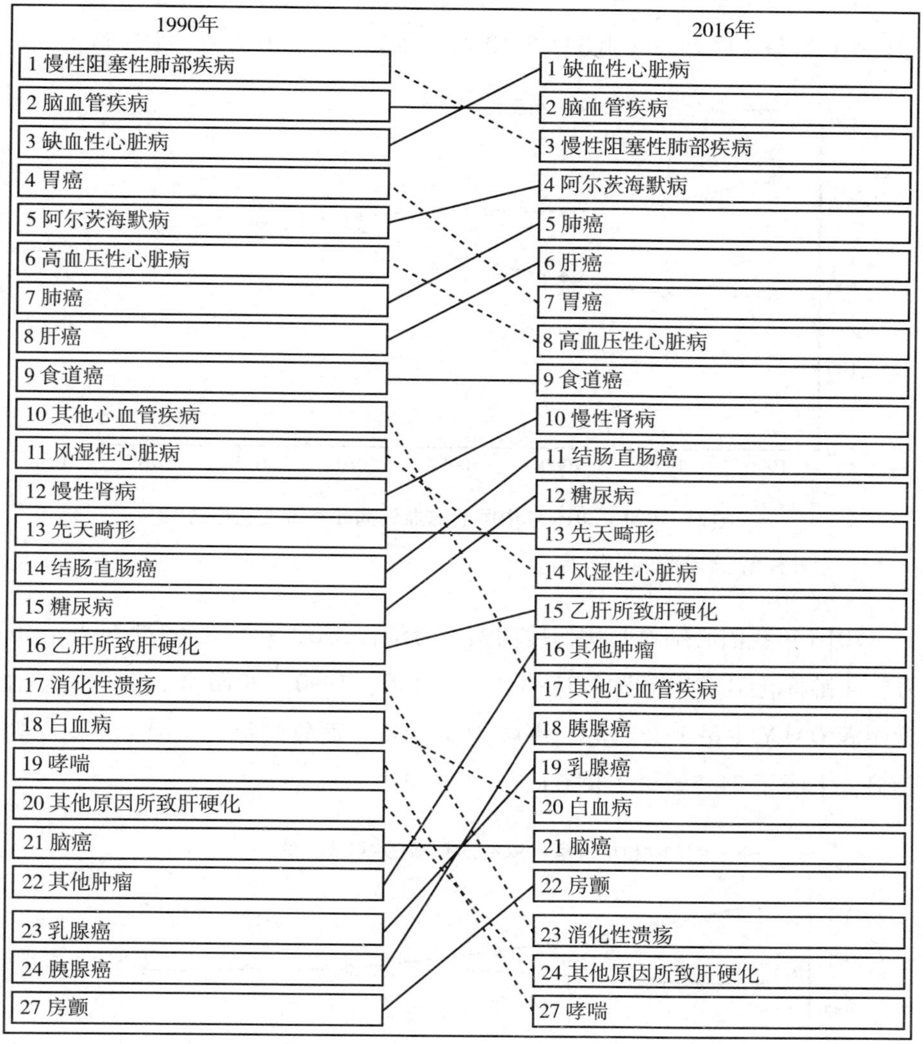

1990年	2016年
1 慢性阻塞性肺部疾病	1 缺血性心脏病
2 脑血管疾病	2 脑血管疾病
3 缺血性心脏病	3 慢性阻塞性肺部疾病
4 胃癌	4 阿尔茨海默病
5 阿尔茨海默病	5 肺癌
6 高血压性心脏病	6 肝癌
7 肺癌	7 胃癌
8 肝癌	8 高血压性心脏病
9 食道癌	9 食道癌
10 其他心血管疾病	10 慢性肾病
11 风湿性心脏病	11 结肠直肠癌
12 慢性肾病	12 糖尿病
13 先天畸形	13 先天畸形
14 结肠直肠癌	14 风湿性心脏病
15 糖尿病	15 乙肝所致肝硬化
16 乙肝所致肝硬化	16 其他肿瘤
17 消化性溃疡	17 其他心血管疾病
18 白血病	18 胰腺癌
19 哮喘	19 乳腺癌
20 其他原因所致肝硬化	20 白血病
21 脑癌	21 脑癌
22 其他肿瘤	22 房颤
23 乳腺癌	23 消化性溃疡
24 胰腺癌	24 其他原因所致肝硬化
27 房颤	27 哮喘

图 4　1990 年和 2016 年中国主要慢性病标化死亡率死因顺位及变化

资料来源：全国死因监测系统。

（一）心脑血管疾病

2016 年我国心脑血管疾病粗死亡率是 309.5/10 万，年龄标化后的死亡率为268.1/10万。1990～2016年，我国心脑血管疾病粗死亡率呈上升趋势，而标化死亡率呈下降趋势（由332.3/10万下降至268.1/10万）（见图5）。

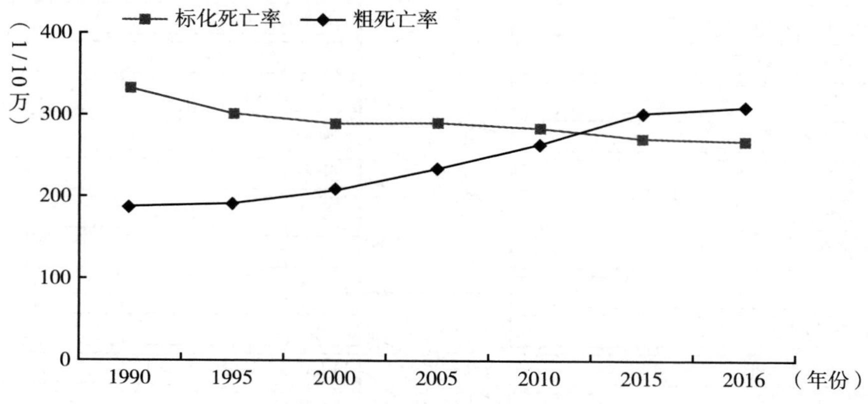

图5　1990～2016年中国心脑血管病死亡率变化趋势

资料来源：全国死因监测系统。

2016年我国心脑血管病伤残调整生命年（DALY）率是6077.8人年/10万，年龄标化DALY率为4717.8人年/10万。1990～2016年，我国心脑血管疾病DALY率呈上升趋势，涨幅为34.2%，而年龄标化DALY率呈下降趋势，下降了24.5%（见图6）。

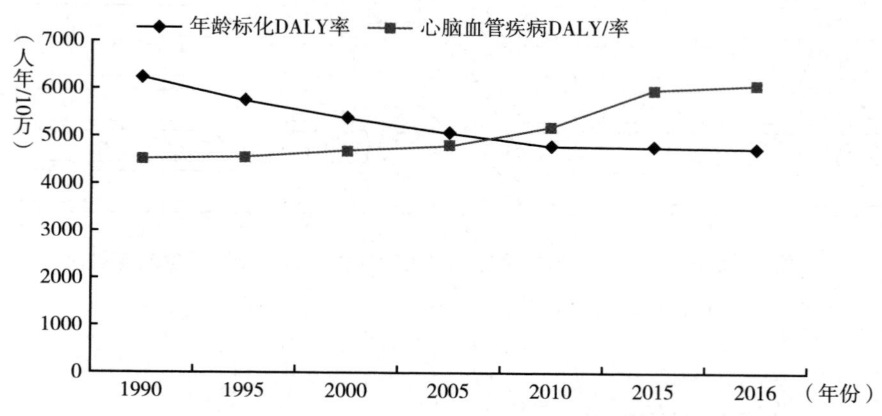

图6　1990～2016年中国心脑血管疾病DALY率变化趋势

资料来源：中国疾病负担研究。

1. 高血压

2013 年我国 18 岁及以上居民高血压患病率为 27.8%，男性（29.6%）高于女性（26.0%）；无论男性还是女性，高血压患病率均随年龄增长而升高。城乡高血压患病率分别为 27.7% 和 27.9%，城市农村基本持平；东、中、西部地区的高血压患病率依次降低，分别为 28.8%、28.2% 和 25.8%，无论城市还是农村，西部地区高血压患病率均低于东部和中部地区，但东部和中部地区差异相对较小。

18 岁及以上居民高血压患病知晓率为 40.9%，女性（45.3%）高于男性（37.1%），城市（45.4%）高于农村（37.1%）；在高血压患者中，高血压治疗率为 32.5%，女性（37.1%）高于男性（28.6%），城市（38.2%）高于农村（27.7%）；高血压患者的高血压控制率为 9.7%，女性（10.5%）高于男性（9.0%），城市（12.7%）明显高于农村（7.2%）。

2. 冠心病

2015 年中国居民冠心病粗死亡率为 105.6/10 万，相比于 1990 年增长了 102.3%，年龄标化后仍然呈上升趋势，26 年间标化死亡率增长了 13.2%。国家卫生服务调查结果显示，2003 年、2008 年、2013 年中国冠心病的患病率分别为 4.6‰、7.7‰和 10.2‰（见图 7），按 2010 年人口普查数据估计，2013 年冠心病的患病人数达 1100 万，且城市地区患病率高于农村地区，但农村地区患病率增长较快。

3. 脑卒中

2016 年我国脑卒中粗死亡率是 149.5/10 万，年龄标化后的死亡率为 125.5/10 万。1990 ~ 2016 年，我国脑卒中粗死亡率呈上升趋势，而标化死亡率呈下降趋势（由 184.1/10 万下降至 125.5/10 万）（见图 8）。

国家卫生服务调查结果显示，1993 ~ 2013 年中国脑卒中患病率呈上升趋势，由 4.0‰增至 12.3‰。按 2010 年人口普查数据估计，2013 年脑卒中的患病人数超过 1300 万，且 1993 ~ 2008 年城市地区脑卒中患病率高于农村地区；2008 ~ 2013 年城市患病率有所下降，但农村依然升高（见图 9）。研究显示，2013 年中国脑卒中的患病率为 15.96‰，其中男性为 17.69‰，女性为 14.26‰。

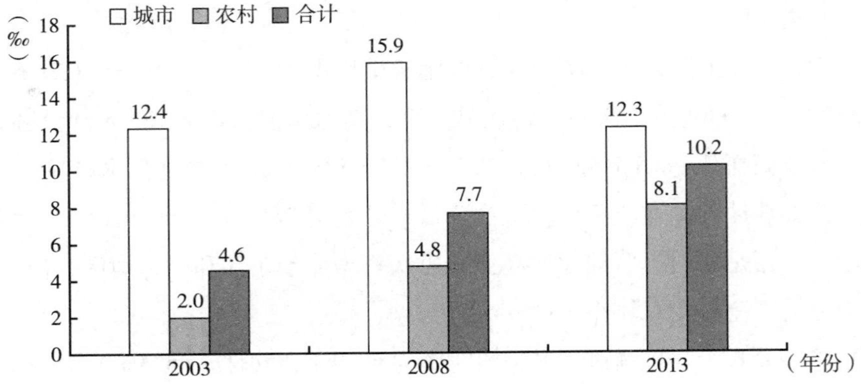

图7　2003 年、2008 年、2013 年中国城乡冠心病患病率

资料来源：2003 年、2008 年、2013 年国家卫生服务调查。

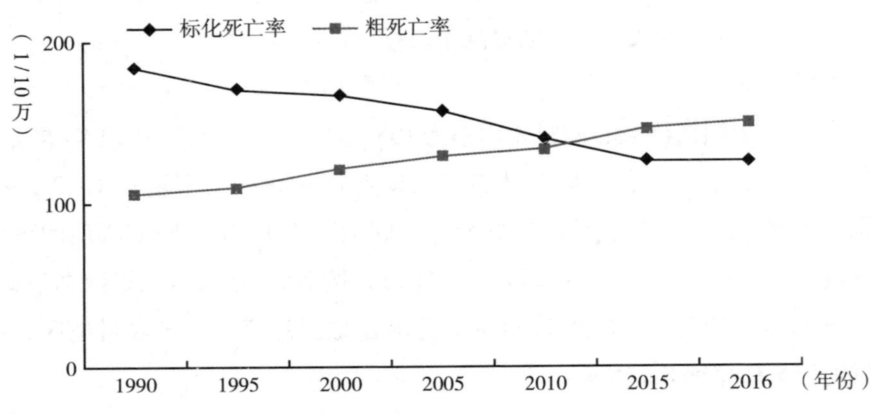

图8　1990～2016 年中国脑卒中死亡率变化趋势

资料来源：中国疾病负担研究。

（二）癌症

2015 年中国居民的癌症粗死亡率为 169.4/10 万，相比于 1990 年增长了 25.6%，但是年龄标化后，26 年间标化死亡率下降了 23.7%。男性癌症死亡率排在前 5 位的分别为肺癌、肝癌、胃癌、食管癌和结肠直肠癌，分别占男性癌症总死亡的 26.6%、19.4%、15.0%、9.6% 和 6.9%；女性癌症死

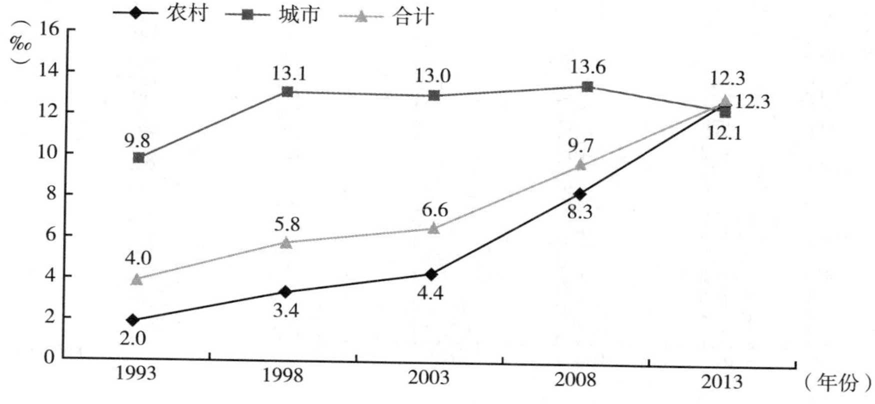

图 9　1993～2013 年中国城乡脑卒中患病率变化趋势

资料来源：国家卫生计生委：《第五次国家卫生服务调查分析报告（2013）》，中国协和医科大学出版社，2015。

亡率排在前 5 位的分别为肺癌、胃癌、肝癌、乳腺癌和结肠直肠癌，分别占女性癌症总死亡的 20.9%、12.7%、11.8%、8.6% 和 8.3%。1990～2015 年，男性前 5 位癌症中的肺癌、肝癌、食管癌和结肠直肠癌死亡人数每年分别增长了 2.6%、0.8%、0.1% 和 2.9%；女性前 5 位癌症中的肺癌和结肠直肠癌死亡人数每年分别增长了 1.9% 和 1.4%。

中国癌症登记结果显示①，2010～2015 年中国每年新发癌症病例数由 2010 年的 309.3 万（男性 180.8 万，女性 128.5 万）增至 2015 年的 429.1 万（男性 251.2 万，女性 177.9 万），且 2015 年新增病例数排在前 5 位的癌症分别为：肺癌、胃癌、肝癌、食管癌和结肠直肠癌（男性）；乳腺癌、肺癌、胃癌、结肠直肠癌和食管癌（女性）（见图 10）。

① 陈万青、张思维、曾红梅等：《中国 2010 年恶性肿瘤发病与死亡》，《中国肿瘤》2014 年第 1 期；陈万青、郑寿荣、曾红梅等：《2011 年中国恶性肿瘤发病和死亡分析》，《中国肿瘤》2015 年第 1 期；陈万青、郑寿荣、张思维等：《2012 年中国恶性肿瘤发病和死亡分析》，《中国肿瘤》2016 年第 1 期；陈万青、郑寿荣、张思维等：《2013 年中国恶性肿瘤发病和死亡分析》，《中国肿瘤》2017 年第 1 期。

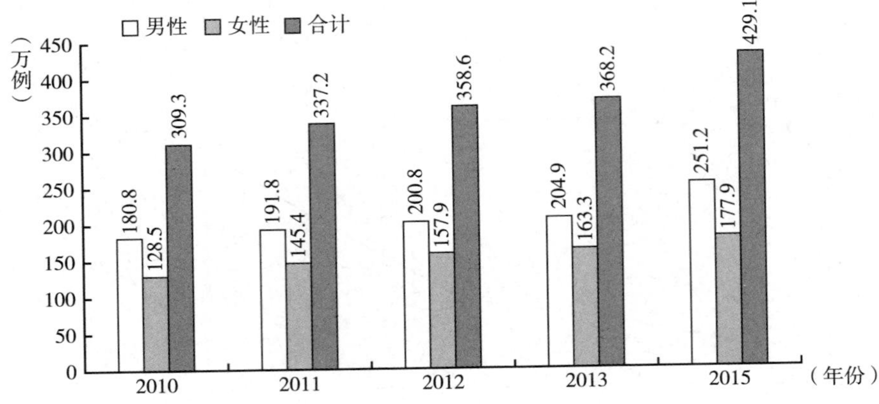

图 10　2010～2015 年中国癌症新发病例数

资料来源：陈万青、张思维、曾红梅等：《中国 2010 年恶性肿瘤发病与死亡》，《中国肿瘤》2014 年第 1 期；陈万青、郑寿荣、曾红梅等：《2011 年中国恶性肿瘤发病和死亡分析》，《中国肿瘤》2015 年第 1 期；陈万青、郑寿荣、张思维等：《2012 年中国恶性肿瘤发病和死亡分析》，《中国肿瘤》2016 年第 1 期；陈万青、郑寿荣、张思维等：《2013 年中国恶性肿瘤发病和死亡分析》，《中国肿瘤》2017 年第 1 期。

（三）糖尿病

2016 年我国糖尿病粗死亡率是 11.0/10 万，年龄标化后的死亡率为 8.7/10 万。1990～2016 年，我国糖尿病粗死亡率呈总体上升趋势，涨幅为 106.0%，而标化死亡率仅有 10.1% 的涨幅，其中 1995～2005 年上升较快，而 1995～2010 年形成下降的拐点，后又稍有上升（见图 11）。

1980～1996 年三次全国成人糖尿病调查、2002 年中国居民营养与健康状况调查、2010 年和 2013 年中国慢性病及其危险因素监测结果显示，1980～2013 年，中国 18 岁及以上人群的糖尿病患病率从 0.8% 上升至 10.4%（见图 12），患病人数超过 1 亿人。

（四）慢性阻塞性肺疾病

2016 年我国慢性阻塞性肺疾病（以下简称慢阻肺）粗死亡率是 66.8/10 万，年龄标化后的死亡率为 60.6/10 万。1990～2016 年，我国慢阻肺粗

 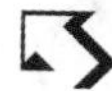

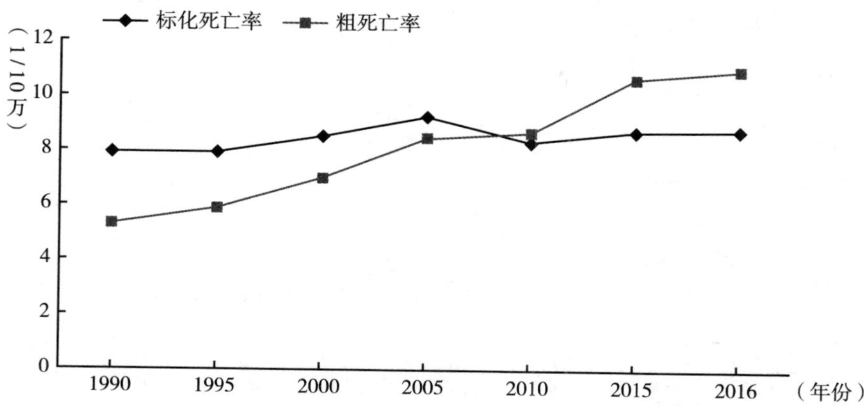

图 11　1990～2016 年中国糖尿病死亡率变化趋势

资料来源：中国疾病负担研究。

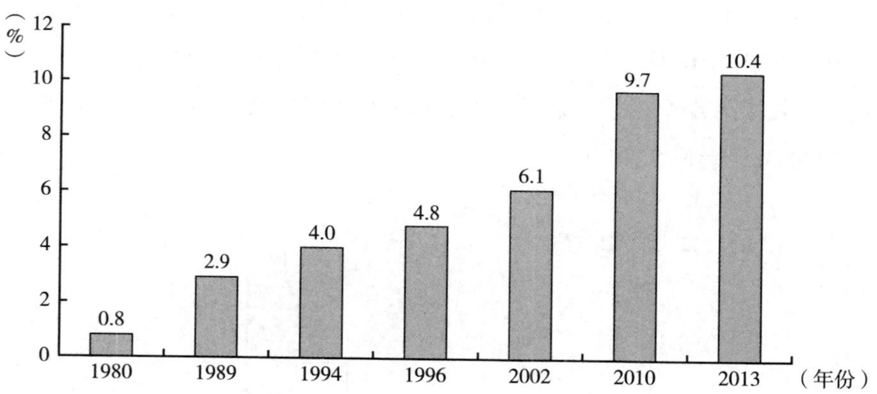

图 12　1980～2013 年中国 18 岁及以上人群糖尿病患病率变化趋势

资料来源：1980～1996 年三次全国成人糖尿病调查、2002 年中国居民营养与健康状况调查、2010 年和 2013 年中国慢性病及其危险因素监测。

死亡率和标化死亡率下降趋势与慢性病呼吸系统疾病类似，其中标化死亡率从 1990 年的 191.9/10 万快速下降了 68.41/10 万（见图 13）。

2014～2015 年我国首次开展了全国慢阻肺监测，如图 14 所示，中国 40 岁及以上人群慢阻肺患病率为 13.6%，男性（19.0%）高于女性（8.1%），

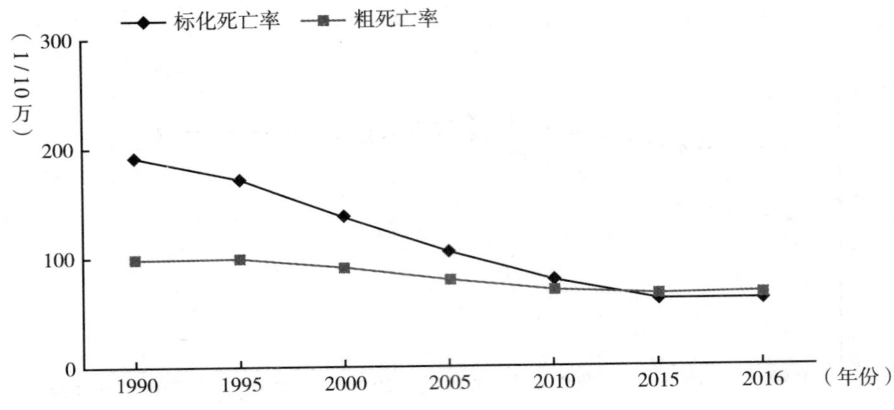

图 13　1990～2016 年中国慢阻肺死亡率变化趋势

资料来源：中国疾病负担研究。

农村（14.9%）高于城市（12.2%），并随年龄增长而快速上升。与 2002～2004 年钟南山等开展的 40 岁及以上人群慢阻肺流行病学调查结果（8.2%）相比，增长了 5.4 个百分点。估计我国 40 岁及以上慢阻肺患者有 7720 万，男性 5430 万，女性 2290 万。

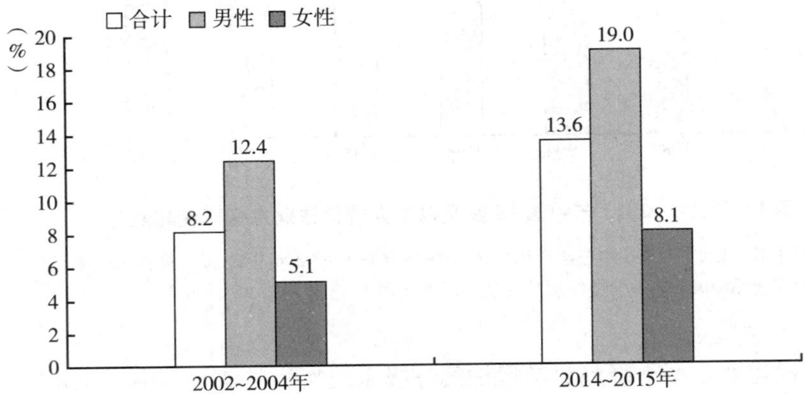

图 14　不同时期中国 40 岁及以上居民慢性阻塞性肺疾病患病率比较

资料来源；全国慢阻肺监测、40 岁及以上人群慢阻肺流行病学调查结果。

三 慢性病行为危险因素流行状况

慢性病的发生与生物、心理、社会环境因素以及个人生活方式等密切相关，其高风险因素主要来自个人行为、生活方式和社会环境。慢性病的主要行为危险因素包括吸烟、不合理膳食、身体活动不足、过量饮酒等，这些因素单独或联合作用直接导致个体血压升高、血糖升高、血脂异常、超重和肥胖，进而引起多种慢性病的发生。2015 年中国成人烟草调查数据显示，我国 15 岁及以上人群的现在吸烟率为 27.7%，男性（52.1%）现在吸烟率处于高平台期；居民静态活动方式明显增加，经常锻炼率较低（15.0%），从不锻炼率为 80.0%；饮酒者有害饮酒率为 8.8%。2010～2013 年中国居民营养与健康状况监测数据显示，我国居民的膳食结构在发生变化，谷类消费量下降，油脂摄入量上升，2012 年我国居民脂肪提供的能量比值为 32.9%，超出推荐值，并且该比值呈逐年上升趋势；新鲜蔬菜水果摄入不足，同时高盐、低钙、低优质蛋白的情况没有有效改善。不良行为生活方式导致我国居民心脑血管疾病、糖尿病、癌症等慢性病发生风险上升。①

（一）吸烟

2015 年，我国 15 岁及以上人群的现在吸烟率为 27.7%。据此推算，全国吸烟者总数约为 3.16 亿人，男性、女性现在吸烟率分别为 52.1% 和 2.7%，男性现在吸烟率仍然处于高平台期。各类公共场所中看到有人吸烟的比例最高的三类场所为餐厅（76.3%）、家庭（57.1%）、工作场所（54.3%）。与 2010 年调查结果相比，各类公共场所中看到有人吸烟的比例均有所下降。

（二）饮酒

2013 年，我国 18 岁及以上居民 30 天内饮酒率为 28.1%，其中男性和

① 国家卫生计生委疾病预防控制局：《中国居民营养与慢性病状况报告（2015 年）》，人民卫生出版社，2016。

女性分别为45.9%和9.9%；城市和农村分别为28.4%和27.8%。饮酒者中危险饮酒率为7.2%，其中男性（8.2%）高于女性（2.9%）；城市和农村分别为6.5%和7.8%。饮酒者中有害饮酒率为8.8%，男性（10.7%）明显高于女性（1.8%），农村（10.3%）明显高于城市（7.3%）。饮酒者日均酒精摄入量为19.8克，其中男性（23.7克）明显高于女性（4.5克）；农村（22.3克）明显高于城市（17.2克）。

（三）身体活动

2013年，18岁及以上居民经常锻炼率为15.0%。男性（15.7%）略高于女性（14.3%）；城市（21.6%）明显高于农村（9.3%）。从不锻炼率为80.0%。其中，女性（81.9%）略高于男性（78.2%）；农村（87.1%）明显高于城市（71.7%）。平均每日总静态行为的时间为4.9小时。

（四）膳食营养

根据2010～2013年中国居民营养与健康监测结果，我国2012年居民膳食脂肪提供的能量比值为32.9%，超出推荐值，并且与1992年和2002年相比居民脂肪摄入量呈上升趋势。居民平均食盐摄入量为10.5克，与推荐值6克相比依然过高，但与以前相比呈下降趋势。居民新鲜蔬菜水果摄入量为310.1克，低于世界卫生组织关于每日摄入蔬菜水果应不低于400克的建议。维生素与微量元素摄入不足：居民维生素A、维生素C和钙平均摄入量分别为443.5微克、80.4毫克和366.1毫克，均低于推荐量。

（五）超重肥胖

2012年，我国18岁及以上居民、6～17岁儿童青少年和6岁及以下儿童的超重率分别为30.1%、9.6%和8.4%，肥胖率分别为11.9%、6.4%和3.2%。与2002年相比，超重率分别增长了7.3个、5.1个和1.9个百分点，肥胖率分别增长了4.8个、3.1个和0.4个百分点。

2013年，我国18岁及以上居民城市、农村超重率分别为33.8%、

31.1%，肥胖率分别为14.8%、13.4%，城市均高于农村。2013年，我国东、中、西部地区居民超重率依次为33.0%、33.6%、29.9%，肥胖率依次为15.2%、14.8%、11.3%，东部和中部均高于西部地区。

四 健康中国行动的应对

（一）慢性病防控与健康中国行动

在"健康中国行动"所列出的15项行动中，慢性病防治行动占了4项，干预健康影响因素的6项行动都与慢性病防治密切相关，同时"妇幼、中小学生、劳动者、老年人"贯穿了全生命周期，与预防慢性病关口前移的理念不谋而合。在26项考核指标中与慢性病相关的有9项（见表1）；在124项主要指标中与慢性病相关的指标有59项，占总指标的47.6%（见图15）。因此，有专家指出，未来10年，慢性病防控的成效直接关系到健康中国行动的实现。

表1 健康中国行动考核指标中慢性病相关指标

考核依据	序号	指标	基期水平	2022年全国目标值
《"健康中国2030"规划纲要》	1	人均预期寿命(岁)	76.7	77.7
	6	居民健康素养水平(%)	14.18	≥22
	7	经常参加体育锻炼人数比例(%)	2014年为33.9	≥37
	8	重大慢性病过早死亡率(%)	2015年为18.5	≤15.9
健康中国行动和相关规划文件	11	建立并完善健康科普专家库和资源库，构建健康科普知识发布和传播机制	—	实现
	12	建立医疗机构和医务人员开展健康教育和健康促进的绩效考核机制	—	实现
	15	农村适龄妇女宫颈癌和乳腺癌筛查覆盖率(%)	52.6	≥80
	23	高血压患者规范管理率(%)	2015年为50	≥60
	24	糖尿病患者规范管理率(%)	2015年为50	≥60

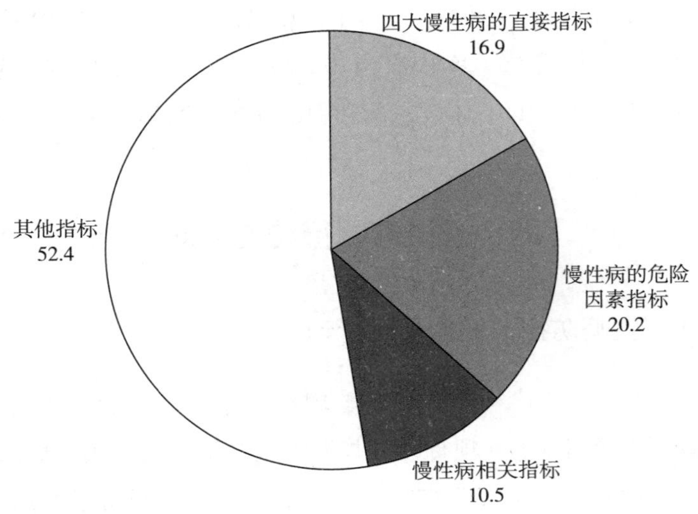

图 15　健康中国行动主要指标中慢性病相关指标占比

（二）慢性病综合防控理念

慢性病是复杂的多种因素作用的结果，很难用单一的病因进行解释，并且大部分慢性病的病因与发病机制尚未阐明。因此，慢性病具有“一因多果、一果多因、多因多果”的特点，并且一人具有多种危险因素与多种慢性病的情况非常普遍。

通过对我国成人居民现在吸烟率、过量饮酒率、蔬菜水果摄入不足、红肉摄入过多、从不锻炼、超重/肥胖这 6 种危险因素的聚集性进行分析，结果显示，成年人中有 34.6% 具有 2 种危险因素，45.2% 具有 3 种及以上危险因素；男性同时具有 3 种及以上危险因素的比例最高，达到 59.9%，女性同时具有 2 种危险因素的比例最高，达到 42.0%。农村居民只有 1 种危险因素的比例为 15.0%，低于城市的 19.9%，但具有 2 种及以上危险因素的比例均高于城市，聚集情况比城市严重。

对我国成人居民高血压、糖尿病、血脂异常、慢阻肺、恶性肿瘤、脑卒中、心肌梗死、哮喘这 8 种疾病的聚集性进行分析，可以发现，14.5% 的成年人同时患有 2 种慢性病，4.6% 的成年人同时患 3 种及以上慢性病。女性未患慢性病的比例为 50.9%，高于男性的 39.1%；男性患 1 种及以上慢性病的比例均高于女性，聚集情况较女性严重。农村居民未患慢性病的比例为 46.7%，高于城市的 42.9%；城市居民患 2 种及以上慢性病的比例高于农村，聚集情况比农村严重。随着年龄增长，慢性病患病情况越发严重，聚集性也逐渐增高。

由此可见，针对慢性病，综合防控的理念尤为重要：通过综合控制多种危险因素，可以促进降低慢性病的共同危险因素；整合一级、二级、三级预防，特别是结合全人群策略和高危个体策略，才能有效控制慢性病；以健康促进为手段，通过多部门和多学科密切合作来控制慢性病和相关危险因素；建立以社区为基础的慢性病防控试点，以此带动区域慢性病防控工作。

（三）慢性病综合防控示范区与健康城市

为建立健全我国慢性病防控体系，建设有效的防控工作协调和运行机制，搭建慢性病防控多部门合作平台，探索持续的慢性病防控长效发展机制，国家卫生和计划生育委员会于 2010 年启动了国家慢性病综合防控示范区（以下简称示范区）建设工作。《中国防治慢性病中长期规划（2017—2025 年）》再次明确国家慢性病综合防控示范区建设目标 2020 年覆盖率为全国县（区）的 15%，2025 年为 20%。2020 年 3 月，慢性病综合防控示范区成为国家卫生健康委第一批全国创建示范活动保留项目。

健康城市是世界卫生组织在 20 世纪 80 年代为应对城市发展中出现的影响健康的问题，如环境污染、公共服务不足、饮水和食品安全问题、慢性病高发、精神压力增大等，倡导和发起的一项全球行动战略。一个健康的城市应该是由健康的人群、健康的环境和健康的社会有机结合的整体。①

① 阮师漫、岳大海、成刚等：《健康城市视角下的国家卫生城市创建》，《环境与健康杂志》2014 年第 9 期。

示范区建设，无论从组织结构还是建设目标来看，与健康城市建设均保持了高度的一致性，两者都需要通过政府主导、多部门合作、社会广泛参与来实现，都需要公共政策的支撑与保障。首先，若没有政府支持，多部门合作和资源调动就无从谈起。其次，都强调部门之间的协调配合，不论是防治慢性病，还是保障人群健康，都不只是卫生部门一家的事情，而应该是政府及多个部门共同的责任，都需要不同部门、机构之间相互沟通和合作。最后，不论是示范区建设还是健康城市建设，都需要有社区、居民的广泛参与。健康项目是关系到每个人健康的大事，只有群众广泛参与进来，才能真正主动地为自己的健康着想，并谋求健康促进。发挥群众的主动性、创造性和参与性才是可持续发展的根本。①

我们应该看到，相对于慢性病综合防控示范区建设，健康城市建设的内涵更加丰富，但通过开展示范区建设，各类健康城市建设资源可以得到更加有效的整合，能够为今后进一步开展健康城市建设探索出可行的、适合我国国情的实施策略。对基层政府来讲，示范区建设相对健康城市建设而言，目标更加明确，更有利于政府集中精力、达成目标。因此，示范区建设可以而且应当成为现阶段健康城市建设的优先目标和重点领域。另外，健康城市建设也可以促进示范区建设长效发展。尽管目前示范区建设得到了政府及相关部门的重视，但是多部门合作的广度和深度仍相对较弱，而源于国家卫生城市建设发展起来的健康城市建设，在调动政府领导及多部门合作的积极性、促进示范区建设长效发展方面，能够发挥至关重要的作用。

因此，示范区建设与健康城市建设之间存在相互支撑、相互促进的关系。在当前慢性病防控形势下，示范区建设有其存在的历史必要性，可以作为健康城市建设的一个重要组成部分有序推进；而健康城市建设的不断深入，也可以为示范区建设提供一个更好的发展平台，促进其长

---

① 邹宇量、杰伊·马多克（Jay Maddock）：《开启“健康夏威夷”项目的主要特点、经验及启示》，《现代预防医学》2014年第14期。

效发展。

随着健康中国战略的推进，基本医疗卫生与健康促进法的实施，国家慢性病综合防控示范区作为先行先试地区，将在下阶段全国慢性病防控管理制度建设中发挥更大的作用。示范区将持续强化政府责任，创造和维护健康的社会环境，培育适合不同地区特点的慢性病防控模式，总结推广经验，引领推动全国慢性病防控工作，降低因慢性病造成的过早死亡率，有效控制慢性病疾病负担增长率，成为健康城市建设的有力抓手，推进健康中国建设。

B.7
农村医疗卫生服务与健康乡村建设

张灿强　龙文军*

摘　要： 健康乡村建设是实施健康中国战略的重要内容。2018 年中央 1 号文件提出推进健康乡村建设，充分反映了党和国家对农村医疗卫生事业的高度重视。党的十八大以来，农村医疗卫生事业快速发展，基层医疗卫生投入经费不断加大，医疗卫生资源逐步向基层下沉，农村基层医疗卫生服务能力逐渐提高。但同时，农村医疗卫生资源配置不充分，医疗卫生投入水平较低，筹资渠道单一，医疗卫生服务能力有待加强，农村居民的健康理念较落后。推进健康乡村建设，要加大农村医疗卫生投入，提高乡村医疗卫生服务水平，加强农村居民卫生健康素养。

关键词： 健康乡村　医疗卫生　乡村医生　健康素养

健康乡村建设是实施健康中国战略的重要内容。2016 年 10 月，中共中央、国务院印发的《“健康中国 2030”规划纲要》提出以农村和基层为重点，通过完善基层医疗卫生系统建设，普遍提高居民健康素养水平，降低慢性非传染性疾病发病率和重大慢性病过早死亡率。

* 张灿强，博士，农业农村部农村经济研究中心社会文化研究室副主任、副研究员，研究方向为乡村文化、农业资源环境与可持续发展；龙文军，博士，农业农村部农村经济研究中心社会文化研究室主任、研究员，研究方向为乡村治理、农业保险。

国家对农村公共卫生服务工作高度重视，近年来农村公共卫生服务工作取得积极进展，对提高广大农民群众的健康水平起到了重要作用，但农村公共卫生服务，特别是医疗卫生服务依然存在投入不足、服务能力薄弱等问题，亟须加强资源优化配置，推动实现城乡公共卫生服务均等化，切实提高农村医疗卫生服务能力和水平。

一　农村医疗卫生发展现状

党的十八大以来，农村医疗卫生事业快速发展，基层医疗卫生投入经费不断加大，医疗卫生资源逐步向基层下沉，农村基层医疗卫生服务能力逐渐提高。

（一）农村医疗卫生投入不断增加

农村基层医疗卫生投入水平与经费额度增加。2012 年乡镇卫生院平均财政补助为 174 万元，2018 年增加到 367. 5 万元，增长 1 倍多。2012 ~ 2018 年，每所乡镇卫生院人员经费投入从 148. 4 万增长到 351. 9 万元，增长 1. 37 倍（见图 1）。

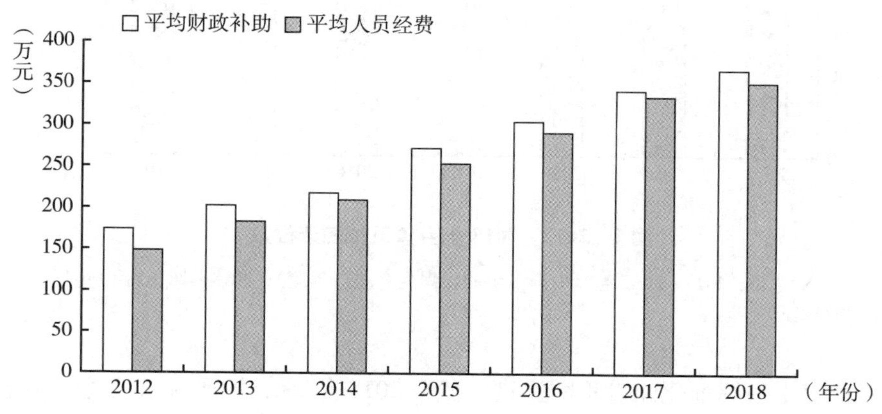

图 1　2012 ~ 2018 年乡镇卫生院平均财政补助与人员经费

资料来源：2013 ~ 2017 年《中国卫生和计划生育统计年鉴》；2018 ~ 2019 年《中国卫生健康统计年鉴》。

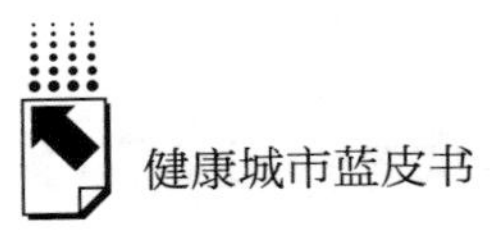

（二）农村医疗卫生资源配置逐步优化

农村卫生服务网络更加完善，建立了以县（市、区）医院为龙头、乡镇卫生院为中心枢纽、村卫生室兜底的基层三级医疗卫生服务网络，让农民在家门口就能“看上病”。启动优质服务基层行、县域医共体（医联体）和社区医院建设试点，正在形成“大病不出县、常见病多发病不出村”的就医新秩序。

医疗卫生资源和服务不断向农村下沉。截至2018年底，全国1827个县（县级市）共设有县级医院15474所、县级妇幼保健机构1907所、县级疾病预防控制中心2090所、县级卫生监督所1822所，四类县级卫生机构共有卫生人员303.9万人。全国3.16万个乡镇共设3.6万个乡镇卫生院，床位133.40万张（见图2），卫生人员139.1万人（其中卫生技术人员118.1万人）。

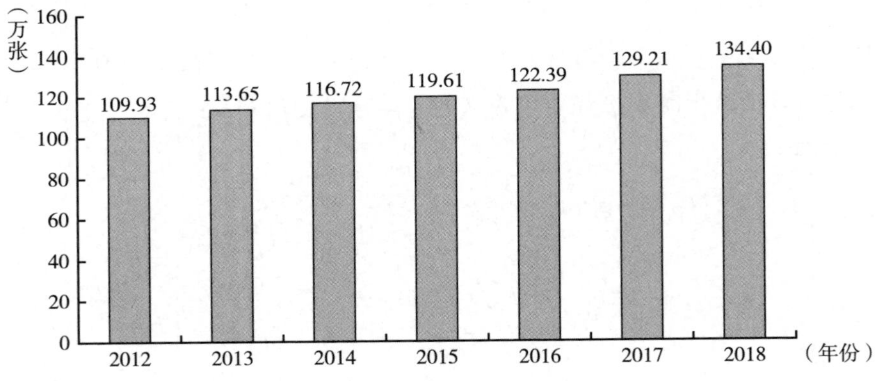

图2　2012~2018年乡镇卫生院床位数

资料来源：2013~2017年《中国卫生和计划生育统计年鉴》；2018~2019年《中国卫生健康统计年鉴》。

村卫生室标准化建设不断推进。截至2018年底，全国54.2万个行政村共设62.2万家村卫生室。村卫生室人员达144.1万人，其中执业（助理）医师38.1万人、注册护士15.3万人、乡村医生和卫生员90.7万人，平均每家村卫生室人员为2.32人。

2019 年，国家基本公共卫生服务项目中央财政补助资金共计 443.6 亿元。在项目实施中，合理确定乡村两级分工，将 40% 左右的基本公共卫生服务工作任务交由村卫生室承担。新增的 5 元人均基本公共卫生服务经费重点向乡村医生倾斜，以此加强村级基本公共卫生服务工作。2019 年新增基本公共卫生服务财政补助经费全部用于行政村和社区。

（三）农村公共卫生服务能力增强

农村医疗服务的效率和效果不断提升。2018 年，乡镇卫生院和社区卫生服务中心（站）门诊量达 19.2 亿人次，占门诊总量的 23.1%。如表 1 所示，乡镇卫生院诊疗人次达 11.15 亿人次，入院人数为 3985 万人。村卫生室诊疗量达 16.72 亿人次，平均每个村卫生室年诊疗量为 2685 人次。

表 1　2012～2018 年农村基层医疗卫生机构医疗服务情况

年份	乡镇卫生院					村卫生室	
	诊疗人次（亿人次）	入院人数（万人次）	诊疗人次占基层医疗卫生机构诊疗人次比重（%）	入院人数占基层医疗卫生机构入院人数比重（%）	每千农业人口床位数（张）	诊疗人次（亿人次）	诊疗人次占基层医疗卫生机构诊疗人次比重（%）
2012	9.68	3908	23.55	91.87	1.24	19.27	46.90
2013	10.07	3937	23.29	91.56	1.30	20.12	46.53
2014	10.29	3733	23.57	91.18	1.34	19.86	45.52
2015	10.55	3676	24.29	91.06	1.24	18.94	43.62
2016	10.82	3800	24.79	91.24	1.27	18.53	42.43
2017	11.11	4047	25.08	90.94	1.35	17.89	40.40
2018	11.15	3985	25.33	91.06	1.43	16.72	37.95

资料来源：国家统计局编《中国统计年鉴（2019）》，中国统计出版社，2019。

农村传染性疾病得到有效防控。农村传染病（含呼吸道结核）死亡率从 2013 年的 1.21‰下降至 2018 年的 1.05‰。国家公共卫生服务项目提质增效，人均基本公共服务经费补助从 2009 年的 15 元提高到 2018 年的 55

元，服务内容逐步增加。2017 年发布的新版国家基本公共卫生服务项目规范，基本公共卫生服务项目增加到 13 类 45 项。

农村妇幼健康状况持续改善。积极推进农村妇女“两癌（宫颈癌和乳腺癌）”筛查、贫困地区新生儿疾病筛查和贫困地区儿童营养改善项目覆盖所有贫困县，免费营养包惠及 580 多万名婴幼儿。实施母婴安全和健康儿童行动计划，儿童和孕产妇死亡率持续下降，尤其是农村地区下降更为明显。2012～2018 年，农村新生儿死亡率从 8.1‰下降到 4.7‰，农村婴儿死亡率从 12.4‰下降到 7.3‰（见图 3），农村孕产妇死亡率从 25.6/10 万下降到 19.9/10 万。

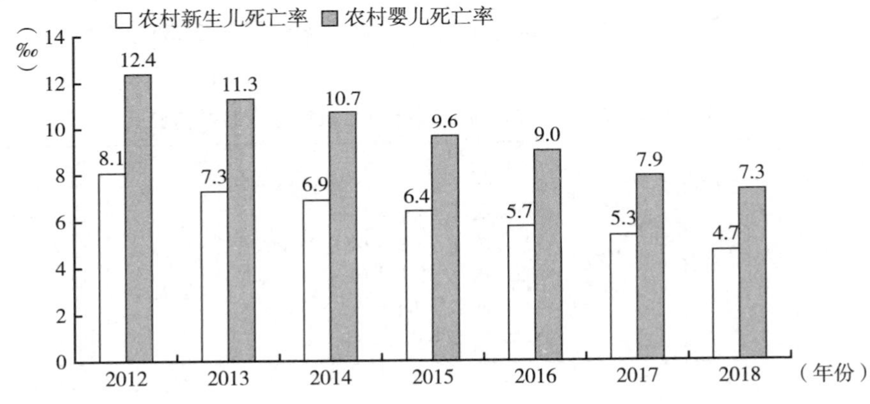

图 3　2012～2018 年农村新生儿死亡率和农村婴儿死亡率

资料来源：2013～2017 年《中国卫生和计划生育统计年鉴》；2018～2019 年《中国卫生健康统计年鉴》。

农村地区医疗卫生信息化建设逐步推开，部分乡镇卫生院借助于人工智能等技术，与三级综合医院合作共同完成远程会诊、远程心电诊断、远程影像诊断等服务。农村基层卫生机构逐步推进建立规范化电子档案，推动农村居民电子健康档案在线查询和规范使用。乡镇卫生院逐步建立医疗卫生服务电子诊疗与信息系统，推动建立一体化和连续性的医疗卫生服务体系。

（四）农村居民基本医疗保障更加有力

城镇居民医保和新型农村合作医疗制度加快整合。新农合参合率逐步提高，从2012年的98.26%上升到2017年的100%。人均筹资水平不断提高，2018年人均筹资654.6元，是2012年人均筹资额的2倍左右，年均增幅超过20%。2017年1月，国务院发布《“十三五”深化医药卫生体制改革规划》，提出了医保与医疗、医药联动改革的原则。加快推进医保制度建设主要集中在提高筹资和保障水平、整合城乡居民基本医疗保险制度和扩大覆盖面、完善大病保险和医疗救助制度等方面。城乡居民基本医疗保险补助标准逐年增加，2018年人均财政补助标准提高到490元，人均新增财政补助中的一半（人均20元）用于大病保险。2018年，参加全国城乡居民基本医疗保险89736万人。

自2016年实施城乡居民医保制度以来，各地大力推行城乡居民医保在“覆盖范围、筹资政策、保障待遇、医保目录、定点管理、基金管理”方面实行“六统一”的政策。不同地区因地制宜地探索行之有效的整合方式。例如，云南省在“六统一”政策的基础上，结合本地实际增加了统一统筹层次、统一归口管理、统一信息系统以及完善付费方式的目标要求。广东省东莞市、山东省青岛市等地进一步创新体制机制，将新农合、城镇居民医保、职工医保进行“三险合一”，打破了城乡居民的身份和职业界限，有效推动了城乡居民平等享受医疗保险服务。

完善城乡医疗救助，进一步保障农村困难群众基本医疗权益。2013～2018年，直接进行医疗救助由2126.4万人次提高到5361万人次。2013～2017年参加医疗保险支出的资助金额和直接医疗救助支出分别由44.45亿元和18.05亿元提高到74亿元和26.61亿元。农村因病致贫人口由2014年的2850万人减少到2018年的516万人。

二　农村医疗卫生服务的主要问题

当前，我国医疗卫生设施、技术水平、资源分布等在城乡之间还存在明显差距，农村医疗卫生服务的水平和质量有待提高，农村居民获得医疗卫生服务的便利化程度有待加强。

（一）农村医疗卫生资源配置不充分

全国优质的卫生资源80%集中于城市，尤其是大城市，医疗卫生资源城乡不均衡和地域不均衡并存。从卫生机构资源来看，自2012年以来，城市每千人口所拥有的床位数是农村的2倍多，并且这一差距还在逐步拉大。高层次医学人才更愿意选择条件优越、前景广阔的城市地区，这就造成了农村，尤其是贫穷地区的医疗卫生服务需求无法得到合理满足。城乡之间人均拥有的卫生技术人员差距则更大，2018年城市每千人口拥有卫生技术人员数是农村的2.3倍，城市每千人口拥有执业（助理）医师数是农村的2.2倍，尤其是在康复、儿科、急诊、精神科等方面的医师数量更少，城市每千人口注册护士拥有量是农村的2.8倍（见表2）。

表2　2012～2018年每千人口卫生技术人员数量

单位：人

年份	卫生技术人员			执业（助理）医师			注册护士		
	合计	城市	农村	合计	城市	农村	合计	城市	农村
2012	4.94	8.54	3.41	1.94	3.19	1.40	1.85	3.65	1.09
2013	5.27	9.18	3.64	2.04	3.39	1.48	2.04	4.00	1.22
2014	5.56	9.70	3.77	2.12	3.54	1.51	2.20	4.30	1.31
2015	5.84	10.21	9.90	2.22	3.72	1.55	2.37	4.58	1.39
2016	6.12	10.79	4.04	2.31	3.92	1.61	2.54	4.91	1.49
2017	6.47	10.87	4.28	2.44	3.97	1.68	2.74	5.01	1.62
2018	6.83	10.91	4.63	2.59	4.01	1.82	2.94	5.08	1.80

资料来源：国家统计局编《中国统计年鉴（2019）》，中国统计出版社，2019。

农村优质医疗资源更为缺乏，乡镇卫生技术人员中仅有约15%取得大学本科及以上学历，超过一半的执业（助理）医师和注册护士的学历水平在大专及以下，35岁及以下的年轻医疗卫生从业者不足三成。从专业技术资格来看，农村具有副高及以上职称的卫生服务人员还不到总数的5%，仅有4.8%的执业医师拥有副高及以上职称。乡村医生老龄化问题突出，很多地方存在“年老的村医退不出去，年轻的村医招不进来”的尴尬局面，造成这一问题的主要原因主要是乡村医生无论是经济回报还是职业回报的吸引力都不足。[①] 因此，城乡之间医疗卫生人员素质上的差异，进一步加剧了医疗卫生资源的不均衡状况。

（二）农村医疗卫生投入水平较低，筹资渠道单一

2018年全国卫生总费用为57998.3亿元，卫生总费用占国内生产总值的6.39%，与发达国家相比还有一定差距（美国卫生总费用占国内生产总值的16.8%）。其中，投入农村和城市的卫生费用分别为13919.6亿元和44078.71亿元，投入城市的卫生费用是农村的3.17倍。从支出结构看，政府支出占28.26%，社会卫生支出占43.01%，个人现金卫生支出占28.73%，可见卫生费用支出主要由社会承担（见表3）。

表3　2018年全国卫生总费用

卫生费用(亿元)			政府卫生支出		社会卫生支出		个人现金卫生支出		卫生总费用占国内生产总值比重(%)	人均卫生费用(元)
城市	农村	合计	总数(亿元)	占比(%)	总数(亿元)	占比(%)	总数(亿元)	占比(%)		
44078.7	13919.6	57998.3	16390.7	28.26	24944.7	43.01	16662.9	28.73	6.39	4148.1

注：政府卫生支出指各级政府用于医疗卫生服务、医疗保障补助、卫生和医疗保障行政管理、人口与计划生育事务性支出等各项事业的经费。

社会卫生支出指政府支出外的社会各界对卫生事业的资金投入，包括社会医疗保障支出、商业健康保险费、社会办医支出、社会捐赠援助、行政事业性收入等。

个人现金卫生支出指城乡居民在接受各类医疗卫生服务时的现金支付，包括享受各种医疗保险制度的居民就医时自付的费用。可分为城镇居民、农村居民个人现金支出，反映城乡居民医疗卫生费用的负担程度。

资料来源：2019年《中国卫生健康统计年鉴》。

① 赵黎：《新医改与中国农村医疗卫生事业的发展——十年经验、现实困境及善治推动》，《中国农村经济》2019年第9期。

农村多元化的医疗保险格局尚未实现。相关调查显示，2014 年仅有 4.6% 的农村居民购买了商业医疗保险，这一比例不足同期城市居民的 1/4。这也反映出商业医疗保险价格很难为农民所接受，由于缺乏必要的宣传，农村居民对商业保险的认知程度也偏低。

（三）农村医疗卫生服务能力有待加强

乡镇基本公共卫生服务项目有待全面落实，国家基本公共卫生服务项目规定了涵盖 14 个方面的城乡居民公共卫生服务项目，由于农村条件的限制，这 14 个公共卫生服务并没能在农村全面落实。

农村基层医疗卫生服务质量与城市存在较大差距，尤其是在慢性病管理、误诊情况、抗生素使用和静脉注射等方面。例如，在开具抗生素和使用注射剂方面，相关研究发现，西部农村地区存在严重的开具处方药不合理现象，其中最突出的表现是抗生素和静脉注射过度使用。① 有关东部和西部省份常规门诊诊疗调查显示，成人患者在没有任何感染迹象的情况下服用抗生素的比例为 34% ~77%，而这些患者的非肠道用药（即静脉注射）的比例 22% ~61%。② 在诊疗错误方面，针对四川、陕西和安徽三省的乡镇医疗服务调查中发现，只有 9% 的乡村医生和 14% 的乡镇卫生院医生按照国家标准正确治疗了腹泻病例，而在治疗心绞痛时，只有 67% 的乡村医生和 59% 的乡镇卫生院医生正确地转诊了患者。③

基层卫生系统应急能力较弱。一些县城医院医疗救助短板明显，隔离病房、救护设备、救护物资等捉襟见肘，专业的医护人员更为紧缺。乡村的医

---

① Dong, L. , D. Wang, J. Gao, and H. Yan, "Doctor's Injection Prescribing and Its Correlates in Village Health Clinics across 10 Provinces of Western China", *Journal of Public Health*, 2011, 33 (4): 565 – 570.

② Chen, Y. , Z. Yin, and Q. Xie, "Suggestions to Ameliorate the Inequity in Urban/rural Allocation of Health-care Resources in China", *International Journal for Equity in Health*, 2014, 13: 34.

③ Shi, Y. , H. Yi, H. Zhou, C. Zhou, H. Xue, S. Rozelle, A. Medina, and S. Sylvia, "The Quality of Primary Care and Correlates among Grassroots Providers in Rural China: A Cross-sectional Standardized Patient Study", *The Lancet*, 2017, 390 (S16): 16.

疗资源匮乏，行政村中往往只有几名村医甚至只有一名村医，“以一管百”“以一管千”是常态，在疫情发生时很难做出有效的应对。

（四）农村居民的健康理念较落后

伴随人们生活水平提高，饥饿、营养不良类疾病少有发生，可是呼吸、消化系统疾病依然顽固地困扰着农村居民。2018 年，心脏病已经成为中国农村居民首位死因，脑血管病和恶性肿瘤成为死亡率较高的疾病（见表 4）。农村居民的健康理念较为保守落后，简单化地将健康理解为没有疾病，这种健康理念很容易加剧健康风险，特别是常见病如高血压、冠心病等，延误病情危及生命。相关研究指出，中国多数病人（尤其是农村地区的病人），认为输液和注射比口服药物更有效，患者的偏好容易给医生带来伦理上的两难境地。①

表 4　2018 年农村居民主要疾病死亡率及死因构成

疾病名称	死亡率(1/10 万)	构成(%)	位次
心脏病	162. 12	23. 47	1
脑血管病	160. 19	23. 19	2
恶性肿瘤	158. 61	22. 96	3
呼吸系统疾病	77. 67	11. 24	4
损伤和中毒外部原因	51. 48	7. 45	5
内分泌营养和代谢疾病	17. 01	2. 46	6
消化系统疾病	14. 57	2. 11	7

农村老年人的健康意识和素养普遍较低，疾病自我管理、治疗依从性、是否遵医嘱等均存在问题，须引起关注。相关调查显示，吉林省农村地区老年人的健康理念、健康知识和生活行为方式等问卷回答准确率低于 50%，

① Yao, Q. , C. Liu, J. A. Ferrier, Z. Liu, and J. Sun, “Urban-rural Inequality Regarding Drug Prescriptions in Primary Care Facilities: A Pre-post Comparison of the National Essential Medicines Scheme of China”, *International Journal for Equity in Health*, 2015, 14: 58.

且年龄越大，健康素养越低。[①] 低健康素养既对国家卫生体系带来不良影响，又在一定程度上对全人群的健康状况带来负面影响，如增加人群患病率及发病率、卫生支出增多、患者住院率提高、医疗卫生资源浪费、医疗保健费用上升等。[②]

三　加强农村医疗卫生服务的对策建议

党的十九大提出实施健康中国战略以来，国家出台了一系列政策文件，主要包括《国务院关于印发“十三五”推进基本公共服务均等化规划的通知》《国务院办公厅关于推进医疗联合体建设和发展的指导意见》等，这些政策文件对加强农村基层医疗卫生工作起到了重要作用，下一步要持续加大农村医疗卫生投入，提高农村基层医疗卫生服务水平。

（一）加大农村医疗卫生投入

持续加大对农村医疗卫生的支出，特别注重对农村医疗卫生机构的经费支持。改善农村医疗卫生机构的硬件条件，增加先进适用的设备。增加医疗卫生培训，在操作技术上下工夫，引进城市甚至国际上较领先的医疗技术。再者，改进农村医疗卫生机构的医疗标准，进一步提高农村医疗卫生机构的技术与服务水平，更好地为基层人民服务，能够解决更多的基本医疗卫生问题。鼓励社会捐赠，包括企业与个人对农村医疗卫生机构的投入与捐赠，不断扩大经费的来源渠道，加大资金来源的覆盖面。

（二）提高乡村医疗卫生服务水平

加快探索以县级医院为龙头、乡镇卫生院为枢纽、村卫生室为基础的县

---

① 赵春善、高玲、李彩福：《吉林地区农村老年糖尿病人健康素养现况及其影响因素研究》，《中国农村卫生事业管理》2016 年第 36 期。

② 贺知菲：《我国农村地区老年人健康素养现状、影响及措施研究》，《山西农经》2020 年第 10 期。

乡一体化管理，与乡村一体化管理有效衔接。充分发挥县级医院的城乡纽带作用和县域龙头作用，形成县乡村三级医疗卫生机构分工协作机制，构建三级联动的县域医疗服务体系。大力发展面向基层、边远和欠发达地区的远程医疗协作网，鼓励公立医院向基层医疗卫生机构提供远程医疗、远程教学、远程培训等服务，利用信息化手段促进资源纵向流动，提高优质医疗资源可及性和医疗服务整体效率。

加大城市对农村的帮扶，以城市三级公立医院为主体，在已建立长期稳定对口支援关系的基础上，通过托管区域内县级医院等多种形式组建医联体，三级公立医院可向县级医院派驻管理团队和专家团队，重点帮扶提升县级医院医疗服务能力与水平。

建立健全城乡统一的基层卫生健康服务机构。重点是强化社区医院、村卫生室、心理服务机构的建设；完善家庭医生、乡村医生、心理咨询师、家庭指导师的培育、监管和服务机制；大力发展非营利性医疗机构；在医疗机构中设立和大力发展“未病科”，搞好卫生健康方面的咨询与服务工作；强化政府、产业界、学术界、研究机构和媒体等资源的整合，在协同创新中促进居民卫生健康事业发展。

（三）加强农村居民卫生健康素养

持续开展农村人居环境整治工作，扎实做好农村垃圾、污水处理和厕所革命，通过广泛宣传，提高农村居民的卫生意识，纠正不良的卫生习惯。加强农村居民健康教育，在内容和形式方面注重通俗性、科学性和知识性。特别是要提高农村老年人的健康素养，针对老年人开展技能培训，提升农村老年人慢性病自我管理能力，不断改善老年人的晚年生活质量。乡镇卫生院及村卫生室的医疗卫生人员应定期对农村老年人的健康素养等相关知识实施示范指导宣传，让老年人参与到健康实践行为中，强化慢性病突发情况下的应急处理措施。

健康文化篇

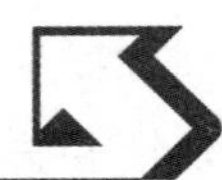

Healthy Culture

B.8
"健康中国"新媒体矩阵在健康中国行动中的健康传播实践

史宇晖　白金星　牛雨蕾　纪　颖　刘哲峰*

摘　要： 在新媒介环境下，健康传播面临信息的飞沫化、传播者的去中心化，以及公众日常生活的社交媒体化三重困境。作为社会健康环境的核心力量，卫生健康部门开始利用新媒体进行健康传播的尝试，健康类政务新媒体应运而生，这是具有中国特色的新闻传播现象。理解健康类政务新媒体的传播实践，对有效开展健康传播、提高公众健康素养具有重要意义。未来应充分发挥健康权威作用，打造大健康传播场；兼顾政务

* 史宇晖，北京大学公共卫生学院副教授，研究方向为健康促进、健康传播；白金星，北京大学新闻与传播学院2018级硕士研究生；牛雨蕾，北京大学新闻与传播学院2019级硕士研究生；纪颖，北京大学公共卫生学院副教授，研究方向为健康促进、卫生政策；刘哲峰，国家卫生健康委新闻网络处处长，中南大学湘雅公共卫生学院博士在读。

信息发布与健康知识普及职能，回应公众需求；提高媒体影响力，进行传播效果的全面评价；发挥政府的主导地位，做好突发公共卫生事件中的风险沟通。

关键词： 政务新媒体矩阵　健康传播　健康中国行动　健康知识普及

一　引言

随着人类疾病谱的变迁，慢性非传染性疾病已成为居民的主要死亡原因和疾病负担。人们的行为方式和环境因素对健康的影响越来越突出，而要解决健康问题，则需要关口前移，以预防为主，推行健康的生活方式。[①] 目前我国进行健康行为和生活方式干预所依据的主要政策是《"健康中国 2030"规划纲要》和《健康中国行动（2019—2030 年）》，其中健康知识普及被列为 15 项行动之首，旨在提高全民健康素养。

全民健康需要各类人群具备基本的健康素养，及时了解医疗服务、健康知识与保健技能以及健康信息，得到科学的健康知识与技能指导。鉴于医疗健康信息的特殊性，在我国医疗领域政府主导的背景下，政府部门拥有更大的资源调动力，因而面对整个社会的专业健康传播体系，一般是由政府机构自上而下地创建，通过颁布健康政策、发布权威健康信息、开展健康运动来建设健康支持性环境并实施健康战略。

与此同时，在当前的社交媒体环境下，健康传播的权力已经不再为专家学者、医疗机构等权威主体所垄断，而是开始部分转移到个人、家庭、民间组织等对此感兴趣的主体手中，人们也逐步习惯从社会化媒体中寻求与健康

① 《健康中国行动（2019～2030 年）》，中央人民政府网站，http：//www. gov. cn/xinwen/2019－07/15/content_ 5409694. htm，最后访问日期：2020 年 8 月 20 日。

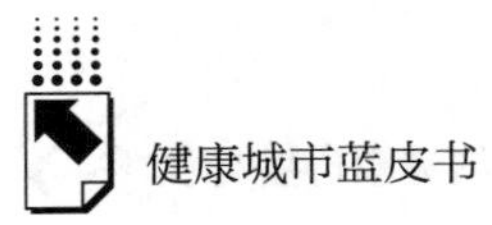

相关的信息。在健康传播领域中，非官方媒体开始出现，如专业健康科普自媒体平台“丁香医生”、民间科学权威“果壳网”等。它们正在新媒体领域与卫生健康部门竞争话语空间。

为适应媒介环境的变化，应对健康传播权力的转移，卫生健康部门开始利用新媒体技术在健康传播场中发出声音。如今，全国各地已有包括3000多家卫生健康部门在内的健康类政务新媒体矩阵，上下联动，在健康知识科普、健康政策解读、医疗卫生事件回应等方面发挥着重要作用。①

本文拟对“健康中国”新媒体矩阵（以下简称矩阵）的健康传播实践进行总结和分析，包括其运营机制、健康知识普及活动和突发公共卫生事件中健康传播活动的传播特征，以期提升政府进行健康传播的核心能力，并为各级地方卫生健康部门和医疗机构利用政务新媒体开展健康传播实践提供借鉴。

二　矩阵的功能、构成和运营

1. 功能

健康传播在中国源远流长，古代的官方告示和官颁医书可以被认为是效果最显著、影响最深远的健康传播实践。② 而新中国成立初期的爱国卫生运动被视为真正意义上的健康传播实践，爱国卫生运动的开展是解决国内传染性疾病和应对国外细菌战的迫切需要，它的成功在于在强大的意识形态动员下，政策和干预措施得到民众的政治认同。③ 在此后的大众传播时代，利用广播、电视、报纸等实施健康教育依然需要紧密依靠政府权威资源，从卫生

---

① 《从“医疗自媒体”到“健康新媒体”看健康传播工作迭代发展——5G时代的健康传播》，澎湃新闻，https://www.thepaper.cn/newsDetail_forward_5409817，最后访问日期：2020年8月20日。

② 张自力：《健康传播：身与心的交融》，北京大学出版社，2009，第63~78页。

③ 石超：《国家—社会视角下建国初期的爱国卫生运动探析》，《世纪桥》2017年第12期。

健康延伸至国家政权建设。2003 年"非典"后政府提出，解决卫生健康问题需要政府、社会、团体和民众的广泛参与。

目前国内政务新媒体矩阵大多具有两大类功能：公共治理功能和公共传播功能。公共治理功能主要表现为两个方面：一是关注政务新媒体在突发危机事件中的应用。政务新媒体在危机管理中能够化解风险议题，抑制风险①，促进政民互动和促进跨部门合作②，进而满足公众的各种需求并实现对舆论的引导。二是关注网络问政，根据公众在新媒体平台上提出的建议而进行政策转化，以及相关政府部门对公众的提问做出回应。公共传播功能表现为：通过及时发布信息和回应网民需求引导网络舆论走向，包括构建政务微博群并实现圈群联动、通过社会网络功能动员社会力量参与、构建"自组织"应急模式等。③

"健康中国"新媒体矩阵的搭建从 2013 年国家大部制改革开始，由最初的官方微博、官方微信逐渐扩大规模至 27 个媒体账号，其发展始终紧跟媒介环境的变迁。

2. 构成

矩阵目前有 27 个账号，覆盖"两微一端"、新闻资讯、音频、视频和知识问答五大领域。矩阵的搭建分为以下三个阶段。

第一阶段：2013～2014 年，这一阶段主要为国家大部制改革，组建了国家卫生和计划生育委员会。为倾听民众声音，使政策和决策让群众更满意，卫计委于 2012 年 6 月和 2013 年 6 月相继开通了"健康中国"官方微博、微信公众号。这一时期的定位是"传递政务资讯，播报行业信息"，打造"健康中国"新媒体品牌。

第二阶段：2015～2017 年，"健康中国"新媒体品牌的影响力日益

---

① 刘毅、李鹏：《社会风险治理中的政务微博回应性及发展策略》，《学术论坛》2014 年第 2 期。

② 郑磊、魏颖昊：《政务微博危机管理：作用、挑战与问题》，《电子政务》2012 年第 6 期。

③ 张志安、徐晓蕾：《政务微信的社会功能及提升对策》，《新闻与写作》2015 年第 9 期；涂光晋、陈敏：《突发性事件中的微博舆论场分析——以北京"7·21"暴雨事件为例》，《当代传播》2012 年第 6 期。

扩大，而移动媒体平台集中崛起，国家卫计委的新媒体布局也在迭代升级，开始全面打造“健康中国”矩阵，在“两微”的基础上，“健康中国”手机应用于2017年8月正式上线，并且快速在咨询分发类平台建立账号，如头条号、搜狐号、熊掌号等。在魏则西事件后，国家卫健委注意到分答、知乎这样的知识分享类平台，并且成为进军知乎的第一个部委。

第三阶段：2018年至今，随着卫生健康事业的不断发展，为切合健康国情，国家卫生健康委于2018年3月挂牌成立。这一时期的新媒体建设逻辑是：凡是网民聚集的地方，日活跃用户超过一亿的地方就有健康传播国家队的声音。由此，“健康中国”陆续进军音频、直播、视频领域。

截至目前，“健康中国”新媒体矩阵已经全面入驻了中国网民聚集、活跃度较高的27个新媒体，涵盖“两微一端”、新闻资讯、知识问答、音频广播、视频等领域。“新媒体大家庭”的主要成员有：国家卫生健康委员会中英文官方网站，“健康中国”微博、“健康中国”微信号、“健康中国”小程序，“健康中国”（官方版）客户端、电视端，“健康中国”强国号、头条号、搜狐号、网易号、一点号、人民号、在行一点号、企鹅号、澎湃号、熊掌号，以及“健康中国”喜马拉雅音频道、网易云音乐号、抖音号、快手号、哔哩哔哩号、知乎机构号、大鱼号、映客直播号、蜻蜓手机应用频道、网易声音图书馆、圆点号、微视号等。

3. 运营

现有的政务新媒体运营模式有三种：第一，依托于自己单位的宣传教育部门，这种模式采用了“政治场域思维”来运营政务新媒体，将其作为日常宣传教育工作的补充，而此时新闻场域逻辑则让位于政治场域逻辑。第二，业务整体外包。要么外包给市场化公司，它们对市场反应更加灵敏，市场化运营更加得心应手，但是对政务属性和公共性往往把握不到位；要么外包给传统媒体，这些媒体的公共性、权威性以及政务功能把控通常比较到位，但其市场化运营通常不足。第三，业务分包组合。这种模式基于政务部门有较强的目标诉求，将文字、图文美化、视频制作等专业化分工以项目外包形式分包出去。①

鉴于健康相关信息的特殊性，目前“健康中国”新媒体矩阵采用的是第一种模式，依托本系统内的二级事业单位——《健康报》全媒体中心和健康教育中心的音像出版社。与后两种模式相比，此种模式对新媒体矩阵的监管更严，并且因为运营团队来自系统内部，他们对政务新媒体账号的定位以及卫生健康工作的内容更为了解。

2019 年上半年，通过“健康中国”新媒体矩阵把全国 3000 多家医疗机构和卫生主管部门的微信、微博、头条号等聚集起来组成更大的矩阵，利用这个矩阵进行内容聚合，实现上下联动、一起发声。

针对 2019 年全年的选题策划，国家卫健委在大方向“掌舵”。依据原国家卫计委在 2015 年颁布的《健康科普信息生成与传播指南（试行）》中健康科普信息的生成流程、传播原则以及效果评价的具体要求，“健康中国”新媒体矩阵针对 2019 年 87 个卫生健康相关的节日、纪念日和每年制定的新政策进行议题的系列策划，进行配套宣传。同时，作为政府部门与公众的对话桥梁，及时回应突发事件和公众关心的事件，如疫苗事件、恶性伤医事件等，回应社会关切，解读卫生健康政策，同时把一些必要的科普知识信息传递给公众。

在信息内容审核机制上，国家卫健委直接参与策划重要稿件、重大选题的推送。微博采用选题制，用标题化的方式写出来，授权给《健康报》，不审核；微信采用报纸的审核机制，三审三校，经过国家卫健委宣传司新闻网络处的终审。B 站、喜马拉雅采用中央厨房选题制，各个平台的编辑根据需要领走。在知乎中，比较开放性或敏感话题的回答，不设官方口径，但要有资料的官方来源，经确认之后发布。

“健康中国”新媒体矩阵运营不设考核指标，不受市场阅读量、点击量的限制。“健康中国”新媒体矩阵因其定位是提供公共健康服务，排斥商业性的广告植入，其资金全部来自行政系统内的经费支持。

① 尹连根：《博弈性融合——政务微信传播实践的场域视角》，《国际新闻界》2020 年第 2 期。

"健康中国"新媒体矩阵作为部委账号，需要符合"权威"的官方形象，但是在新媒体环境下，"健康中国"账号更多地以阳光、积极的形象出现，传播正能量，会采用适合社交媒体账号的网络化用语，以改变之前官方健康传播呆板、说教的话语风格。

在实际运营中，还存在选拔机制，让各个地方卫健委、医疗机构通过文化资本——创作的内容来争夺被"赏识"的机会，会选拔一些做得好的、有创意的、活跃度高的地方政务新媒体或医疗机构的稿件，进行发现、发掘和推广，扩大彼此的影响力，如北京大学第三医院等。

三　矩阵在健康知识普及行动中的传播实践

《"健康中国2030"规划纲要》和《健康中国行动（2019—2030年）》作为"健康中国"建设的路线图和施工图，从健康危险因素、重点人群、重点疾病三个方面进行分类，依靠健康知识普及行动等15项具体行动展开，并针对每一项行动提出了阶段性和终末评估指标。作为国家级政务类新媒体矩阵，其重要作用之一就是紧密跟进国家的健康热点问题和公众关切的问题，因此，本节将以矩阵中应用最广泛、受众最多的两类媒介形式（微博、微信）为例，对矩阵在健康知识普及行动中的传播实践进行分析和总结。

1. 研究方法

（1）数据来源。针对"健康中国"官方微博、微信公众号，使用Python（3.6.5版），利用抓包工具Fiddler，找到数据源接口（健康中国官方主页），分析接口构造Url，使用Python中Requests库请求目标网站，采用Apache 2 Licensed开源协议的HTTP库，通过Xpath，利用规则表达式解析库解析数据，通过Json模块将数据转换为Python所识别的Dict（字典）格式，然后再通过字典中的方法获取数据，并保存到CSV中。数据采集时间为2018年4月20日到2019年4月19日。共抓取微博条目2196条、微信条目1891条。

（2）编码类目的建立及数据编码。基于“健康中国”新媒体矩阵的政务发布和健康科普功能，将内容样本按“危险因素”“重点人群”“疾病”“政务”四大类目进行编码。前三大类目覆盖15项健康中国行动，“政务”是指医改、医疗信息化、专题发布会、主题活动等政务信息。

2. 内容分析

（1）发文数量分析。在研究时间段内，“健康中国”官方微博账号共发布2196条动态信息，其中发布了1307条（59.5%）政务信息、889条（40.5%）健康科普信息（见图1）。“健康中国”微信公众号共发布1891条动态，其中1378条（72.9%）政务信息，513条（27.1%）健康科普信息。微博账号和微信账号中政务信息发布数量远高于健康科普信息，这表明矩阵在承担政务信息和健康科普信息发布两项职能时，偏重于政务信息发布。

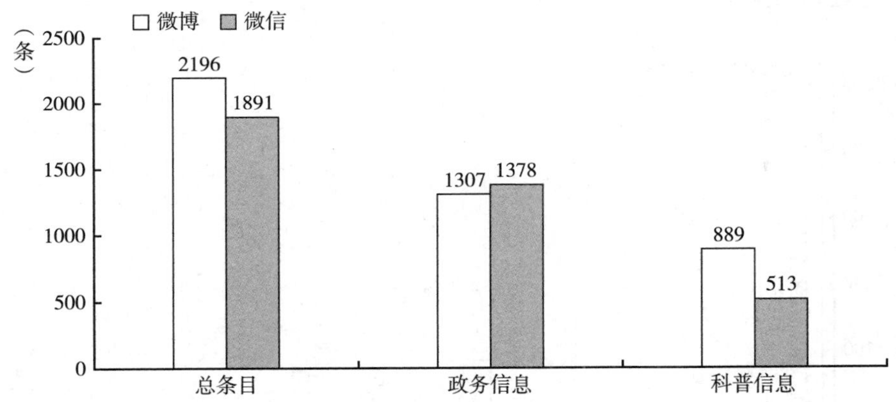

图1　微博与微信中发布信息数目及分类

（2）科普内容分析。在微博发布的健康科普信息中，危险因素（574条）发文量最多，然后是重点疾病（237条）、重点人群（222条），这充分契合了当前解决健康问题的现实途径——必须关口前移，全方位干预健康影响因素，努力使公众不生病、少生病。但是，在重点人群中，发文数量最多的是关于中小学生的健康信息（87条），主要内容是预防近视、均衡营养、身心健康、体育活动等。职业人群类的健康信息发文量较少，仅有31条，不足中小学生的一半。而在重点疾病中，有明确疾病名称的信息发文数量排名前三位的依次是传染病及地方病（140 条）、心血管疾病（41 条）和癌症（33 条）。其中传染病主要涉及流感（78 条）、艾滋病（16 条）和结核病（5 条）。而有关糖尿病和慢性呼吸系统疾病的发文量非常少，仅有 16 条和 7 条（见图 2）。

在微信发布的健康科普信息中，同样也是危险因素相关内容最多（371 条），其次是重点疾病（221 条）、重点人群（197 条）。在重点人群中，以妇幼相关信息为主（81 条），职业人群相关信息也是最少的（8 条）。在重点疾病中，排名顺序同微博。

基于对科普内容的分析可以发现，所涉及的人群、疾病种类尚不能达到健康中国行动中应涵盖的全部人群和疾病，在今后的议程设置及内容设置中尚需要对其他人群（如职业人群、大学生群体、老年群体）、慢性呼吸系统疾病进行相关知识和技能的宣传。

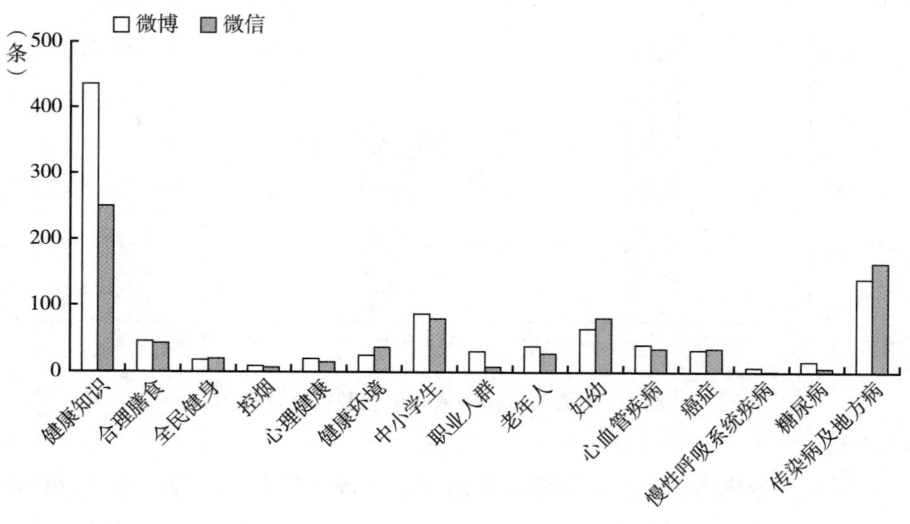

图 2　微播与微信中健康科普信息内容分布

（3）传播特点分析。“健康中国”微博的原创内容有 873 条，转载内容有 1323 条。转载来源有三大类：一是主流媒体，包括《人民日报》、新华社、央视网、《光明日报》、《经济日报》；二是所属二级单位，包括《健康报》、疾控中心、各地卫健委、各地妇幼保健院；三是其他相关国家部门，包括国家心血管病中心、国家发改委、各地医院等。

微信的内容来源中转载大于原创，转载内容达到1460条，原创为433条。转载来源同微博相近，除主流媒体、各地方医疗卫生机构、卫生部门、其他国家机构外，还有卫生健康类自媒体公众号，如呼吸界。

在呈现方式方面，微信和微博都能做到要素齐全，形式新颖，有文章、组图、图文结合、视频、直播5种表现形式。采用图文结合的形式最多，其次是视频和“一图读懂”。此外，“健康中国”官方微博和秒拍视频合作，以小视频的方式进行健康发布。

大量网络流行语被使用，语言风格俏皮活泼，独具匠心。例如，在科普有关流感知识时，模仿电影《流浪地球》中的经典台词改编成：“科普千万条，健康第一条；流感当小病，亲人两行泪。”在科普八段锦版减肥操《卡路里》时，为调动用户的积极性，采用“来袭”“全程高能”这类能调动气氛的词。《这个和喵星人有关的疾病，“铲屎官”们了解吗?》《柚子，又双叒叕来了！这份营养指南请您了解一下》《太 skr 啦！这项技术解决了移植“先天缺陷”世界性难题》，这样的标题不仅拉近了与公众之间的距离，而且软化了公众头脑中原本以为的抽象健康理论，让健康知识生活化、通俗化。同时，为了符合现在快餐式的阅读体验，采用了“收藏!”“干货!”这些会立即调动公众求知欲望的字眼。同时，还大量使用了“诉诸情感”与“诉诸恐惧”的说服方法。例如，“爱的提醒，转发收藏!”“为她转发”“你知道吗?”“宝爸宝妈注意啦!”“你务必收好用好!”“天凉了，转给你关心的他”“警惕!”“惊!”这种标题风格，顺应了在风险社会里人们普遍焦虑的心理状态，以及迫切希望在不确定中寻求确定、以缓解内心恐惧的需求，进而实现良好的传播效果。

综上，通过对“健康中国”新媒体矩阵中微博和微信的传播内容分析，我们看到：在新媒体环境下，以国家卫健委为代表的政府力量在积极融入新媒体健康传播场域，新的话语表达方式被创造出来。但是，传播内容仍面临在新媒体环境下影响力不足的问题，这有可能造成其本身较高的健康权威不能充分发挥其价值。同时，现有的内容发布对健康中国行动中的15项健康行动传播力度不一，无法有力推进健康中国行动的全面实施。

四 矩阵在应对新冠肺炎疫情过程中的传播实践

在2020年应对新冠肺炎疫情的过程中，我国各级政府部门高度重视舆论与信息传播工作。矩阵作为其中的“排头兵”，在此次疫情防控的舆论工作中，就知识传播、政策发布、信息公开、回应关切、凝聚人心等方面起到了非常重要的作用。由于疫情涉及国家多，流行状况异常复杂，实施海陆空的联防联控控制措施面临巨大挑战，因此政务新媒体以“政治力量”为主导，及时跟进疫情发展，信息发布兼顾政务与知识传播，在不同阶段提供相对应的内容，满足公众对疫情防控相关的健康知识、防控政策、国内外形势等不同需求，在消除谣言、稳定情绪、提升公众健康素养等方面做出了巨大贡献。矩阵本身也在此次事件中得到了整体性的能力提升，同时提高了在公众中的影响力和话语权。按照疫情发展的过程，本节依然通过对微博和微信的信息发布进行分析，对矩阵在此期间的传播实践进行总结和探讨。

1. 研究方法

（1）数据来源。针对“健康中国”官方微博、微信公众号，使用Python（3.6.5版），利用抓包工具Fiddler，找到数据源接口（“健康中国”官方主页），分析接口构造Url，使用Python中Requests库请求目标网站，采用Apache 2 Licensed开源协议的HTTP库，通过Xpath，利用规则表达式解析库解析数据，通过Json模块将数据转换为Python所识别的Dict（字典）格式，然后再通过字典中的方法获取到数据，并保存到CSV中。数据采集时间为2020年1月1日到4月8日，共抓取微博条目2294条、微信条目2481条。

（2）编码类目的建立及数据编码。基于“健康中国”新媒体矩阵的政务发布和健康科普功能，将内容样本按“健康科普”和“政务”进行分类，健康科普是指与疫情防控有关的健康知识和技能，政务是指政策发布、疫情公布、突出事迹或人物报道等政务信息。

2. 信息发布分析

（1）微博分析。在研究时段内，"健康中国"官方微博账号共发布2294条动态信息，其中发布了437条（19%）健康科普信息、1857条（81%）政务信息，政务信息数量是科普信息数量的4倍。

结合疫情发展的不同阶段，对总体数据进行分析可以发现，微博账号的主要作用是发布政务性质的新闻，同时兼具科普信息发布，这一趋势在特殊时期得到加强。从疫情出现到4月8日武汉解封，该账号在特殊的公共危机事件时期发布的信息数量（每日在19条以上）远远高于日常时期（每日约4条，来自对2019年同期数据的分析）。

发布信息的数量频率是与疫情发展的各个时期相吻合的。两个信息高峰分别出现在国内疫情出现以及国内疫情大暴发阶段，说明该账号总体上来说发布信息是贴合了疫情发展进程的，及时回应了公众的需求。

在疫情出现前期出现较短时间内的科普信息发布数量高于政务信息的阶段，分析原因，可能是由于这一时期疫情流行状况尚不明确，具体防控措施还未制定，但需要提前进行相关知识普及，提醒公众注意，提高公众防护能力，因而表现为这一阶段发布的科普信息数量较多。

1月24日之后，在明确了武汉疫情存在人传人可能性，以及流行病学调查数据发布之后，政务信息的发布量开始显著高于科普信息。科普信息主要出现在前期、中期，后期发布的政务信息较多，政务信息的折线在后期几乎与总信息条目的折线重合（见图3）。信息发布呈现疫情发展前期重点普及防护知识，以科普信息为主；疫情后期重点应对国外流行状况，同时大力宣传国内援助人员的事迹宣传为主的特点。

（2）微信内容分析。在研究时段内，"健康中国"官方微信账号共发布2481条动态，其中发布419条（17%）健康科普信息，2062条（83%）政务信息，政务信息数量是科普信息数量的4倍。在疫情发展的不同阶段，微信的信息发布与微博类似，保持以政务信息为主、科普信息为辅的趋势，信息发布频率也得到加强。如图4所示，从疫情出现到4月8日武汉解封，该

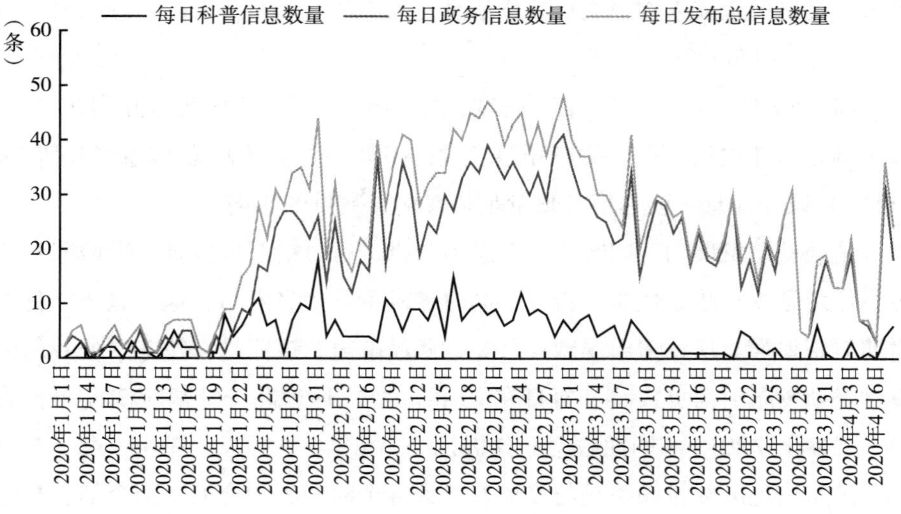

图 3　微博每日发布信息数

账号在特殊的公共危机事件时期发布的数量（每日 26 条或以上）远远高于日常时期（每日约 4 条，来自对 2019 年同期数据的分析）。

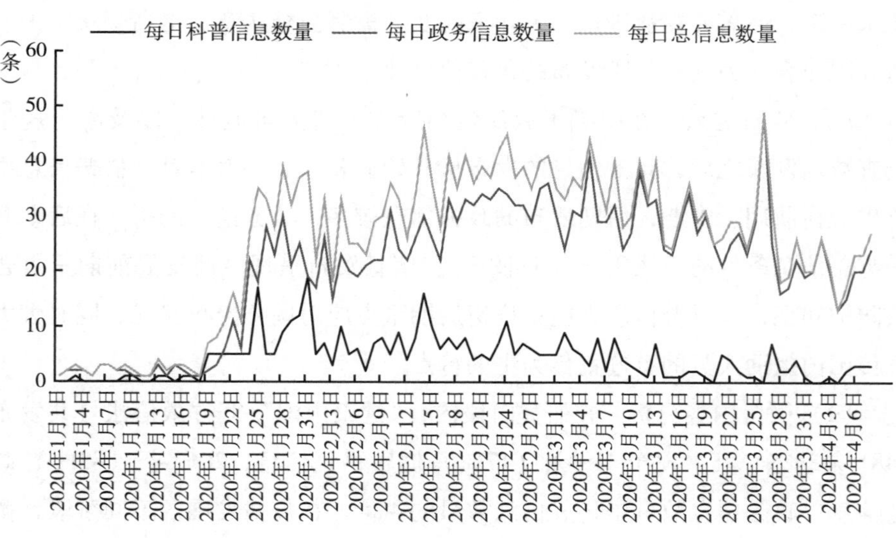

图 4　微信每日发布信息数

对比微博的内容发布量，微信公众号内容发布量持续维持在巅峰的天数较多，且巅峰来临也较早。微信发布在国内疫情初步控制阶段达到一个新的巅峰。我们对其具体内容进行分析后发现，这一阶段有较多的策展新闻，大量宣传医护人员勇于奔赴抗疫一线的事迹。而对 3 月 26 日的微信异常峰值内容进行梳理后发现，在该日“健康中国”微信公众号对各省“援鄂医疗名单”进行了集中报道。这是又一次对医护人员的致敬，也是一次策展新闻，是政务新媒体直接对社会进行议程设置的一种表现。这种差异凸显出政务新媒体的微信公众号较微博而言信息发布会更加及时。这与我们日常对双方平台的感知印象是相反的，可能与微信公众号实际管理在国家卫健委，而微博账号则是委托《健康报》进行具体管理有关，也充分体现了议程设置和话语权的重要性。

五　建议和展望

1. 充分发挥健康权威作用，打造大健康传播场

一方面，“健康中国”政务新媒体矩阵作为国家卫健委的官方平台，由庞大的医学专业人才队伍和健康教育专家团队作为专业支持，因此，在健康传播场中，以健康类政务新媒体为代表的政府力量仍然具有非常高的健康权威。[①] 但是这种权威资本随着新媒介的赋权，呈现多元化态势。对健康类政务新媒体矩阵来说，通过各个媒体账号联动发声的初衷是值得肯定的，但是如何发挥其溢出效应，使其在健康传播场中具有更大更强的影响力，仍值得进一步研究。

另一方面，医生专家资源作为健康权威资本的一部分，也可带来社会信任。在新媒体环境下，医学专家资源并不为政府所独享，其他专业医疗自媒体平台依托丰富的医学专家库，通过优质的内容产出，在健康传播场中占有

① 史宇晖、冯文猛、常春、葛延风：《我国健康教育中大众媒体的应用进展及建议》，《中国健康教育》2020 年第 3 期。

重要地位。比如，全国70%的医生都在“丁香园”注册。在此次抗击疫情的过程中，“丁香医生”借助于微信等平台的力量将整合后的疫情信息以可视化等通俗易懂的方式传递给公众，截至2020年2月20日，健康科普自媒体“丁香园”制作的“全国新冠肺炎疫情实时动态”页面浏览达23.2亿人次，成为民众获取信息的重要来源之一。其影响力大原因有二：一是专注于提供医疗领域的专业知识。二是深耕医药领域在疾病科普和公共卫生防控知识已有大量积淀，内容处理上的效率和敏感性高。①

此外，新媒体技术构建出前所未有的个性化自由传播空间，也降低了健康传播场的入场资格，制造了更为直接和严重的信息噪音干扰。这削弱了政府对健康事件精准解读，使正确健康科普知识等优质信息的传播效力大打折扣，加大了政府辟谣的难度。②

为实现健康传播的效果最大化，政府卫生健康部门要促成活跃的、广泛参与的健康传播互动。社会参与度越充分，可能的正向健康传播效果越大。③ 基于“健康中国”新媒体矩阵地的健康传播实践，我们看到健康传播的内容来源不单依靠国家卫健委新闻司、《健康报》和中国健康教育中心，而是来自聚合了3000多家包括地方卫健委、医疗卫生机构在内的政务新媒体，应加大对地方政府卫生健康部门的扶持和投入，挖掘和培育地方优秀的健康传播力量。同时，可以通过联合民间意见领袖的力量——医疗自媒体联盟（现包括82家个人自媒体、34家以编辑名义加入的机构自媒体，总粉丝数量近2亿）打通官方和民间两个舆论场。

此次疫情更说明了健康传播应促成更广泛的社会参与。在未来，应继续探索与科学共同体、主流媒体、网络媒体、自媒体平台等各方力量之间的即时协同，形成协同合力发声机制，从而有效满足全媒体时代的应急科普和常态科普的高效供给。

---

① 祝哲、彭宗超：《突发公共卫生事件中的政府角色厘定》，《社会科学文摘》2020年第3期。

② 汤书昆、樊玉静：《突发疫情应急科普中的媒体传播新特征——以新冠肺炎疫情舆情分析为例》，《科普研究》2020年第1期。

③ 张自力：《健康传播：身与心的交融》，北京大学出版社，2009，第63～78页。

另外，现如今新媒体的界限已经在不断放大，应积极打造“场景＋健康传播”。“Keep”手机应用主打健身塑形、“薄荷”手机应用主打合理膳食，美团上每天有大量人群订餐，它们都将可能成为科普“三减三健”“合理膳食”的最佳平台。因此，健康传播需要全面地、广泛地拥抱、利用新媒体，这可以得到用户更好的认同。我们期待，在不久的将来，淘宝、高德地图、墨迹天气、美团、京东等都能成为健康信息的发送平台的组成部分。

2. 兼顾政务信息与健康知识普及职能，回应公众需求

健康类政务新媒体承担着政务账号与科普账号的双重功能①，应在政务信息与科普信息的发文比重上合理规划，发挥好这两项职能。本文基于内容分析实证了“健康中国”的信息发布存在健康信息比重失衡问题，在受众范围广、影响力大的微博和微信上表现尤为显著，科普功能更多让位于政务功能。此外，基于现有内容发布，尚不足以有力推动《健康中国行动（2019—2030年）》的顺利实施和提高全民健康素养水平。

健康传播兼具专业性与复杂性，需要专业报道来回答公众的健康疑问。政府作为健康传播领域的重要主体具有天然优势，但要在新媒体时代继续保持较高的社会影响力显然需要与时俱进，这样才能在健康信息“鱼龙混杂”的传播环境里有效地做到正本清源。②

首先，卫生健康部门作为风险沟通者应积极适应新媒体环境的变化，充分利用新媒体矩阵，积极占领健康传播场域的主导地位，合理规划政务信息与健康科普信息发布，进一步做好健康信息的常态化传播，尤其对新兴社交媒体要充分利用。

其次，主动回应公众的健康知识需求。在科普方面对不确定的科学信息要谨慎发布，而确定的科普信息可适当引入市场外的外包运营机制，发

① 白玥等：《基于案例分析的政务新媒体传播效果及发展对策研究》，《中国健康教育》2016年第6期。

② 岫怡、任正安、贺加：《大传播观下我国健康教育的政府支持环境探析》，《中国健康教育》2014年第1期。

挥融合场域内的新闻逻辑，创新表达方式形成“权威知识 + 科普转化”，可引入数据新闻、三维建模动画等方式，让优质健康信息入耳、入脑、入心，不留科普死角。通过提高公众的健康素养让各种健康类谣言、伪科学失去生存空间。

最后，健康类政务新媒体应组建紧密联结的内容生产队伍，引入专业人士和公众人物参与到风险沟通过程，从而提升应急科普和舆论引导的效果，打造覆盖全社会的权威健康信息有效传播的生态环境。

3. 提高媒体影响力，进行传播效果的全面评价

准确而有效的评估对传播活动设计实施与后续决策有着重要的意义。社会化媒体的效果测量，目前在我国尚缺乏公认的、能够被大家广泛接受的测量方法与指标体系。① 由于对传播效果的评价指标不同，一方面造成了“健康中国”新媒体矩阵的独特现象，活跃度高的账号用户反馈度低，反而活跃度低的账号用户反馈度高。以微博为例，全年平均转评赞约为每条 24.45 个。而在喜马拉雅账号上，全年的平均收听量超过每条 51 万次。另一方面，造成了官方议程与公众议程的脱轨。通过对知乎账号的研究发现，国家卫健委主动发布的信息排名第一位的是健康知识普及行动（18 条），而“回答”栏目中回答公众提问内容排名第一位是妇幼健康促进行动（18 条）。与之相对，“丁香医生”的选题是通过爬虫技术选择公众所关心的健康话题进行创作。因此，对健康类政务新媒体来说，今后应积极重视用户端的响应，改变目前的单向传播，提高健康传播效果。

对于公众的健康知识传播要进行长期努力，知识、态度和行为的转变都需要时间。可根据公众日益多元化健康需求，利用大数据分析，精准了解受众的人群特征，对各类新媒介形式都要根据实际情况做好信息的发布。可根据疾病发生发展的不同阶段或者行为干预的不同阶段，选择不同的媒介呈现形式，同时立足于全生命周期的观念，对不同人生阶段的各类人群中的传播

① 王秀丽、赵雯雯、袁天添：《社会化媒体效果测量与评估指标研究综述》，《国际新闻界》2017 年第 4 期。

效果进行综合测评，通过了解其及满足需求程度，寻找新媒体时代健康传播需要完善的内容和资源，并建立健康传播效果评价机制。[①] 把好效果关，打造“健康中国”建设框架下权威的健康传播阵地。

4. 发挥政府的主导地位，做好突发公共卫生事件中的风险沟通

在 2020 年的新冠肺炎疫情期间，人们不得不进行“宅生活”和“云工作”，社交媒体不仅成为人们摆脱孤独的生活方式，更是隔离在家后获取外界信息的重要渠道。信息的极大丰富和快速传播并未有效缓解公众焦虑，凝聚社会共识，反而在社交媒体上暴发了“信息瘟疫”。[②] 在此次新冠肺炎疫情中，由于健康素养不同，一些直击公众恐慌和健康痛点的谣言仍居高不下。产生这一现象的原因之一是传统媒体和新兴媒体都存在传播“误导性信息”的问题，另一个原因是突发公共卫生事件中政府的风险沟通能力不足。

在全球肆虐的新冠肺炎疫情让我们看到此种“信息瘟疫”和“误导性信息”在世界各国普遍存在，共识的缺乏、假信息泛滥、人群分裂、偏见盛行，全国性的封闭环境导致社交媒介传播空前加速，也使民众对准确、易得、权威的健康信息更加迫切。作为风险沟通者，政府在健康传播中的核心地位无疑得到了彰显。

此外，本次新冠肺炎疫情的应急科普也显露出健康科普的重要性以及政府科普能力尚待提升。来自政府和民间的应急科普知识产品生产数量巨大，显示出供给端强大的生产能力，但有影响力的优质科普内容并不多，大都是解读方式同质化、知识直接图解化的科普产品，被按下加速键的专业科普还是以图文版的疫情预防手册，以及专业人士录制的微录（VLOG）等形式出现，传播形式缺乏创新性。这就导致多数民众对疫情只知其然不知其所以然，并且随着时间线的拉长，民众对疫情严重性的感知进入疲倦期，不利于

① 国务院发展研究中心社会发展研究部课题组：《全面强化健康教育——中国问题与国际经验》，中国发展出版社，2019。

② 史安斌、戴润韬：《新冠肺炎疫情下的全球新闻传播：挑战与探索》，《青年记者》2020 年第 5 期。

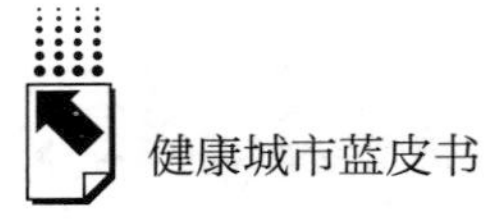

从根本上提高从防控信息到防控行动的转化率。①

5. 研究局限与展望

本文的研究对象选择了国家卫健委运营的“健康中国”新媒体矩阵，具有一定代表性，但不可否认也有一定的特殊性。在深度访谈方面，受疫情特殊时期的限制，仅对运营者和组建方进行了访谈，并未涉及用户端的数据。在内容分析方面，数据收集限于《健康中国行动（2019—2030 年）》政策发布前和新冠肺炎疫情期间的一段时间（2020 年 1 ~4 月），样本量有限。“健康中国”新媒体矩阵中的媒介形式也只选择分析了微博和微信两种。

因此，在未来研究中，可以选取更大时空范围内的样本进行研究分析，尽可能全面地展现健康类政务新媒体传播实践的普遍规律。当然，随着技术的发展，健康传播场还会出现新的内生力量，新媒体形式、传播平台、公众的健康素养、后疫情时代的改变等也会发挥重要作用，影响健康传播效果。我们期待“健康中国”新媒体矩阵能继续紧跟时代步伐，完善运营机制，更加及时回应公众需求，提高公众健康素养水平，充分发挥健康类政务新媒体的舆论引导作用，通过发挥政务信息和科普信息发布的双重职能，以《“健康中国 2030”规划纲要》和《健康中国行动（2019—2030 年）》为指引，为加快我国健康城市建设、实现全面小康发挥应有作用。

① 汤书昆、樊玉静：《突发疫情应急科普中的媒体传播新特征——以新冠肺炎疫情舆情分析为例》，《科普研究》2020 年第 1 期。

B.9

在健康中国背景下加强乡村健康文化建设

龙文军　张 莹　王佳星　郭金秀*

摘　要： 乡村健康文化是在乡土社会中形成的、符合乡村实际生产生活的、与农村居民身心健康相关的文化综合。“健康观念、健康行为、健康规范、健康器物”是乡村健康文化内涵的核心。加强乡村健康文化建设，是促进乡村文化发展繁荣的迫切需要，是推进健康中国建设的有效途径，是应对乡村人口老龄化的重要举措，是助力乡村振兴的有力抓手，是乡村卫生体系建设的重要内容。目前存在的主要问题在于，部分地方重视程度不足，乡村健康文化设施相对滞后，农民健康文化观念较为淡薄，健康文化传播渠道繁乱。要加强乡村健康文化建设，就必须提高重视程度，强化乡村健康文化设施建设，加大农民健康知识科普教育力度，加强乡村健康文化舆论宣传。

关键词： 乡村健康文化　健康中国　乡村建设

习近平总书记指出：“没有全民健康，就没有全面小康。”“健康是促进

---

* 龙文军，博士，农业农村部农村经济研究中心研究员，社会文化研究室主任，研究方向为农业保险、农村政策、农村社会文化；张莹，博士，农业农村部农村经济研究中心副研究员，研究方向为“三农”政策、农村社会文化；王佳星，农业农村部农村经济研究中心助理研究员，研究方向为农村社会文化；郭金秀，农业农村部农村经济研究中心实习研究员，研究方向为乡村治理。

人的全面发展的必然要求，是经济社会发展的基础条件，是民族昌盛和国家富强的重要标志，也是广大人民群众的共同追求。”① 2016 年，中共中央、国务院印发《“健康中国 2030” 规划纲要》，明确了我国卫生与健康工作的战略目标和具体路径。2017 年，党的十九大报告提出“实施健康中国战略”，从长远发展和时代前沿出发做出重要战略安排。同年，国务院办公厅印发《国民营养计划（2017—2030 年）》，明确了提高国民营养健康水平的重大行动与重点任务。2019 年，国务院印发了《关于实施健康中国行动的意见》，积极有效应对亟待解决的健康问题。当前，健康中国战略、健康城市和健康村镇建设正在如火如荼地推进，但短板在农村、弱项在农民。国家统计局数据显示，2018 年我国农村居民心脏病、脑血管病以及恶性肿瘤的粗死亡率分别为 162.1/10 万、160.2/10 万、158.6/10 万，均高于城市居民；农村婴儿死亡率为 7.3‰，城市为 3.6‰；农村 5 岁以下儿童死亡率为 10.2‰，城市为 4.4‰；农村孕产妇死亡率为 19.9/10 万，城市为 15.5/10 万。因此，迫切需要优化农村健康服务、完善健康保障、建设健康环境、普及健康生活，不断提高农民健康水平，推动实现共建共享、全民健康。文化是一个国家、一个民族、一个家庭，甚至一个人的精神和灵魂。推进健康中国建设，离不开健康文化建设。在新时代农民群体对美好生活的向往更加迫切，对营养健康提出了新的更高要求的背景下，加强乡村健康文化建设显得尤为重要。

一 乡村健康文化的内涵

健康长寿是自古以来人们的追求。先人们不仅根据气候节律和自然条件进行生产生活，还积极探索生命规律和保健方法，总结出不少养生经验，形成了底蕴深厚、内涵丰富的健康文化。《诗经》里有“既饮旨酒，永锡难老”“称彼兕觥，万寿无疆”的诗句，《庄子》里有“吹呴呼吸，吐故纳

① 《习近平谈治国理政》第 2 卷，外文出版社，2017，第 370 页。

新”的养生方法，乡村也有养生的民谚与习俗，如“处暑谷渐黄，大风要提防”“白露秋分夜，一夜凉一夜”“入伏三准、三不准”“秋天三不睡、三不做、三要吃”等。随着健康中国战略的全面实施，学术界对健康文化的研究逐渐深入，但目前对健康文化内涵的界定尚不统一。有学者指出，健康文化有广义和狭义之分，并偏向于从狭义上理解健康文化，认为健康文化具体指人们理解和应用健康知识的能力，侧重于健康认知和技能，主要通过意识、观念、行为方式、制度规范等反映出来。[①] 有学者认为，人类社会在长期的实践活动中所形成的，并且为人类社会普遍认可和遵循的具有健康特色的价值观念、健康意识、行为规范和心理思维模式的总称就是健康文化。[②] 有学者认为，健康文化由中华医药文化演变而来，主要内容包括中华医药文化、遵医重医文化以及公民健康素养文化。[③] 还有学者在新时代背景下理解健康文化，认为新时代健康文化着眼于健康、落脚于文化，是指在居民维护健康和增进健康生活方式的过程中，所形成的精神和物质两重层面的组合，囊括了健康相关的内容。[④]

乡村健康文化是一个新概念，目前尚没有专家学者对其进行界定。笔者结合大家对健康文化的探讨，认为乡村健康文化是在乡土社会中形成的、符合乡村实际生产生活的、与农村居民身心健康相关的文化综合，既包括与健康有关的价值观念、知识技能、规范制度、民俗习惯等精神文化，也包括器物用品、功能产品等物质文化。“健康观念、健康行为、健康规范、健康器物”是乡村健康文化内涵的核心。

（1）“健康观念”，这是乡村健康文化的灵魂。健康观念的内容较为丰

---

① 健康文化理论研究课题组：《健康文化论》，《河北大学学报》（哲学社会科学版）2015 年第 1 期。

② 刘剑荣：《体育产业化与健康文化化》，《西南交通大学学报》（社会科学版）2004 年第 5 期。

③ 姚宗桥：《发展健康文化　助力健康中国》，《中共山西省委党校学报》2019 年第 1 期。

④ 李嘉珊、樊雪晴：《健康文化生态建设研究》，载王鸿春、盛继洪主编《中国健康城市建设研究报告（2018）》，社会科学文献出版社，2018；袁廿一、张东献、刘学军：《新时代“健康文化”的概念构建及路径启示——以海南省“健康文化”建设为例》，《江汉大学学报》（社会科学版）2019 年第 4 期。

富，如顺其自然，即顺应二十四节气，结合自身实际，遵循自然规律，保持健康，这与讲求天、地、人和谐共生的农耕文化内涵是一致的；养心为上，即保持平淡宁静、乐观豁达、凝神自娱的心境，心理平衡是健康长寿的基石；防重于治，即预防重于治疗，这是《黄帝内经》中“治未病”理念的传承与演变。

（2）“健康行为”，即符合健康观念的行为方式，包括科学合理、营养健康的膳食习惯，劳逸结合的工作方式，干净卫生的生活习惯，适时适度的日常锻炼等。健康文化中讲求知行合一，就是要把对健康知识的认知和实际行动统一起来。

（3）“健康规范”，即促进健康的成文或不成文的规范，包括法规制度、民间习俗等。

（4）“健康器物”，即促进健康的器物用品、功能产品等。

二　加强乡村健康文化建设的意义

在乡村振兴战略全面实施、全面建成小康社会即将实现、农民群众物质生活得到较大改善、对健康重视程度越来越高的背景下，加强乡村健康文化建设具有重要的历史意义。在当前及今后，加强对乡村健康文化建设的反思更具有重要的实用价值。

1. 促进乡村文化发展繁荣的迫切需要

乡村文化积淀着中华民族最深沉的精神追求，代表着中华民族独特的精神标识。健康文化是中华优秀传统文化的重要内容，也是乡村文化的重要组成部分。这些文化中蕴含的养生之道、哲学思维等彰显着中华传统文化的精华，是构建中国特色东方膳食结构的“沃土”，是转变农村居民营养消费理念的“财富”。加强乡村健康文化建设，有利于推动乡村健康文化产业发展、丰富农民健康文化知识、提高健康文化素养，既是促进乡村文化发展繁荣的迫切需要，也是提高农民居民营养健康水平的内在要求。

2. 推进健康中国建设的有效途径

近年来，我国农村居民生活水平不断提高，营养供给能力显著增强，健康状况明显改善，但仍面临营养不足与过剩并存、营养相关疾病多发、营养健康生活方式尚未普及等问题。乡村、农民是推进健康中国建设的短板和弱项。文化是陶冶和塑造“人”的重要因素，加强乡村健康文化建设，通过以文化人、以文育人的方式教育农民、武装农民，给农民“充电”，既有利于促进农民个体健康，也有利于推进健康中国建设，实现全民健康。

3. 应对乡村人口老龄化的重要举措

我国人口老龄化城乡倒挂，乡村老龄人口比重远远高于城市。随着大量青壮年劳动力离开农村，乡村人口老龄化问题越发突出，已然成为我国乡村社会的常态。加强乡村健康文化建设，采取健康文化设施、健康文化活动、健康知识科普等方式能够有效预防疾病、促进健康，增加健康、活力充沛的老年人数量，既可以减轻政府和社会的财政负担，又可以降低人力资本折旧率，有利于形成第二次人口红利。

4. 助力乡村振兴的有力抓手

乡村振兴，关键在人。只有全民健康，才有全面小康；只有农民健康，乡村才能振兴。加强乡村健康文化建设，强化健康教育，倡导健康生活，有利于提高乡村居民健康知识知晓率，增强健康自我保护意识，提高生活质量，让农民群众“多预防少生病”“早发现早治疗”。因此，加强乡村健康文化建设，不仅是保障农村劳动力的稳定器，也是促进乡村振兴的助推器。

5. 乡村卫生体系建设的重要内容

乡村公共卫生体系是应对新冠肺炎疫情等公共卫生突发事件的基层堡垒，建设乡村公共卫生体系是实施乡村振兴战略的关键环节，这个体系的建设好坏直接关系广大农村居民的获得感、幸福感、安全感。乡村是防控新冠肺炎疫情的重要战场，疫情暴露出来的问题正在倒逼乡村公共卫生体系建设。乡村公共卫生体系建设不仅需要资金、医生、场所、设备等支持，更需要有健康文化作支撑。只有将健康文化渗透到乡村公共卫生体系中去，才能发挥体系恒久的服务能力。

三　乡村健康文化建设存在的问题

1. 部分地方重视程度不足

一是认识不足。不少地方对乡村健康文化建设的重要性认识不足，对文化建设尤其是健康文化的建设不够重视，对群众日益增长的精神文化需求、对群众身心健康能带来的社会效益认识不够清晰，乡村健康文化建设工作存在浮于表面、应付交差的现象。二是缺乏能力。不同地区社会经济发展阶段不同，不少经济发展落后的地区，实现区域内人口的脱贫、减贫是“当务之急”，经济建设仍是党和政府工作的“重中之重”，对文化方面的建设心有余而力不足，健康文化建设底子薄、欠账多。由于地方财政紧张，能够从当地经济社会发展总篮子中分给健康文化建设的资源不够，财政投入与健康文化发展的需求之间仍有不小差距。三是人才短缺。在长期城乡二元结构发展的背景下，由于一些乡村青壮年人口不断涌向城市，沦为空心村，这样的乡村在推进健康文化建设相关工作时存在人才数量严重不足、人才队伍不稳定、服务水平参差不齐等突出问题，严重制约了乡村健康文化建设的服务质量。四是缺乏相关组织。在部分农村，尤其是空心村，普遍缺乏内生的健康活动组织，没有长效常态的稳定建设机制，健康文化靠运动式、输入式、“扶贫”式等方式维持，建设健康文化、体育活动、健康教育等活动极为匮乏。据财政部统计，在2018年全国财政支出中，文化体育传媒经费3522亿元，占财政支出的1.59%，比上年下降0.07个百分点。

2. 乡村健康文化设施相对滞后

一是原有基础设施陈旧，设备老化。乡村健康文化设施是提供乡村健康公共服务和开展健康文化活动的重要载体。但是，在不少乡村中，存在健康文化设施缺乏管理、疏于维护，体育器材老化明显、健康文化书籍缺乏更新、卫生室医疗条件低下等问题，几乎无法正常开展健康文化活动，相应的服务能力弱化明显。二是健康文化设施配置不平衡，城乡差距大。受财政差异和发展观念影响，地方的健康文化基础设施建设主要集中于城市和小城镇，分给村级的基础设施配置资源偏少。在设备改造的项目中，城市基础设施改造的程度和频率都远远高于乡村地区，更有城市淘汰下来的健康文化设备运送到乡村充门面的现象存在，长此以往，城乡健康文化基础设施配置的差距越来越大，乡村群众的健康文化利益难以得到保障。三是健康文化设施使用频率低，效用不明显。目前，不少乡村已配置了全民健康运动器材，但在一部分乡村中存在使用频率低下的现象。例如，有的行政村由几个自然村组成，居住区较为分散，在经济条件有限的情况下，村里往往在村委会集中设置一处健身器材场地，农民平时不会专门到村委会使用健身器材，相关设施难以实现其应有的效益。

3. 农民健康文化观念较为淡薄

一是老年人口居多，缺乏科学的健康观念。2018 年国家统计局人口普查显示，我国农村 60 岁及以上的老年人口已经占农村总人口的 15%，人数高达 1 亿人。[①] 农村老年人口的受教育水平普遍不高，在健康问题上缺乏科学观念，容易忽视健康问题。二是卫生习惯不佳，环保意识淡薄。部分农民尚未形成良好的卫生习惯，生产、生活用具随意存放、室内外不及时清扫、垃圾不分类、宠物放养等问题较为突出，在生活行为上缺乏卫生意识，存在罹患传染病的风险。三是缺乏体育健康意识，存在认识误区。很大一部分农民认为从事农耕生产活动已经消耗了体能，流了汗，无须再进行专门的体育锻炼。对体育锻炼在提高机体免疫能力、缓解精神疲劳、联络乡邻感情等方面的好处认识不足。四是农民对心理健康不够关注。身心健康同样重要，但是农民普遍对心理健康不够重视，甚至对心理健康问题讳疾忌医，在日常生活中，对合理舒缓情绪和缓解压力之道也往往不得法，迫切需要对农村留守儿童、妇女、老人、农民工等群体开展具有针对性的心理健康普及教育。

4. 健康文化传播渠道繁乱

一是传播渠道多。互联网的发展和繁荣充实了大众文化的传播渠道，乡村健康文化的传播除了传统的报刊、电视，还包括网页、客户端、自媒

---

① 张欣、刘彦平：《老龄化背景下的农村经济发展问题研究》，《现代盐化工》2020 年第 1 期。

体等多种渠道，与健康文化相关的信息传播渠道繁多、传播速度快。二是传播内容杂。随着传播渠道的增多，尤其是自媒体的发展，信息发布者日趋个人化，内容质量良莠不齐，不乏不实信息与谣言，信息传播质量难以全面把控。农民在接收信息时，存在被误导的可能性。三是传播受众不清晰。乡村健康文化的传播应根据婴幼儿、青少年、中年、老年等个体生命不同阶段提供有针对性的知识和表现形式[①]，如动画、儿歌、公益广告、戏曲等，但目前乡村健康文化在传播时较少明确受众，信息缺乏根据不同人口特征的针对性设计。

四　加强乡村健康文化建设的对策建议

1. 提高重视程度

要强化政府在乡村污染治理、环境保护、疾病预防和控制、食品安全、健康养老、健康保险、体育健身等方面的责任和义务，尽早制定乡村健康文化建设规划，建立完善乡村健康文化工作机制。适时开展乡村健康文化专项行动，实施建设乡村健康文化工程，鼓励发展健康文化产业，创建乡村特色健康文化品牌。加大对健康文化建设的考核力度。各级财政要加大对乡村健康文化建设的支持力度，加强政策、人员等要素的保障，培养一批懂健康、爱农村、爱农民的人才和工作队伍，定期组织开展健康文化建设活动，向农民普及健康基本知识与理念，积极营造健康文化氛围，提升公众健康素养，培育健康生活习惯。

2. 强化乡村健康文化设施建设

将健康文化融入公共文化服务体系建设，将健康元素融入传统的书籍、报刊、歌舞、小品、地方戏曲等文化载体，积极打造“健康文化”主题公园，将健康文化理念融入重大节日、体育赛事、传统民俗等活动中。适时组

① 袁廿一、张东献、刘学军：《新时代“健康文化”的概念构建及路径启示——以海南省“健康文化”建设为例》，《江汉大学学报》（社会科学版）2019 年第 4 期。

织开展群众性体育、健身、广场舞等竞赛活动，鼓励群众平时加强锻炼，提高健康文化设施的使用效率，同时加强对基础设施的管理，建立综合服务站，将图书室、村卫生站、健身设施、新时代文明实践中心等便民服务设施加以集中，让群众随时随地可以健身。加强基层医疗卫生服务体系建设，切实满足乡村居民的健康需求。引进先进医疗设施，让人民群众有了疾病后在家门口就能尽早得到有效的治疗和控制，改善就医环境和服务水平，让人民群众能够安心、放心、舒心地进行就医。数据显示，农村居民消费支出中医疗保健的比例呈逐年上升的趋势，因此应鼓励更多健康文化产业在农村落地，让农民有更多的机会进行养生保健体验，加强对中医药健康养生文化的认识。

3. 加大农民健康知识科普教育力度

充分利用农民夜校、新时代文明实践中心、文化大礼堂等场所，开展健康知识、健康理念、健康生活方式等的宣讲。在乡镇卫生机构、街道、村委会等地方，通过健康知识展板、横幅、宣传海报等形式，向农民群体宣传普及健康文化内容。编制高血压、糖尿病等常见疾病的预防和口腔保健、合理膳食等内容的手册，发放到农民中。利用微信群、微信公众号、抖音、快手等新媒体平台，以通俗易懂的语言、农民喜闻乐见的方式因地制宜地开展健康文化思维模式、价值观、行为方式等的传播与共享。还可以拍摄健康文化为主题的公益宣传片、故事片、动画短片等，利用广场、公交站台、电视台等，加强健康文化内容的传播，帮助农民养成良好的健康卫生习惯。特别要加强对老人、残疾人、留守妇女和儿童等特殊人群的关注，以家庭医生、一对一帮扶等的形式，引导他们树立科学的健康观念，加强对保持身体和心理健康的重要性的认识，宣传普及科学合理的方式方法。

4. 加强乡村健康文化舆论宣传

通过开展群众性健康文化活动，开展健康文化宣传，营造健康生活的氛围。组织开展健康文化知识比赛活动，向乡村普及基本健康知识和理念，提高农民健康素养水平。适时深入乡村，对重点人群宣讲慢性病及急性传染病的预防、控制和治疗，提高他们自我管理、自我防治的能力。开展健康文化进校园活动，将健康文化普及纳入日常教育内容，让学生从小培养良好的生活习惯和行为方式。结合地方特色和风俗习惯，鼓励农民以健康文化为主题，自编、自导、自演文艺节目，宣传健康文化。加强对新媒体平台的监督管理，及时阻断不良、不实信息的传播，向农民推荐科学、可靠的信息渠道。充分利用村庄大喇叭、村庄微信群、村务公开栏等平台，向农民宣传健康文化。

健康产业篇

Healthy Industry

B.10

以健康产业引领健康城市发展：现状与建议

郭 巍 荆伟龙 徐 音*

摘 要： 健康城市的规划建设以人的身心健康贯穿始终，为人的全面发展提供充分、高效、便捷、智能的服务和设施支持。健康产业面向各类人群，包括预防、医疗、康复等诸多领域，是健康城市建设的重要内容。近年来，我国健康产业发展呈现出数字化、智能化、精准化等特点，并与互联网、制造、房地产、旅游、体育等行业不断深入融合，创造出新业态、新模式，在优化医疗资源配置、满足多元化多层次个性化健康需求、健全国家公共卫生

* 郭巍，国家发改委城市和小城镇中心学术委副秘书长，中国城市报中国健康城市研究院特约研究员，研究方向为产业政策、区域与城市发展；荆伟龙，国家食品安全风险评估中心，研究方向为健康城市、健康传播等；徐音，国家发改委城市和小城镇中心研究助理，研究方向为城镇化政策、产业规划等领域。

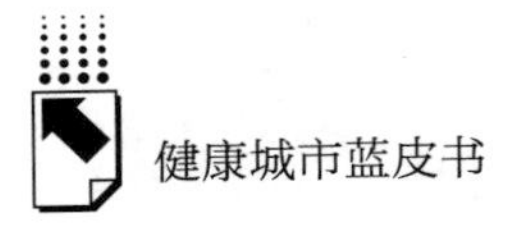

应急管理体系、成为经济增长新引擎、推动经济转型发展等方面发挥着重要作用，为健康城市建设提供有效助力。

关键词： 健康产业 健康城市 产业政策

2016年，中共中央、国务院发布《“健康中国2030”规划纲要》（以下简称《纲要》），提出以健康城市和健康村镇建设为重要抓手，以发展健康产业等为重点，推动健康产业转型升级，推进健康中国建设。2019年，为贯彻落实《纲要》部署，国家发改委、国家卫健委等21部委联合制定了《促进健康产业高质量发展行动纲要（2019—2022年）》，着眼于当前我国健康产业发展的短板弱项，规划十项重大工程，以促进健康产业高质量发展。

健康产业与现代服务业、旅游业、高新技术产业等联系紧密，既关乎民生需要，也是建设现代化经济体系的重要内容，经济和社会的双重特性使其成为国家关注的焦点之一，并发展成为国民经济的重要支柱产业。结合我国健康产业的发展情况，本文将重点关注医疗、医药、养老、医疗信息化和中医药等热点领域，分析梳理其发展情况和特点，研究其在推进实施健康中国战略和健康城市建设中的重要作用，并提出相关建议。

一 中国健康产业发展的动力强劲

（一）人口老龄化拉动健康需求快速上升

根据联合国相关标准，65岁及以上人口占比达到7%即为人口老龄化，达到14%则为深度老龄化。截至2018年，我国大陆地区65岁及以上人口达1.67亿人，占总人口11.9%。[①] 联合国经社理事会（ECOSOC）预测，到2025年我国65岁及以上人口比重将达到14%，进入深度老龄化阶段（见图1）。

① 民政部：《2018年民政事业发展统计公报》，民办函〔2001〕47号。

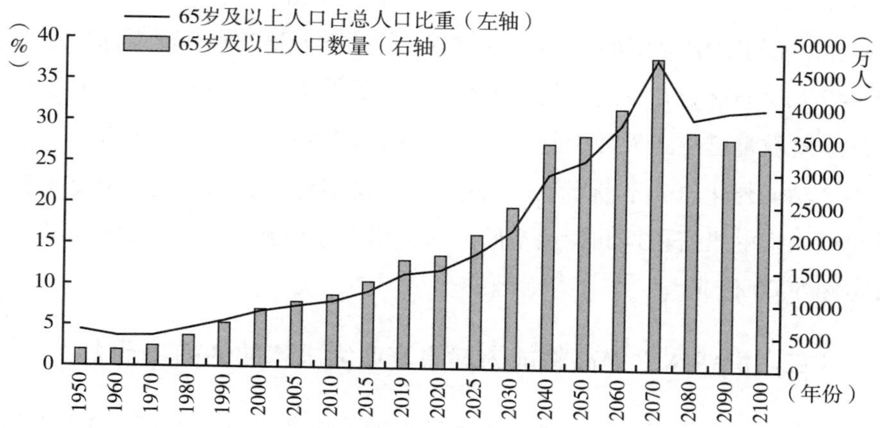

图 1　1950～2100 年中国 65 岁及以上人口数量和比重

资料来源：根据联合国经社理事会数据整理。

人口老龄化推动我国医疗健康需求的迅速攀升。老龄人口是各种慢性病的高发群体。根据国家卫健委数据，2018 年我国老年人的死亡原因主要为循环系统疾病、肿瘤、脑血管病等慢性病，约 1.8 亿名老年人患有慢性病，患病率远高于其他年龄组。[①] 2019 年 7 月，《健康中国行动（2019—2030 年）》指出，我国老年人患有一种及以上慢性病的比例高达 75%，失能、部分失能老年人约有 4000 万人。[②] 老龄人口的迅速增长将成为医疗健康需求快速扩张的重要因素，在慢性病治疗、健康管理、养生保健、康复等健康产业领域尤为明显。

与此同时，养老产业的服务供给低于预期，家庭养老负担加剧。截至 2018 年底，我国养老床位合计为 727.1 万张，每千名老年人拥有养老床位

① 国家卫生健康委员会编《中国卫生健康统计年鉴 -2019》，中国协和医科大学出版社，2019。

② 国家卫生健康委员会：《健康中国行动（2019—2030 年）》，中央人民政府网站，http://www.gov.cn/xinwen/2019-07/15/content_5409694.htm，最后访问日期：2020 年 8 月 16 日。

29.1张[①]，远低于经合组织国家的平均水平（47.2张/千人），也与民政部在“十三五规划”中提出的“到2020年每千名老年人口拥有养老床位数达到35~40张”目标存在一定差距。从人口家庭结构来看，2000~2015年老年人平均子女数量已从4人减少到3人。人口老龄化提高了家庭养老负担，使家庭养老功能外化压力不断增大。[②] 随着中国老龄化程度的深化，养老服务产业将迎来新的投资机遇和发展空间。相关研究结果预计，我国潜在养老市场或可超5000亿元。

（二）消费水平提高将成为健康产业需求释放的内生动力

一方面，国内经济增长和居民消费水平的提高刺激了医疗消费需求的增长。2019年，我国人均国民生产总值突破1万美元，人均可支配收入达到30733元。2013~2018年，我国居民消费增速保持在8%左右。其中，人均医疗保险消费支出的增速保持在10%以上，占居民消费支出比重不断提高。[③] 从医疗支出占国内生产总值比重来看，2017年我国卫生总费用占国内生产总值比重为6.2%，远低于同期美国（17.06%）等发达国家和世界平均水平（9.90%），存在较大增长空间。[④]

另一方面，中产阶级的崛起推动了医疗健康消费升级。根据麦肯锡咨询公司对中国中产阶级规模的测算，预计到2022年，中国中产阶级的数量将达到6.3亿人，占城镇人口的76%和总人口的45%。[⑤] 新兴的中产阶级具备更强的消费能力和健康意识，愿意在医疗健康上投入更多的时间和金钱。同时，中产阶级的健康诉求也更为多元，涵盖咨询、预防、治疗、护理、健康管理等多领域。其个性化的健康医养服务需求，也将促进医疗健康产品（服务）向高质量、定制化的方向发展。

① 民政部：《2018年民政事业发展统计公报》，民办函〔2001〕47号。

② 韩秉志：《老龄化问题不宜简单理解为养老》，《经济日报》2018年5月25日。

③ 根据国家统计局公开数据整理。

④ 根据世界银行公开数据整理。

⑤ 《麦肯锡：下一个十年的中国中产阶级》，中国发展研究基金会网站，https://cdrf.org.cn/yjck/2098.jhtml，最后访问日期：2020年8月15日。

（三）社会医疗保险制度的广覆盖大力提升了健康服务的可及性

随着医疗体制改革的推进，我国逐步建立起覆盖14亿人口的医疗保障体系。城镇职工医疗保险、城镇居民医疗保险和新型农村合作医疗三大基本医疗保险的全面覆盖，增强了人们购买和享受医疗健康产品（服务）的能力，大大释放了潜在的消费需求。2002～2018年，我国医疗卫生机构诊疗人次从21.5亿增长到83亿。社会医疗保障制度的不断完善，也为民众医疗健康需求的实现提供了重要支持。

（四）资本市场成为健康产业强力引擎

医疗健康行业发出的种种积极信号，使其成为投资机构重点关注的领域之一，大量资本的涌入为医疗健康行业的持续发展提供了资金保障，助力健康产业跨台阶发展。2011～2019年，医疗健康行业的融资总额从55.5亿元大幅增长到602.8亿元（见图2），年均复合增长率达34.7%。2019年，我国医疗健康产业共发生958起融资事件，融资总额为602.8亿元。受宏观融资环境的影响，2019年医疗健康行业的融资总额同比有所下跌，但仍处于历史第二高位。2020年第一季度，在全行业新经济领域的融资事件中，医疗健康产业占近1/6。整体而言，资本向着高质量的投资方向集中，为健康产业发展提供了无限动力。

（五）政策保障为行业良性发展营造了积极内生环境

近年来，为推进实施健康中国战略，各级政府陆续出台了一系列相关政策，为健康产业的发展提供了政策保障。在国家层面，国务院及其下属国家发展改革委、工信部、民政部、国家卫健委等在健康休闲产业、养老产业、互联网医疗、仿制药等多个领域提出相关发展措施和实施意见，如《关于改革药品医疗器械审评审批制度的意见》《中医药发展战略规划纲要（2016—2030年）》《关于加快发展健康休闲产业的指导意见》《关于促进“互联网＋医疗健康”发展的意见》《关于深化审评审批制度改革鼓励药品医疗器

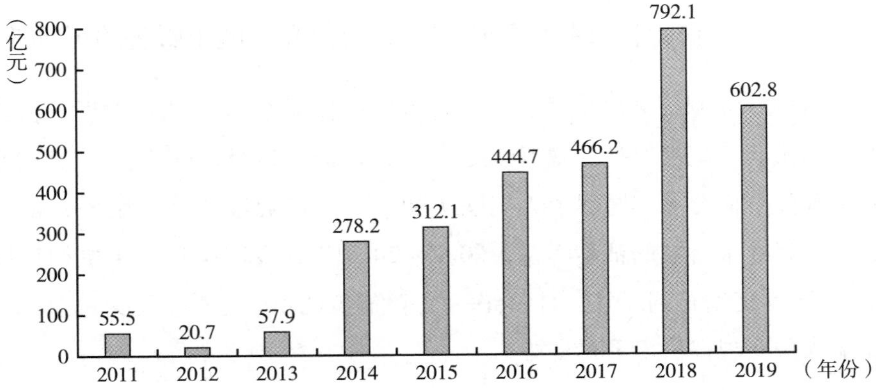

图2　2011～2019年中国医疗健康产业融资额

资料来源：《2019年全球医疗健康领域投融资报告》，未来智库网站，https：//www.vzkoo.com/news/2530.html，最后访问日期：2020年8月15日。

械创新的意见》《智慧健康养老产业发展行动计划（2017—2020年）》等。在地方层面，北京、上海、江苏、山东、广东等诸多省份结合当地的产业结构特点，制定相关产业政策促进健康产业发展，如《北京市加快科技创新发展医药健康产业的指导意见》《促进上海市生物医药产业高质量发展行动方案（2018—2020年）》《广东省关于促进生物医药创新发展的若干政策措施》，以及江苏省发布的《关于推动生物医药产业高质量发展的意见》等。

（六）科技创新推动健康产业高质量发展

一方面，新一代信息通信技术促进健康产业升级。随着信息通信技术的快速发展，云计算、大数据、人工智能、物联网、移动互联网等新一代信息技术对传统健康产业进行了多元化升级改造，提高了产业效率、降低了使用成本、拓宽了应用场景、增强了服务精度。主要应用领域包括：智能导诊、智能分诊、远程医疗、远程会诊、物联网远程手术、移动医护、电子健康档案、疾病风险管理与预测、医学影像理解、电子病历挖掘、辅助诊疗、新药模拟、公共卫生监控、疾控应急管理处置、医药电商、商业保险等。

另一方面，基础医学研究水平提高、生物科技创新为健康产业的蓬勃发展奠定了理论基础。近年来，我国不断加大在医药卫生领域的科研投入，在基因组学、干细胞、免疫学等基础研究领域取得突破，推动了疾病防治技术的提高和医疗产品开发。同时，生物科技的进步，如基因测序、基因编辑技术等，推动了精准医疗和个性化医疗的发展，生物创新药的研发则促进了我国生物药物产业规模迅速扩大。

二　健康产业热点领域的发展情况及行业特点

（一）医疗服务领域

1. 发展情况

近年来，我国医疗服务行业规模快速增长，2010～2019 年年均复合增长率超过 15%。截至 2019 年末，我国医疗卫生机构总数达 1007545 家，比 2018 年增加 10112 家；全国医疗卫生机构床位有 880.7 万张，每千人口医疗卫生机构床位数由 2018 年的 6.03 张增加到 2019 年的 6.30 张；全国卫生人员总数达 1292.8 万人，同比增长 5.1%。相关数据显示，随着卫生投入的持续增长和潜在医疗需求的释放，未来我国医疗服务行业规模将继续保持较高的增长速度，2023 年或将达到 8.92 万亿元。①

2. 发展特点

在市场规模不断扩大的同时，消费者（患者）对医疗服务效率和质量水平的需求日益提升，社会资本参与和数字化成为医疗服务领域的重要发展方向。

一是政策支持力度不断加大，推动社会办医做大做优做强。2009 年以来，在国家政策的驱动下，我国社会办医疗机构快速发展。以社会办医院为例，2010～2019 年我国民营医院数量增长 2 倍多，并在 2015 年

① 《2019～2023 年中国医疗服务行业市场预测》，中投大数据网站，http：//d.ocn.com.cn/news/data/201901/aawec8102954.shtml，最后访问日期：2020 年 8 月 15 日。

超过公立医院数量。截至 2019 年底，我国民营医院数量达 2. 2 万家，占总量的 65. 3% （见图 3）。但从诊疗量来看，2019 年我国民营医院诊疗人次占比仅为 14. 8% ，绝大部分诊疗仍发生在公立医院。在病床使用率上，民营医院也远不如公立医院，前者只有六成的使用率，公立医院则高达九成。为进一步解决社会办医面临的人才缺乏、资金不足、政策落实不到位等问题，推动社会办医高质量发展，2019 年国家卫生健康委等 10 部委发布《关于促进社会办医持续健康规范发展的意见》，提出在拓展社会办医空间、扩大用地供给、推广政府购买服务、落实税收优惠政策等方面加大社会办医支持力度，并就简化准入审批服务、优化运营管理服务、完善医疗保险支持政策等方面提出更加具体可操作的政策措施。同时，明确各项措施的责任部门，完善综合监管体系，确保政策全部兑现，取得实效。

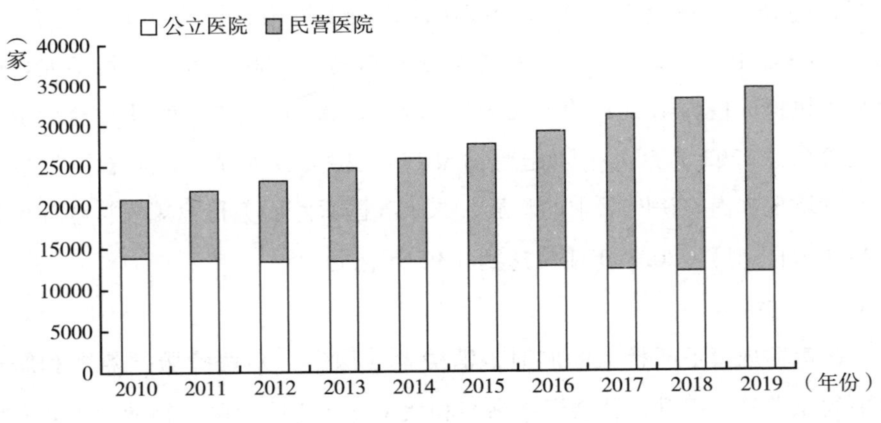

图 3 2010 ~ 2019 年全国医院数量

资料来源：根据国家卫生健康委数据整理。

二是移动医疗应用场景不断扩展，逐步覆盖健康服务全链条。一方面，随着以人工智能、大数据、区块链为代表的新一代信息技术在医疗领域的深度融合，以及线上线下医疗资源的进一步整合，移动医疗在优化医疗资源配置、提升医疗服务效率、城市应急管理等领域呈现出广阔的应用前景，迎来快速发展期。例如，在新冠肺炎疫情期间，远程医疗、在线诊疗、线上购药等在防疫、抗疫工作中发挥着积极作用，展现了移动医疗在新场景下缓解医疗资源供给压力、满足医疗服务需求的能力，为医疗产业数字化转型提供了契机。2020 年 2 月，国家卫健委发布《关于在疫情防控中做好互联网诊疗咨询服务的通知》，明确要求各省级部门统筹建立互联网医疗服务平台或对已建成的互联网诊疗服务平台进行宣贯。另一方面，经历多年发展，围绕“以消费者（患者）为中心”，移动医疗领域已经演化出医药电商、互联网医院、健康管理、医疗咨询等多种新业态，逐步覆盖健康服务全周期全链条，并根据各自优势纵向或横向发展。以京东健康为例，截至目前，京东健康已经形成涵盖医药健康电商、互联网医疗、健康服务、智慧解决方案四个板块的大健康业务布局，初步实现了对药品全产业链、医疗全流程、健康全场景、用户全生命周期的覆盖。①

3. 面临挑战

尽管我国社会办医和数字医疗发展迅速、前景广阔，但目前仍处于起步阶段，面临诸多挑战。在社会办医方面，一是社会办医疗机构普遍缺少优质人才资源，制约了其核心竞争力和品牌效应的形成。二是支付问题尚未解决，目前社会办医院对医保的依赖程度较高，但截至 2018 年底，能获得医保定点的社会办医疗机构数量还不到两成。② 三是相关政策体系尚不完善，存在监管缺位、政策措施难以落地等问题。在数字医疗方面，一是“网络问诊”等部分应用，由于存在医疗质量、安全风险等方面问题，尚未试点放开。二是医生资源有待进一步盘活，优质医生短缺问题仍然普遍存在。三是部分监管缺位现象仍然存在，在信息披露、数据安全、用户隐私等方面的法律监管有待进一步覆盖。

---

① 《京东健康重大发布：布局健康全链条　打造智慧健康新生态》，搜狐网，https：//www.sohu.com/a/350492652_422330，最后访问日期：2020 年 8 月 15 日。

② 林志吟：《资本办医退烧，顶级民营医院收入依赖医保》，第一财经，https：//www.yicai.com/news/100242822.html，最后访问日期：2020 年 8 月 15 日。

（二）医药领域

1. 发展情况

当前，在国家相关部委对医药产品多次降价、省级集中招标、反商业贿赂以及医保控费等多重政策调控的影响下，我国医药制造业发展模式进一步优化，发展速度有所缓和。2019 年，我国医药制造业累计实现营业收入 2.4 万亿元，利润总额为 3119 亿元，分别同比增长 7.4% 和 5.9% 。与 2018 年（12.4% 和 9.5%） 相比，略有下降。

2. 发展特点

医药行业的政策敏感性较高，随着药品、医疗、医保以及行业监管等领域改革的深入推进，以及国家对生物医药和医疗器械创新的鼓励，在多重政策措施的影响下，医药行业发展呈现出以下特点。

一是增长速度趋向缓和。一方面，2018 年以来，仿制药质量和疗效一致性评价、化学药品注册新分类改革方案、药物临床试验数据核查流程化等政策措施的实施，在提高医药企业研发成本的同时，也加快了仿制药行业落后产能的淘汰。另一方面，“医保控费” 给行业增长带来压力。随着医保支付压力日益增加，“控费” 成为医药领域政策的长期主题，部分企业利润受到较大影响。2018 年《4 +7 城市药品集中采购文件》的发布，确立了带量采购的药品采购模式，通过以价换量、单一中标等方式大幅压缩了药品价格。2019 年，国务院办公厅印发《关于印发深化医药卫生体制改革 2019 年重点工作任务的通知》，明确提出将药品集中采购和使用、医疗机构用药管理、医用耗材使用等作为医药卫生体制改革的工作重点。从短期来看，在此类政策措施影响下，不少企业将面临较大压力；但从长期来看，医药行业存量市场结构将不断优化调整，行业集中度将进一步提升，对医药企业加大创新研发力度、促进产业转型、优化供给带来较大促进作用。

二是创新药及相关产业成为未来较长一段时间内医药行业增长的主要动力。为鼓励创新药研发，2015 年以来，国家药品监督管理局等部门在药品注册优先评审、保护创新者权益、药品境外检查等方面出台实施了多项政策措施，优化新药研发环境，推动我国医药行业在研发、监管等各方面与国际接轨，全力保障我国医药行业新药研发水平加快提升。此外，各种形式的联合、兼并、重组，在一定程度上改变了医药企业“多、小、散、乱、差”的局面，提高了生产集中度，激发药品生产企业活力，推动解决国内常用药和医疗器械的供应问题。同时，国家对创新药的财政支持也不断增加。相关数据显示，2016～2020年，我国重大新药专项投入和药物研发经费政府总投入均较2011～2015年翻倍。在国家各项政策的扶持下，创新药发展将迎来机遇期。2008～2018年，我国创新药临床申报数量总体呈现增长趋势，化学药和生物药临床申报数量的年均复合增长率分别达19.9%和23.5%。[①]

三是分级诊疗和进口替代推动医疗器械行业持续快速增长。一方面，分级诊疗带来基层医疗器械需求扩容。随着分级诊疗和社会办医的发展，基层医疗机构、民营医疗机构以及第三方检验、影像、护理机构等对医疗设备的需求大大提高，为医疗器械发展提供了广阔市场。另一方面，国家出台了多项政策鼓励医疗器械创新和国产化。例如，在研发阶段为先进医疗器械直接提供临床支持，在上市审批阶段提供绿色通道，在招标销售阶段鼓励使用国产医疗器械，以及遴选优秀产品打造国产品牌化等。目前，临床上已经有一大批中高端医疗器械实现了国产化，逐步替代进口产品，产品质量普遍受到医患双方认可。[②] 需求提升叠加政策支持，未来我国医疗器械行业将继续保持较高增长速度。据预测，2021～2022年我国医疗器械生产企业主营收入将有望突破万亿元。[③]

3. 面临的挑战

一是企业规模小、布局分散，行业集中度较低的现象仍然存在；二是医保控费将使部分以仿制为主的中小型药企面临较大压力。同时，利润的相对

① 杨庆、刘玲玲、周斌：《我国创新药的发展现状》，《中国医药工业杂志》2019年第6期。

② 《国家药监局：已有大批中高端医疗器械实现了国产化　可代替进口产品》，中国网，http://news.china.com.cn/txt/2019-08/02/content_75059277.htm，最后访问日期：2020年8月15日。

③ 中国药品监督管理研究会主编《中国医疗器械行业发展报告（2019）》，社会科学文献出版社，2019。

减少也将影响医药企业对新药研发的投入。三是不少企业存在研发投入低、创新能力弱的短板。数据显示，2019 年上半年，我国 273 家 A 股医药生物行业上市公司的研发投入占营收比的中位数为 3.97%。其中，仅有 37 家企业的研发费用占营收比在 10% 以上，研发费用占营收比未过中位线的企业数量超过一半（50.55%）。[①]

（三）养老领域

1. 发展情况

人口老龄化带来的刚性需求推动我国养老产业持续发展。[②] 截至 2018 年底，我国共有各类养老机构和设施 16.8 万家，养老床位有 727.1 万张，每千名老年人拥有养老床位 29.1 张。其中，注册登记的养老机构有 2.9 万家，社区养老照料机构和设施有 4.5 万家，社区互助型养老设施有 9.1 万家。[③] 相关数据显示，2018 年我国养老产业市场规模为 6.57 万亿元，2021 年预计将达到 8.81 万亿元。

2. 发展特点

一是产业间不断深入融合，新业态不断涌现。一方面，房地产、保险等行业利用自身优势，较早进入养老行业，催生出养老地产等细分领域。另一方面，随着养老服务需求多样化、多层次的发展，养老与旅游、互联网、文化、餐饮、体育等行业相互碰撞融合，衍生出养老旅游、智慧养老、养老文娱等新业态。

二是养老模式多元化发展，以居家养老为基础、社区养老为依托、机构养老为支撑、医养融合发展的多层次社会化养老服务体系逐步确立并完善。

三是社会资本广泛参与养老服务，推动提升服务供给质量和效率。2019 年 1 月，民政部发布《关于贯彻落实新修改的〈中华人民共和国老年人权益保障法〉的通知》，取消养老机构设立许可，鼓励社会资本进入。同年 2

① 《44 家 A 股上市医药企业研发投入超 1 亿元》，《新京报》2019 年 9 月 3 日。

② 艾媒生活与出行产业研究中心：《2019 中国养老产业发展剖析与发展趋势分析报告》，艾媒网，https://www.iimedia.cn/c400/63971.html，最后访问日期：2020 年 8 月 15 日。

③ 民政部：《2018 年民政事业发展统计公报》，民办函〔2001〕47 号。

月，国家发展改革委等18个部门联合印发《加大力度推动社会领域公共服务补短板强弱项提质量促进形成强大国内市场的行动方案》，提出全面放开养老服务市场。更宽松的行业准入门槛、更明确的政策细则支持将推动社会资本投入养老服务，激活养老服务市场活力，优化养老服务资源配置，促进社会养老供给量和养老服务质量的提高。

3. 面临的挑战

一是养老产品和服务有效供给不足、质量不高等问题依然存在，人民群众养老服务需求尚未得到有效满足。从每千人口养老床位数来看，2014～2018年我国每千人口养老床位数的年均复合增长率仅为1.4%。同期，我国60岁及以上人口数量的年均复合增长率为3.7%，远高于每千人口养老床位数的增长速度。从护理人员数量来看，我国家政养老看护服务和社区日间照料的养老护理人员缺口率分别超过55%和70%。[①] 同时，现有从业人员大多未经专业技能培训，整体素质较低，专业水平、业务能力不高等问题突出。

二是养老机构盈利模式不成熟。相关数据显示，截至2015年6月，一半以上的民办养老机构收支只能持平，40%的民办养老机构长年处于亏损状态，能盈利的不足9%。[②] 盈利模式的不确定性，或将阻碍市场对养老行业的进一步投入。

三是养老产业链尚不完整。目前，在我国养老产业各细分领域中，仅养老地产和养老护理服务发展较为活跃，其他细分市场大多处于摸索阶段，产业链存在断层的现象。

（四）医疗信息化领域

1. 发展情况

近年来，我国医疗信息化市场规模稳步增长。2018年我国医疗信息化

① 《人口老龄化：怎么看，怎么办》，光明网，http://theory.gmw.cn/2019-07/18/content_33008170.htm，最后访问日期：2020年8月15日。

② 《民办养老机构40%常年亏损》，人民网，http://legal.people.com.cn/n/2015/0604/c188502-27100775.html，最后访问日期：2020年8月15日。

市场规模为516亿元，同比增长15.18%；2019年市场规模接近600亿元。据预测，我国医疗信息化市场规模或将在2023年突破1000亿元，增长潜力巨大。[①]

2. 发展特点

一是疫情推动医院信息化建设加速发展。在新冠肺炎疫情期间，信息化有效支撑了医院对人、财、物各类资源的组织管理与调度，对维持医院正常运转发挥着重要作用。今后，越来越多的医院将加大信息化建设的投入，增强运营管理能力。

二是医疗信息化建设的区域性愈发明显。此次疫情凸显了区域人口健康信息平台在情报收集、监测预警、精准防控等方面的重要作用。各级政府将加大区域医疗信息化建设的投入，在诊疗、急救、医疗资源调配等方面加强区域协同，提高区域医疗水平和救治能力。

三是人工智能、5G技术、物联网、区块链医学等新技术在健康领域的应用不断成熟，为诊断治疗、居民健康管理、药物研发、医疗器械制造等注入活力，推动实现“健康智能化”。

四是数据开放共享和数据安全保护并行。一方面，推动实现数据共享，并在此基础上有效利用健康医疗大数据，促进其在药物研发、临床医学、健康管理、公共健康卫生等领域的应用。另一方面，制定和完善相关法律法规，加强对健康医疗大数据的管理和应用。2018年9月，国家卫生健康委发布了《国家健康医疗大数据标准、安全和服务管理办法（试行）》，提出加强健康医疗大数据管理，明确由国家卫生健康委负责建立健康医疗大数据开放共享机制。

3. 面临的挑战

一是信息共享程度不高，医疗机构之间的信息共享协同有待进一步提升，“信息孤岛”现象仍然存在；二是物联网、互联网、大数据、云计算等

① 《医疗信息化开始加速——新冠疫情可能带来的行业变化》，新财富网，http://www.xcf.cn/article/8b2da5e747d911eabf3cd4c9efcfdeca.html，最后访问日期：2020年8月15日。

复合型高新技术人才不足；三是各类医疗信息的采集和应用在制度标准和边界范围方面，尚须进一步规范和统一；四是应用开发速度快于制度规范速度，部分应用场景的责任归属尚不明确；五是相关法律法规尚不健全，在有效监督方面有待进一步完善与覆盖。

（五）中医药领域

1. 发展特点

一是中医药产业体系基本形成。在现阶段，我国中药产业已基本形成以科技创新为动力、中药农业为基础、中药工业为主体、中药装备工业为支撑、中药商业为枢纽的新型产业体系，发展模式从粗放型向质量效益型转变，产业技术标准化和规范化水平明显提高。[①]

二是中医药行业在执医用药方面不断趋于规范。2018 年以来，全国各地医疗机构加强了对包括诸多知名中药大品种在内的辅助用药的重点监控，虽然近年来医院中成药增速逐步放缓，但制度性的规范将为该领域注入长效发展动力。

三是社会信任有所增强。在新冠肺炎疫情期间，中医药全程参与深度介入疫情防控，参与救治确诊病例的占比达到 92%；金花清感颗粒、连花清瘟胶囊/颗粒、宣肺败毒方等“三药三方”，在临床中有效降低了发病率、转重率、病亡率，提高了治愈率，对疫情防控起到了积极作用。[②] 中西医结合、中西药并用，成为这次疫情防控的一大特点，加深了社会公众对中医药的认识和了解。

四是政策扶持力度不断增强。2019 年 10 月，国务院出台《关于促进中医药传承创新发展的意见》，从加强人才队伍建设、促进中医药传承与开放创新发展、中医药管理体制机制改革等方面提出指导意见。此外，受疫情影

① 《中药现代化助力产业跨越式发展》，国家中医药管理局网站，http：//www. satcm. gov. cn/xinxifabu/shizhengyaowen/2019 - 09 - 20/11034. html，最后访问日期：2020 年 8 月 15 日。

② 《抗击新冠肺炎疫情的中国行动》，中央人民政府网站，http：//www. gov. cn/zhengce/2020 - 06/07/content_ 5517737. htm，最后访问日期：2020 年 8 月 15 日。

响，各省份积极深入落实中医药强省计划，在中医药服务能力、打造中医药品牌等领域提出多项发展措施。

2. 面临的挑战

一是中医药的传承、推广和普及力度仍然需要进一步提高。二是在中药材的来源、晾晒、包装、存储、运输等方面需要更加完备的质量标准和规范，农残超标、以次充好等质量问题屡有出现。三是中医药研发创新有待进一步加强，且现有的《专利法》《著作权法》《商标法》等法律未能实现对中医药知识产权的有效保护。四是当前缺少符合中医特有规律的人才培养和管理模式。五是在医疗领域中，西医为主、中医为辅的格局依然存在，中西医在医疗体系建设、机构规模、资金投入、人才培养等多个领域仍具有较大差距。

三　发展建议

（一）医疗服务领域

一是鼓励学校、科研院所等人才培养机构与企业加强合作，面向行业发展和市场需求，加强专科人才、全科医生等专业人才的培养和引进。二是在加强监管的基础上，进一步放宽对社会办医机构申请医保定点的限制，加快发展商业健康保险，全面推进医保在线支付，形成多层次、多类型的医保支付结算体系。三是鼓励医疗服务与互联网、养老、旅游、文化、餐饮、体育等行业的跨界融合与创新，培育医疗旅游、医疗美容、老年文娱等新业态，推动健康产品、管理和服务的不断创新。四是在机构设置、产品（服务）质量、执业资质等方面建立和完善相关标准体系和行业规范，构建企业自律、行业自治、社会监督、政府监管的共治格局，合理引导社会资本参与医疗服务行业。

（二）医药领域

一是在符合部分领域发展利益的情形下，鼓励企业兼并重组，整合技术、资金、市场等资源，提高产业集中度。二是进一步完善卫生与健康科技创新体系，促进医产学研协同创新，提高生物医药、生物医学工程、医疗器械等行业核心技术的研发和创新能力、技术转化效率和产业化发展能力。三是加强财税政策支持和知识产权保护，鼓励企业提高创新投入，研发具有自主知识产权的新药、医疗器械等产品和技术，优化升级产品结构，增加优质健康产品（服务）的有效供给。四是发展专业化公共服务平台和咨询机构，推动整合相关领域的研究资源和研究力量，为企业研发提供全链条的科技支撑。

（三）养老领域

一是加大财政投入，落实各项优惠政策，鼓励社会资本参与养老服务行业，特别是在高龄、失能、半失能老年人的医疗服务、康复护理服务等供给缺口较大的领域。二是进一步完善养老服务标准体系，如养老服务设施建设标准、养老服务质量标准、养老服务职业标准等，加强养老服务机构的自身建设。三是加强养老服务专项人才供给，加强产教融合和校企合作，创新养老服务专项人才的培养模式，构建系统化专业化的人才培养体系，提高养老服务人员的专业能力和规范化水平。四是进一步完善养老行业职业发展体系，提高养老从业人员的薪酬待遇和社会地位，吸引更多人才的加入。五是发展养老服务产业，在基本生活照料和医疗护理之外，积极探索开拓康养、娱乐、学习、理财等领域的老年产品市场，满足多元化养老服务需求。

（四）医疗信息化领域

一是加快制定相关法律法规和行业规范，严格准入门槛，完善互联网医疗在责任分担、服务范围界定、个人隐私保护、数据安全、虚拟服务定价等方面的规定。二是进一步探索多元应用场景，将信息化更好地赋能于传统医疗服务领域，在安全有序的前提下，逐步放开试点部分尚未准入的应用领域。三是推动医疗健康数据开放共享，制定统一的数据采集、储存、传递、应用的标准体系，建立统一、兼容、高效的医疗健康数据平台，促进医疗健康信息互联互通。四是加强医疗健康数据信息管理，构建分层分级分域的数据管理体系，加快发展医疗健康数据安全保护技术，提高使用者对数据安全风险的识别、评估、控制、监测能力，规范数据的开放共享。

（五）中医药领域

一是加大对中医药发展的经费投入，增强中医药宣传和推广力度，塑造中医药行业良好的社会形象，增强消费者（患者）对中医药的信任。二是加强中医药专利保护，建立中医药非物质文化遗产保护制度体系，确保中医药传承的可持续性。三是建立适合中医发展的现代医院管理制度和人才评价机制，为该领域不断培养和注入人才力量。四是推进中药质量标准体系和质量管理体系建设，加强行业监管，规范中药产业链全程的过程管理。五是加大中医科研投入，采用科学的研究方法，发现、总结、传播中医精髓，开展中医临床规范化、个体化治疗及其作用机制、疑难重症治疗等研究。

B.11

城市健康产业突破与创新营销

贾云峰　王雅琼*

摘　要： 健康产业已上升为国家战略，全国有11个省份将健康产业作为支柱产业，“十三五”期间有12个省份制定了健康产业专项规划或行动计划。城市健康产业发展存在的主要问题是：健康产业法规有待完善，产业链分散，商业模式单一，消费市场潜力尚待挖掘，产业发展与城市品牌理念脱节。基于此，建议加强政策统筹和扶持力度，整合资源打造健康全产业链，以创新思路加强产业营销，用理念突破健康城市品牌建设，制订并实施疫后重振计划。

关键词： 健康产业　健康产业营销　城市品牌

一　城市健康产业发展现状分析

（一）健康产业政策导向

在政府层面，我国重视以人为本，大健康产业的发展将民众始终放在工作中的首位。自2015年以来，国家连续下发了几十项政策，从各方面给予

* 贾云峰，博士，联合国世界旅游组织专家，兼任中国旅游改革发展咨询委员会委员，研究方向为品牌战略、全域旅游、乡村振兴等；王雅琼，中级经济师，研究方向为旅游经济、农业经济。

详细规划，并提供财税、资金、人力等各项扶持政策。

尤其是2016年《“健康中国2030”规划纲要》的发布，表明“健康中国”正式上升为国家战略，成为继互联网之后中国经济发展的新引擎。继而《“十三五”大健康产业科技创新规划》强调发展精准化、早期预警和检测、信息技术与健康管理服务融合创新。

2019年发布的《健康中国行动（2019—2030年）》主要体现了四大转变，在定位上从以治病为中心向以人民健康为中心转变，在策略上从注重“治已病”向注重“治未病”转变，在主体上从依靠卫生健康系统向社会整体联动转变，在行动上努力从宣传倡导向全民参与、个人行动的转变。

在区域层面，有11个省份将健康产业作为支柱产业，有14个省份将其作为重要产业（见图1），排名前五的领域分别是生物医药、健康医疗旅游、中医药（民族医药）、化学药和医疗器械（见图2）。在“十三五”期间，有12个省份已制定了健康产业专项规划或行动计划，19个省份将其列为战略性新兴产业，所有省份都制定了“健康产业2030发展规划纲要”；健康服务均等化、人口老龄化、创新引领依然是“十四五”时期关注的焦点。①

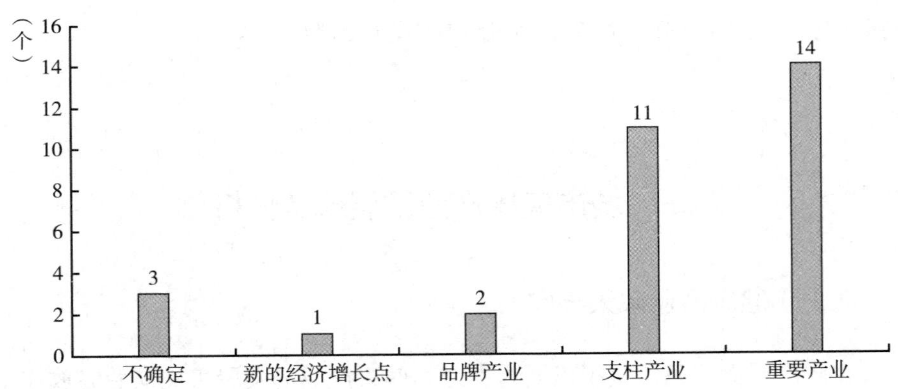

图1　各省份对健康产业的定位

① 《〈中国大健康产业趋势研究报告〉正式发布》，搜狐网，https://www.sohu.com/a/371022186_120153258，最后访问日期：2020年8月15日。

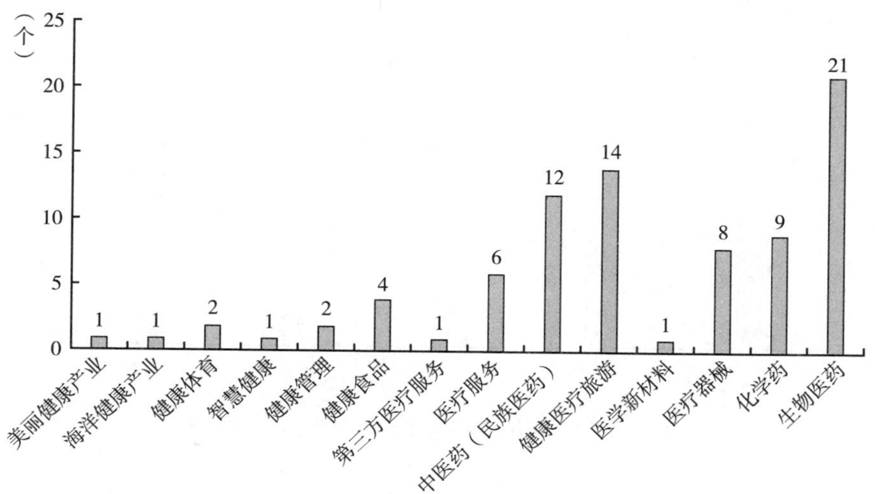

图 2　各省份健康产业重点发展领域

（二）健康产业发展规模

在市场、政策和投资的共同作用下，我国健康产业进入了高速成长期，健康产业的产业链已逐步完善，新兴业态正不断涌现，如养老产业、健康旅游、营养保健产品研发制造、高端医疗器械研发制造，健康管理、专科医疗、健康养生、生物医药等领域快速发展。新兴产品也呈现多元化趋势，健康需求也不再局限于体检和治病，种类正在不断增加。

艾媒咨询数据显示，2014～2018 年，中国的健康产业整体营收保持增长态势，2018 年营收规模为 5.4 万亿元，较 2017 年增幅达 22.7%（见图 3）。根据《“健康中国 2030”规划纲要》，到 2020 年，我国健康服务业总规模达到 8 万亿元以上，2030 年达到 16 万亿元，行业发展空间巨大。

未来，我国城市健康产业将逐步实现包括前沿生物技术、医疗大数据、人工智能等领域在内的技术创新，基于医疗分级、医药改革的“互联网 +”模式创新，和由需求客群细分催生出的医疗旅游、医药供应链等新业态创新。

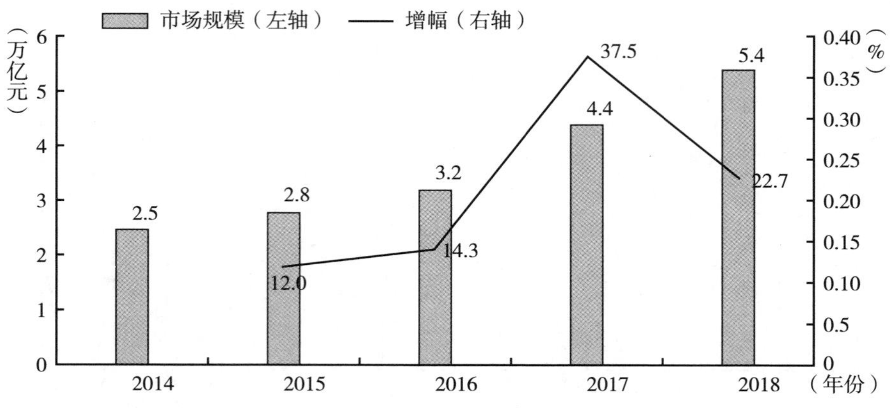

图 3　2014～2018 年中国健康产业整体营收情况

资料来源：《2019 中国 3·15 消费者权益调查报告网民健康篇》，艾媒网，https://www.iimedia.cn/c400/63787.html，最后访问日期：2020 年 8 月 15 日。

（三）国内外健康产业发展的主要经验

近年来，我国健康产业也得到了较快发展，形成了较具规模的健康产业园区、健康小镇等健康产业集聚地。从全球来看，健康产业在发达国家发展起步早，产业规模较大，发展模式较成熟。各地的发展模式及成功经验，具有较好的借鉴作用。

1. 政府统筹规划及合理引导

美国是世界上健康产业较发达的国家，美国到目前为止发布过四代健康计划。日本从在第二次世界大战以后，也实施了四次国民健康 10 年规划。日本生物医药技术能享誉全球，也离不开日本政府对生物医药技术的积极推进。日本提出了“生物技术产业立国”的口号，出台了“产业园区计划”。深圳市是我国健康产业较发达的市之一，其于 2013 年发布了《深圳市生命健康产业发展规划（2013—2020 年）》，确定了深圳生命健康产业发展重点，深圳涌现出一批生命健康领域的行业龙头企业，具有完整的产业链。

2. 集聚式发展模式

无论是国外还是国内，发展健康产业一般都离不开集聚式的发展模式，或成立产业园区，或成立健康小镇。例如，瑞士的达沃斯疗养胜地，游客在闲适惬意的旅游中达到疗养治病的效果；美国的印第安纳州健康产业集群，以医药制造和医疗器械制造核心企业为中心，发展完整的产业链；江苏泰州国家医药城，集研发、生产、交易、医疗等各项功能于一体，是我国唯一的国家级医药高新区；美国的健康产业集群趋势相当明显，形成了具有竞争优势的生物医药产业链集群板块，如旧金山、波士顿等生物医药集群地。

3. 打造符合自身特色的产业集群

国内外各产业集聚区的发展实践表明，健康产业集聚发展要与当地特色资源相结合。现有景区或景区周边有宗教文化基础的，可适当进行宗教文化型的康养小镇开发，如湖北武当山宗教文化养生小镇；亦可依托温泉资源建设温泉型康养小镇，如湖南温泉度假养生小镇；韩国发展以整形美容为特色的医疗旅游产业；瑞士以独特的自然环境大力发展健康旅游产业；德国被誉为欧洲生物医药研发中心，成立生物技术园；等等。

4. 强化产业的融合与多元化发展

在信息技术发展的潮流下，不断拓展产业之间融合，将健康产业与信息技术相融合，将健康产业与旅游、文化产业相融合等，健康产业发展道路才会越走越宽、越走越远。

二　城市健康产业发展与营销经验——以衢州市为例

衢州市位于钱塘江上游、浙闽赣皖四省交界，素有“四省通衢、五路总头”之称，是一座江南历史文化名城，也是一座美丽的生态幸福之城。然而，长期以来，衢州“养在深闺人未识”，面对沿海地区梯度发展的强劲势头，为了寻求突破，衢州市精准定位城市的根与魂，发掘城市独有的个性资源，顺应蓬勃发展的时代潮流，全力塑造“南孔圣地·衢州有礼”的城市品牌，经过多轮有效营销推广，在全国范围内产生了影响。

（一）紧抓自身资源优势，发展特色健康产业

衢州市在浙江全省 11 个市中地区生产总值排名处于下游，发展健康产业首先需要克服产业发展水平不足、产业发展质量不高、产业发展支撑不强三大短板。衢州深刻剖析自身发展过程中的问题，明确健康产业发展目标，充分发挥城市高品位文化资源和生态资源集聚的优势，围绕“南孔圣地”“山水胜（圣）地”“围棋圣地”“针圣故里”四张世界级文化名片，与健康产业发展紧密相关，构建具有鲜明的衢州城市特色的健康产业链，实现健康产业与文化、旅游、体育、养老等产业的深度融合和集聚发展。

（二）发挥“衢州有礼”城市品牌引领效应

在“衢州有礼”的城市品牌引领之下，按照“核心资源→地域品牌→先导行业→主体行业→链式发展”的发展路径，打造“一城四地”衢州健康产业品牌，其中“一城”即“健康‘圣’地、幸福名城”总体定位，“四地”分别为“南孔圣地”儒学养心基地、“山水圣地”长寿养生基地、“围棋圣地”运动休闲基地和“针圣故里”特色医疗基地，并逐步规划建设一批健康产业园、特色小镇、旅游景区，开发具有衢州特色的健康产品，2019 年（中国）衢州医药健康城被评为国家级大健康产业示范基地，多个项目入选浙江省健康产业重点项目库。

（三）突破一批政策瓶颈，强化产业支持力度

突破健康产业发展的体制机制瓶颈，优化健康产业发展的政策环境，衢州市在领导机制、土地政策、金融支持、人才培养、招商引资等方面采取了一系列创新改革举措。

1. 完善组织领导体系

成立健康产业发展领导小组，由分管副市长任组长，领导小组办公室推进政府部门联动发展和市区县协同发展，并建立健康产业发展联席会议制度。

2. 强化土地政策支持

加大用地保障力度，实施新增建设用地项目储备库管理方式，做到健康类产业项目全部入库。创新土地供给方式，鼓励以长期租赁、先租后让、租让结合的方式供应大健康产业项目建设用地。

3. 创新资金支持方式

建立健康产业基金，以政府出资结合社会募集的方式吸引社会资金。落实税费优惠政策，针对健康产业领域相关企业机构进行税费优惠，创新养老机构财政补贴方式。

4. 强化人才政策支持

加快培育健康产业技能型人才，在大学和职业院校开设相关专业课程，推行学历证书与职业资格证书“双证”制度，完善全市职业培训体系。鼓励健康产业创业创新，建设企业和科研院所合作互动机制。

5. 壮大健康产业市场主体

通过招商引进新龙头企业，着眼国内外知名企业，加大产业链招商，引进一批关联性较强的企业，为城市健康产业输入新鲜血液。促进重点中小企业成长，培养一批“小而优”的小巨人。

（四）产业营销借势“衢州有礼”品牌推广

一场场别开生面的城市品牌发布会与旅游优惠政策推介会，将“衢州有礼”立于全国的聚光灯下，让这座“养在深闺的城市”在全国文旅市场中激起层层浪花。在首轮亮相之余，又通过宣传标语、旅游包机、高铁冠名等方式将深厚的城市文化底蕴与文明价值理念传到千家万户。

借势“衢州有礼”城市品牌推广，衢州健康产业营销也采取了主动对接、积极协调行动，抓住中国进口博览会契机，举办“一带一路”商贸合作项目推介活动，推动十余个驻沪总领馆走进衢州。赴长三角城市开展主体招商活动，积极推动长三角运动休闲体验季等活动进衢州，提升衢州健康休闲市场的知名度。

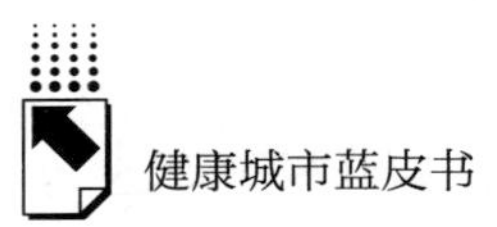

三　后疫情时期城市健康产业突破与创新营销的建议

2020 年新冠肺炎疫情暴发，中国众多行业呈现出发展困境，主要表现在三个层面：一是行业整体需求萎缩，二是生产要素大量减少或成本显著上升，三是政策性影响。作为与疫情联系最密切的健康产业，承担在一线的医疗救治、防控的重大服务功能，留在后方的健康服务供应链甚至整个健康产业也在经受重大考验。在疫情之后，城市健康产业的发展与整个社会经济或同频共振，或相互衍生，或相互渗透，对于如何突破困境迅速振兴，笔者提出以下几点建议。

（一）整合资源打造健康全产业链

我国健康产业存在产业链较为分散的问题，这意味着必须通过大量的资源整合将各个环节有效地联结在一起。而当前的市场竞争力正在由产业运营优势向资本运营优势转变，健康产业的发展势必与相应的资金、资源、技术和渠道等各方途径实现有效结合。

鼓励相关行业向健康产业跨界对接，引导和促进健康产业与养老、旅游、互联网、健身休闲、食品等产业融合发展。积极构筑以“医”为支撑的医药医疗产业，以“养”为支撑的健康养老产业，以“健”为支撑的运动健身产业，以“管”为支撑的康复管理产业，以“游”为支撑的休闲旅游产业，以“食”为支撑的药食材料产业，以“科”为支撑的高新科技产业。充分发挥高校、研究院所的产学研合作项目，加强校企合作，形成新的合作模式从而提升产业集群的研发制造能力。

攻克商业模式单一难题，健康产业的发展必须闯出一种以“设计 + 推广产品 + 技术 + 服务 + 信息”的创新商业模式。同时，传统的健康产业也需要思考如何进行产业和产品的升级换代。

积极培育具有城市特色、较高关联度和集群度的健康产业链、产业群，借鉴国内外成功案例，基于本地先发优势与后发优势，扬长避短，错位发展，积极承接国家经济圈大战略的产业溢出效应，防范健康产业同质化竞争风险。

（二）以创新思路加强产业营销

健康产业是一个较易界定客户群体的产业，所有人都追求健康、需要健康，这意味着我国庞大的人口基数带来了巨大的潜在消费市场，因此健康产业营销成为健康时代新风潮之下的升级之路。

从营销角度来看，只有做到“异”，才能在大势中做到异军突起，引领行业，此中的“异”即为品牌差异、产品差异、模式差异和业态差异。

（1）打造城市健康产业品牌，借势 IP 影响力，让品牌可触及、可感知。由于消费者对许多健康品牌认知模糊，如何树立消费者对品牌的认知、促进品牌差异化成为健康品牌的关注重点。健康与人们的日常生活息息相关，如将品牌及其产品原生地融入 IP 的生活场景中，能够简单直接地为消费者传递品牌价值观，让品牌易被感知。

（2）多方数据联动，构建数字营销闭环，精准锁定目标人群。在健康行业市场中，往往存在受众人群较窄、触及目标用户难度较大、实现转化流程长的三大痛点。通过联动多方数据进行分析，能帮助精准洞察目标人群画像，进而调整投放策略，以达到提升转化率的目标。

（3）扩大曝光范围，强化品牌记忆。借助氛围营造、媒体营销、线下推广和事件营销等方式扩大品牌曝光范围。如今视频营销已成为品牌推广的主流营销方式，随着技术的不断突破，出现了一批能够让品牌更上一层楼的用户视频营销体验的科技创新产品，实现品牌更大范围的曝光并能提升消费者对品牌的喜好度和认知度。

（4）引燃品牌内核品质，激发情感共鸣。通过将具有个性和吸引力的优质内容与品牌进行结合，更容易引燃品牌最内核的精神，并将之传达给消费者。健康品牌通过选择优质资源与品牌进行内容共建，成功打造了品牌自身的独特印记，同时高度引发用户的情感共鸣，提升用户选择品牌时的优先级。

（三）用理念突破健康城市品牌建设

在建设和打响城市品牌的全过程中，以健康理念贯穿始终。一是强化市民健康意识，开展全民健康行动，利用节假日在人口密集的广场、学校、医院等场所开展健康促进宣传活动；编制健康教育书籍及音视频材料发放给市民群众；落实“将健康融入所有政策”，推动实现普及基本卫生知识、基本卫生技能、健康生活方式的理想目标。

二是强化健康阵地意识，建设健康主题公园、健康教育基地、健康街区等宣传阵地建设，从生活方式、体育运动、心理健康等方面开展健康教育活动，让市民耳濡目染接受健康理念和知识。

三是强化健康团队意识，注重不同层次健康教育人员知识培训，建立涵盖社会多层面的健康教育队伍，包括医疗领域专家团队、志愿者宣讲团队、业务指导工作小组等，为打造健康城市品牌提供支持。

（四）制订并实施疫后重振计划

在疫情得到控制后，生产生活得到有序恢复，在后疫情时期新常态来临之际，应当尽快制订并实施城市健康产业重振计划，出台扶持政策。在新冠疫情结束后，国家将进一步加大公共卫生服务、养生养老、健康大数据等建设投入力度，各地应提前谋划一批带动作用强、经济效益好的健康养生、康养旅游重大项目，以实现城市健康产业率先突破。

四　结论

健康产业被誉为继信息技术产业之后的全球“财富第五波”，是多产业跨界融合的“大产业”，是引领消费升级的“大市场”，是增进民生福祉的“大财富”。当前，随着“健康中国”上升为国家战略，我国健康产业正迎来发展的历史性战略机遇期。

城市突破健康产业发展中政策法规不完善、产业链分散、消费市场开发不完全、产业发展与城市品牌理念脱节等难关，要从自身资源优势出发，找准目标，开创路径，走出一条具有特色的发展之路，通过资源整合打造健康全产业链。同时，还应结合城市品牌理念进行健康产业推广，在广大群众中强化健康意识，树立积极良好的城市健康产业品牌形象。

在后疫情时期，各级政府也应加强组织领导，积极出台扶持政策，强化资金保障，注重人才培养，建设研究智库，抓好重大项目，营造良好氛围，加强监测考核，让健康产业成为城市发展和国民经济的支柱性产业。

健康人群篇

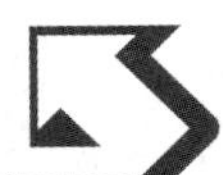

Healthy People

B.12 依托健康城市推进癌症防治行动

张　勇*

摘　要： 癌症是严重威胁我国居民健康的重大疾病。随着我国人口老龄化等因素变化，癌症发病率逐年上升，预防和控制癌症已经成为健康中国建设的重要内容。癌症致病因素复杂、防治难度大。要实现防治癌症的目标，应当坚持预防为主，综合施策，推进疾病治疗向健康管理转变。健康城市是我国社会健康综合治理的有效平台，将癌症防治与健康城市有机结合，实现防治工作条块结合、防治结合、专群结合，是推进癌症防治行动取得成效的可行方案。研究显示，健康城市癌症防治行动应重点推进以下几个方面：推进条块结合，形成有效的组织管理体系；坚持专群结合，积极控制癌症患病危

* 张勇，国家癌症中心党委书记、副主任兼中国医学科学院肿瘤医院党委书记、副院长，在国家卫生健康委工作多年，长期致力于健康城市的政策研究与实践工作。

险因素；加强防治结合，强化早期筛查和早诊早治；规范肿瘤诊疗，持续提升医疗服务能力；中西医结合，发挥中医药特色优势；以信息化驱动引领，提升癌症整体管理能力和水平；推进产学研用深度融合，提升癌症科技攻关能力。实施路径是：建立组织领导和工作机制，制定工作方案和专项技术指南，先行试点逐步推进，开展效果评价和进展考核。

关键词： 癌症防治　健康城市　公共卫生

当前，癌症已经成为严重威胁我国人民群众健康的重大公共卫生问题。2019 年 7 月，国务院印发《关于实施健康中国行动的意见》，将癌症防治列为健康中国 15 项国家行动之一。2019 年 9 月，国家卫生健康委等 10 部委联合发布《健康中国行动——癌症防治实施方案（2019—2022 年）》，癌症防治行动成为第一个印发实施方案的健康中国专项行动。有了实施方案，关键在落实。癌症致病因素复杂、防治难度大，应当树立大卫生、大健康的观念，坚持预防为主、综合施策，实施社会健康综合治理。将癌症防治行动与健康城市建设有机结合，实现防治工作条块结合、防治结合、专群结合，是癌症防治从规划落实为行动，并取得预期目标的有效途径。

一　癌症是当前严重威胁我国居民健康的重大疾病

（一）癌症已成为我国居民的首位死因

近年来，我国癌症的发病率和死亡率居高不下。据国家癌症中心《2018 中国肿瘤登记年报》显示，2015 年我国主要癌症发病数为 392. 9 万，死亡人数为 233. 8 万。肺癌、肝癌、上消化系统肿瘤及结肠直肠癌、女性乳腺癌等是我国主要的恶性肿瘤，男性恶性肿瘤发病率相对女性更高。①

根据《2019 中国卫生健康统计年鉴》，2018 年我国恶性肿瘤占城市居民总死因的 25.95%，为首位致死因素（见图 1），其次为心脏病（23.32%）和脑血管病（20.53%）。②

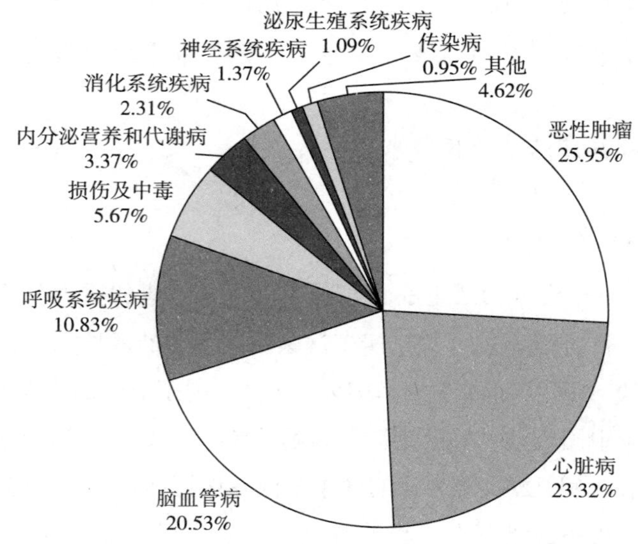

图 1　我国城市居民死因构成（2018 年）

国家癌症中心研究表明，近 10 多年来，我国癌症发病率呈现持续上升趋势，平均每年上升约 3.9%。调整年龄结构后，平均每年上升约 1.2%，这说明我国近 10 多年来癌症发病率的上升主要是因为人口老龄化所致。③从我国不同年龄阶段的癌症发病率来看，差别非常明显，40 岁以前比较低，40 岁之后快速上升，80 岁左右达到峰值（见图 2）。同样的年龄变化趋势在癌症的死亡率上也十分显著（见图 3）。

① 郝捷主编《2018 中国肿瘤登记年报》，人民卫生出版社，2019。

② 国家卫生健康委员会编《2019 中国卫生健康统计年鉴》，中国协和医科大学出版社，2019。

③ 郑荣寿等：《2000 ~ 2014 年中国肿瘤登记地区癌症发病趋势及年龄变化分析》，《中华预防医学杂志》2018 年第 6 期。

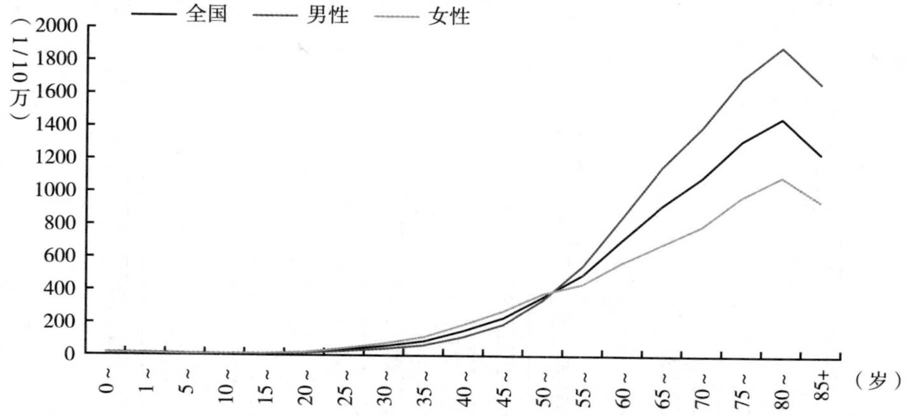

图 2　2015 年中国肿瘤登记地区癌症发病率

资料来源：郝捷主编《2018 中国肿瘤登记年报》，人民卫生出版社，2019

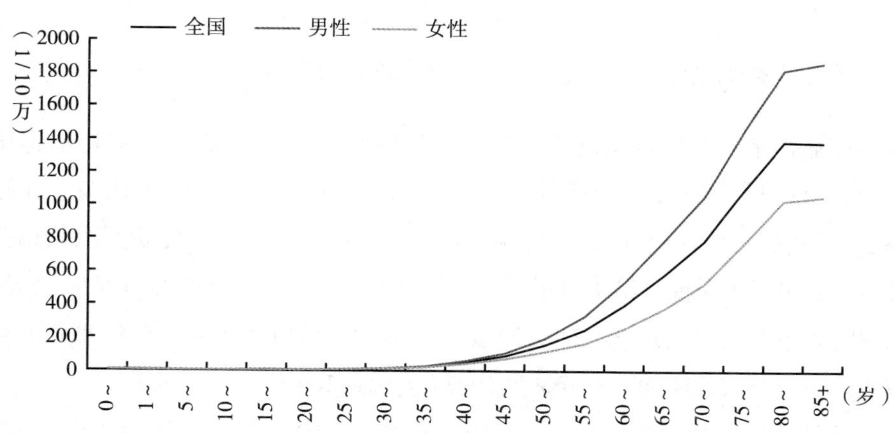

图 3　2015 年中国肿瘤登记地区癌症死亡率

资料来源：郝捷主编《2018 中国肿瘤登记年报》，人民卫生出版社，2019。

与此相对应，我国老龄化进程不断加快。据国家统计局公布的数据，2019 年末，全国 60 岁及以上人口为 25388 万人，占总人口的 18. 1%，其中 65 岁及以上人口为 17603 万人，占总人口的 12. 6%。从图 4 可以看出，我国老龄人口比重呈现明显上升趋势。老年人口比重持续上升，是我国癌症发病率不断上升的主要因素，如果不采取有效的干预措施，癌症发病率上升趋势还将继续。

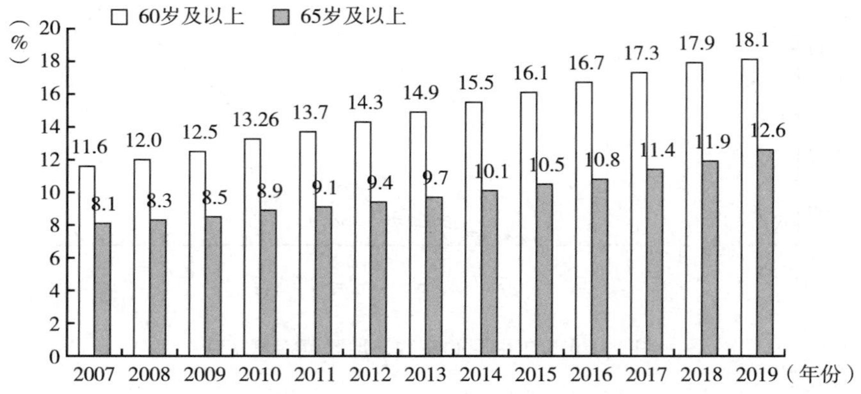

图4　我国历年老龄人口占比

（二）癌症给国家、社会和家庭带来沉重的疾病负担

癌症带来的经济负担沉重。2012～2014年，国家癌症中心依托中国城市癌症早诊早治项目（CanSPUC），针对城市地区常见癌症（肺癌、乳腺癌、大肠癌、食管癌、肝癌、胃癌）共计14594名患者的医疗费用及其相关经济负担进行了研究，结果显示，患者的家庭年均收入折合美元为8607美元，而癌症患者的人均就诊支出达9739美元。其中大肠癌患者和食管癌患者的经济负担最重，人均就诊支出分别为10978美元和10506美元（见图5）。

除经济负担外，癌症对家庭的影响是全方位的，包括心理上的压力与治疗过程的陪护。以陪护为例，我国恶性肿瘤患者的每次平均住院日在12天以上（见图6），这意味着需要家人平均每次进行约半个月的治疗陪护，对家庭而言这无疑也是沉重的负担。①

因癌症导致的健康寿命损失也十分严重。根据华盛顿大学世界疾病负担

① 王伟进、张晓路：《中国癌症的现状与疾病负担》，中国智库网，https：//www.chinathinktanks.org.cn/content/detail/id/ahmwf814，最后访问日期：2020年8月15日。

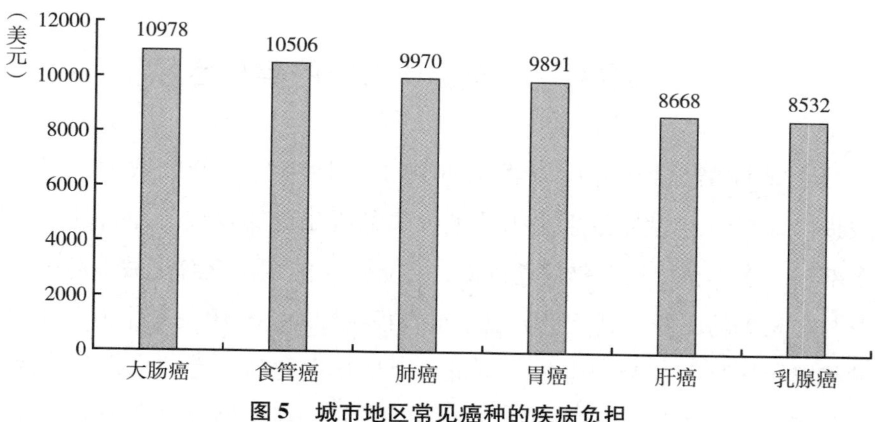

图5　城市地区常见癌种的疾病负担

资料来源：《全国肿瘤流行病学和肿瘤病因学学术会议论文集》，中国抗癌协会，2015 年。

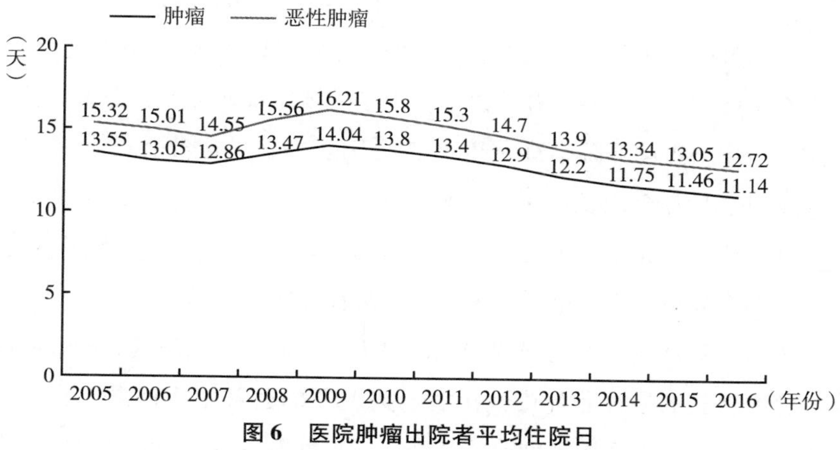

图6　医院肿瘤出院者平均住院日

资料来源：wind 行业经济数据库。

研究课题组公布的数据，2017 年我国因各种癌症导致的伤残调整寿命年（Disability Adjusted Life Year，DALY）占全部伤残调整寿命年的 15.3%，高于脑卒中（11.9%）、缺血性心脏病（8.1%）、慢性阻塞性肺疾病（5.5%），几乎为全球平均水平（7.8%）的两倍。①

① 王伟进、张晓路：《中国癌症的现状与疾病负担》，中国智库网，https：//www.chinathinktanks.org.cn/content/detail/id/ahmwf814，最后访问日期：2020 年 8 月 15 日。

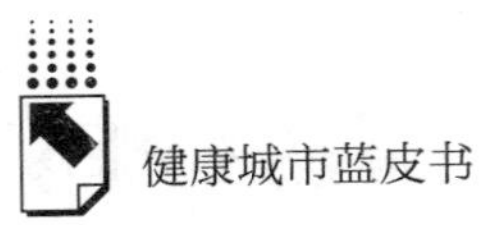

二　防控慢性病是健康城市的重要目标

健康城市的概念形成于 20 世纪 80 年代。1984 年“健康城市”理念首次被提出，1986 年世界卫生组织欧洲办事处提出健康城市计划，其策略是在多部门、多学科广泛合作的基础上，在更广泛的意义上解决城市健康问题以及与之相关的问题。其后世界卫生组织积极推动将健康城市作为全球健康行动战略，1996 年世界卫生组织将世界卫生日主题确定为“城市与健康”，同时公布了健康城市 10 条标准。2016 年 11 月，国际健康城市市长论坛在上海召开，来自全球 100 多个城市的市长就协同推进城市与健康可持续发展发表《健康城市上海共识》，健康城市运动得到进一步发展壮大。

我国的健康城市创建与国外有所不同，是在爱国卫生运动的卫生城市创建基础上发展起来的。改革开放以来，由于城镇化快速发展，为做好城市的疾病防控工作，经国务院批准，1989 年全国爱国卫生运动委员会（以下简称全国爱卫会）在全国发起了卫生城市创建活动，30 多年来，通过不断提高卫生创建标准，完善评审机制，一大批城市环境卫生面貌发生明显变化，传染病发病率大幅下降，取得了显著的经济社会综合效益。

近年来，随着我国疾病谱的改变，癌症、高血压、糖尿病、慢性呼吸系统疾病等为代表的慢性非传染性疾病成为主要的公共卫生问题。在此背景下，全国爱卫会在卫生城镇创建的基础上，与世界卫生组织合作，积极探索开展健康城市建设工作。2014 年 12 月，国务院印发《关于进一步加强新时期爱国卫生工作的意见》①，提出“结合推进新型城镇化建设，鼓励和支持开展健康城市建设，努力打造卫生城镇升级版，促进城市建设与人的健康协调发展”。2016 年 7 月，经国务院批准，全国爱卫会印发《关于开展健康城市健康村镇建设的指导意见》②，我国健康城市建设正式全面启动。

---

① 国发〔2014〕66 号。

② 全爱卫发〔2016〕5 号。

健康城市之所以是卫生城市的升级版，主要体现在慢性病防治方面。健康城市提出了五大健康理念，即营造健康环境、构建健康社会、优化健康服务、发展健康文化、培育健康人群，力图通过社会健康综合治理的模式预防和控制慢性病。建设健康城市的主要举措包括，开展健康“细胞”建设，向家庭和个人就近提供生理、心理和社会等服务；强化防治结合，建立全人群、全生命周期的健康管理工作模式；加强健康知识宣传，引导居民养成健康生活方式；营造良好生态环境，完善公共安全保障体系等，改善影响健康的社会决定因素等。

三　依托健康城市有利于实现癌症的综合治理

癌症防治的重点是积极的源头预防和早期发现、早期诊断、早期治疗。大量研究表明，癌症的发生除了遗传因素，还与很多危险因素有关。首先是生活方式，如吸烟与肺癌密切相关，控烟可以有效降低肺癌发病率。坚持健康饮食、合理营养、适度锻炼、控制超重和肥胖，保持积极心态，很多癌症是可以预防和控制的。另外，一些长期感染也是致癌因素。比如，乙肝病毒感染与肝癌之间、人乳头状瘤病毒（HPV）感染与宫颈癌之间存在明确的因果关系，通过接种乙肝疫苗和人乳头状瘤病毒疫苗可以使癌症发病率明显下降。还有一些癌症与环境和职业致癌因素暴露相关。比如，在我国法定职业病中，有 8 种职业性肿瘤，只要脱离职业致癌环境或做好有效的职业防护，就能够避免这些肿瘤的发生。早诊早治是提高癌症生存率的关键，发现越早，治疗效果越好。规范的防癌体检能够早期发现癌症或癌前病变。目前一些早期筛查技术日益成熟，如胸部低剂量螺旋 CT 可以较早发现肺癌，超声结合钼靶可以检查乳腺癌，胃肠镜可以及早检查出消化道癌症等。

要做好癌症预防和早诊早治工作，仅仅依靠医疗卫生部门是远远不够的。根据《健康中国行动——癌症防治实施方案（2019—2022 年）》，国家癌症防治行动包括 8 项重点行动，涵盖了危险因素控制行动、癌症防治能力提升行动、癌症信息化行动、早诊早治推广行动、癌症诊疗规范化行动、中西医结合行动、保障救助救治行动和重大科技攻关行动，涉及预防、治疗、科研、医保等广泛领域，负责部门包括卫生健康、发改、教育、科技、财政等10多个部门。推进各部门有效协调配合，高效推进癌症防治各项工作，必须在各级党委、政府的领导下，建立协作机制，形成工作合力。

健康城市是强有力的社会健康综合治理形式。当前一些健康城市的主要做法包括，一是党委政府统筹决策，制定印发健康城市建设文件，党委政府负责人牵头成立多部门参加的组织协调机构，将健康融入城镇规划、建设、管理的全过程。二是立足实际规划实施，通过开展健康影响因素评价、居民健康状况调查等方式，对本地居民健康状况进行分析评估，明确主要健康问题和影响健康的主要因素，编制实施健康城市发展规划，确定可行的阶段性目标和有针对性的干预项目，并组织动员各方面共同实施。三是基层创建推动落实，通过开展健康社区、健康单位和健康家庭等“健康细胞”建设，将健康项目和健康理念融入城市建设过程，广泛开展社会动员，构筑健康中国的微观基础。

目前，各地健康城市建设积极性很高、力度很大。上海、杭州、苏州、无锡等城市在多年工作的基础上，制定实施了新的规划，成都、泸州、攀枝花、宝鸡、威海等城市以市委、市政府名义印发了健康城市建设的文件和规划，正在全力推进。将癌症防治行动与健康城市建设有机结合起来，强化区域统领功能，上下联动，条块结合，有助于推动癌症防治的多部门、多学科协同，是实现癌症综合治理，推动癌症预防和早诊早治的有效形式。

四　依托健康城市有助于实现癌症防治的可评价、可考核

健康城市的一个重要特点就是通过建立量化评价体系，对城市大卫生、大健康状况进行评价考核，推动实现社会健康从粗放式管理向精细化管理转变。全国爱卫会《关于开展健康城市健康村镇建设的指导意见》指出：“要通过有效的组织实施，把健康中国的目标转化为健康城市健康村镇的指标，加快健康中国的建设进程。”2018年，全国爱卫会印发了《全国健康城市评

价指标体系（2018版）》，并委托第三方专业机构对全国首批38个健康城市试点市进行了测试评价，初步实现了健康城市的可评价、可考核。

根据《国务院关于实施健康中国行动的意见》《健康中国行动——癌症防治实施方案（2019—2022年）》，国家癌症防治行动的主要阶段性目标包括：总体癌症5年生存率2022年比2015年提高3个百分点（不低于43.3%），2030年不低于46.6%；到2022年，癌症防治核心知识知晓率达到70%以上，实现肿瘤登记工作在所有县区全覆盖，纳入国家肿瘤登记年报的登记处数量不少于850个，高发地区重点癌种早诊率达到55%以上，农村适龄妇女“两癌”筛查县区覆盖率达到80%以上。国家癌症防治行动是否能取得成功，就要看上述目标是否能够如期实现，因此要建立连续性的指标评价和考核机制，确保行动得到有序推进。考虑到健康城市在社会健康综合评价方面的进展和优势，将主要的癌症防治行动指标纳入健康城市指标体系并定期进行评价考核，会有力强化地方党委、政府推进癌症防治行动的积极性和主动性，对落后地区的工作也会起到督促改进的作用。

应当看到，我国幅员辽阔，各地情况差别很大，很难用统一的标准来衡量一项工作的进展。在健康城市癌症防治行动中，评价应实事求是，在横向对比的同时更应强调自我的纵向比较。在建立全国性评价指标的基础上，各个城市应根据本地经济、社会发展情况和不同癌症发病率等，研究制订癌症防治行动方案，确定适应本地防控需要的地方性工作指标，有针对性地对重点癌种防治和重点工作措施进行量化评价，不断发现问题，不断改进完善，发挥城市的主动性，推动癌症防治行动落实。

五　我国健全的肿瘤防治体系为实施健康城市癌症防治行动创造了条件

20世纪70年代以来，我国积极推动国家、省、市三级肿瘤防办和肿瘤医院建设，目前31个省份均建有负责癌症防治工作的肿瘤防办和较大规模、较高水平的肿瘤医院，大多数地级市也建有地市级肿瘤医院。2011年，经中

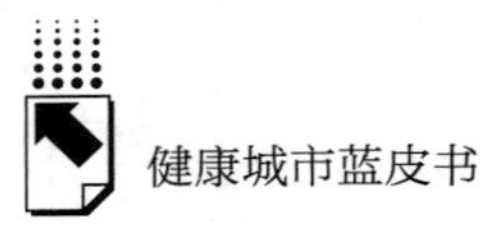

央编办和财政部批复同意，我国依托中国医学科学院肿瘤医院组建了国家癌症中心，统筹协调指导全国癌症防控业务工作。《健康中国行动——癌症防治实施方案（2019—2022年）》明确提出，要以国家癌症中心为龙头，构建全国癌症防治网络，包括推进癌症区域医疗中心建设，建设好省级癌症防治中心，推动地市级层面成立癌症专病防治机构，以及加强县级医院肿瘤专科建设等。据不完全统计，目前已经有23个省份在省级肿瘤防办和肿瘤医院基础上组建成立了省级癌症中心。我国有地市级肿瘤医院100余家，不少地级市也建立了癌症中心。以各级癌症中心、肿瘤医院、综合医院肿瘤科为主体的癌症防治体系初步形成，这为开展健康城市癌症防治行动创造了专业技术条件。

同时，我国还建立了较为健全完善的肿瘤登记制度。中国最早的肿瘤登记点建于1959年，目前已有肿瘤登记处574个，覆盖全国所有地级市及4.38亿人口，较为全面地掌握了我国癌症发病、死亡、生存状况及发展趋势。2022年我国将实现肿瘤登记所有县区全覆盖，所有城市、县区都将具有主要肿瘤的流行病学基数，从而为开展城市癌症防治的考核评价奠定了坚实基础。

另外，国家癌症中心依托中国医学科学院肿瘤医院建立了国家肿瘤质控中心，并推动建立了28个省级肿瘤质控中心，陆续成立了一批地市级质控中心，初步形成了国家、省、市三级质控中心网络体系，从而为规范肿瘤诊疗行为、提高肿瘤诊疗提供了技术保障。国家癌症中心还建立了全国抗肿瘤药物临床应用监测平台，目前已经监测登记肿瘤科的三级综合医院及肿瘤专科医院合计1400余家，能够较好地掌握我国抗肿瘤药物临床应用情况。以上这些，为在我国开展健康城市癌症防治行动创造了机构、网络和专业技术方面的良好条件。

六　健康城市癌症防治行动应重点推进的方面

（一）推进条块结合，形成有效的组织管理体系

1. 全面落实癌症防治实施方案

各城市要根据国家卫生健康委等10部委发布的《健康中国行动——癌

症防治实施方案（2019—2022 年）》要求，按照国家癌症中心制定的各项行业标准、规范和指南，全面落实国家癌症防治行动各项政策措施。

2. 完善健康城市癌症防治工作机制

各城市党委、政府要将癌症防治纳入健康城市总体规划，建立党政主导、部门协作、动员社会、全民参与的工作机制，通过开展健康影响因素评价、居民健康状况调查等方式，对本地居民癌症发病、患病、死亡状况进行分析评估，明确主要癌症和主要致病因素，确定有针对性的干预策略和可行的阶段性目标，制订相应的实施方案，确定阶段性评价指标和部门职责分工，分阶段、分步骤完成工作目标。

3. 推动癌症防治相关政策创新

结合本地实际，探索创新癌症相关医保政策，合理增加医保目录抗癌药物种类，提高报销比例，提升抗癌药物可及性，将主要癌症筛查纳入医保报销范围。鼓励商业保险机构开发癌症相关健康保险。引导社会力量参与推进癌症筛查、疫苗接种，开展癌症患者医疗扶助，组织实施癌症家庭贫困救助工作。创新癌症防治人才队伍建设机制，加大人才培养力度。

（二）坚持专群结合，积极控制癌症患病危险因素

1. 加强和规范癌症防治健康促进工作

建立癌症防治权威科普专家库和科普资源库。开展癌症健康教育师资培训，开办优质健康科普节目，构建科普知识发布和传播机制，保证科普作品的科学性。广泛动员、深入开展“肿瘤防治宣传周”“希望马拉松”“世界无烟日”等活动，深化癌症防治健康理念传播，提高公众防癌抗癌知识水平。力争居民癌症防治核心知识知晓率到 2022 年达到 70% 以上，到 2030 年达到 80% 以上。

2. 大力开展控烟工作

要建立城市控烟工作机制，健全各项控烟制度，有立法权的城市要积极推进控烟立法工作。开展控烟宣传教育，特别是要在青少年中加强相关健康知识和行为方式的教育，将烟草危害和二手烟危害等控烟相关知识纳入中小

学生健康教育课程，培育青少年无烟文化。积极推进无烟环境建设，全力推进无烟单位（含无烟机关、无烟医院、无烟学校、无烟企业等）创建活动。

3. 积极推进职业场所防癌抗癌工作

将癌症防治与健康企业、健康单位建设相结合，将癌症防治贯穿于建立健全企业单位管理制度、建设健康工作环境、提供健康管理与服务、营造健康企业/单位文化等工作中，落实职业病防治措施，有效预防和控制职业性肿瘤。

（三）加强防治结合，强化早期筛查和早诊早治

1. 促进相关疫苗接种

在保持新生儿乙肝疫苗接种率100%的基础上，逐步开展成年乙型肝炎病毒感染高风险人群的乙肝疫苗接种工作。加强人乳头瘤病毒疫苗接种的科学宣传，促进适龄人群接种，重点关注妇女宫颈癌防治健康教育，鼓励有条件的地区逐步将人乳头瘤病毒疫苗纳入免疫规划范围或医保报销范围。

2. 推进癌症筛查和早诊早治

针对本地区高发、早期治疗成本效益好、筛查手段简便易行的癌症，逐步扩大筛查和早诊早治覆盖范围。辖区内二级及以上医院建立“癌症预防筛查和早诊早治中心”，开展上消化道癌及当地高发癌症的机会性筛查。加强筛查后续诊疗的连续性，建立各级医疗机构间有效的转诊机制，提高筛查和早诊早治效果。

3. 加强防癌体检规范化管理

依托分级诊疗制度建设，优化癌症筛查管理模式，基层医疗卫生机构要按照国家规范要求逐步提供癌症风险评估服务。加强防癌体检规范化管理，建设以癌症防治为特色的慢性病健康管理示范机构，引导高危人群定期接受防癌体检。

4. 推进“消除宫颈癌”行动

通过扩大人乳头瘤病毒疫苗接种、开展适龄成年女性宫颈癌筛查和确诊患者规范化治疗，加大宫颈癌防治工作力度，努力推进消除宫颈癌目标实

现。健康城市二级以上医院均提供人乳头瘤病毒疫苗接种服务和宫颈癌筛查服务。通过专项行动，大幅提升辖区内 9～15 岁女孩人乳头瘤病毒疫苗接种率、35～64 岁妇女宫颈癌筛查人群覆盖率和宫颈癌及宫颈高级别上皮内病变确诊患者规范治疗率。

（四）中西医结合，发挥中医药特色优势

1. 强化中医肿瘤诊疗单位建设

加强中医医院肿瘤科建设，提升中医医院肿瘤科建设比例。支持综合医院、肿瘤专科医院提供癌症中医药诊疗服务。将癌症中医药防治纳入基层医疗机构服务范围。

2. 提升癌症中医药防治能力和作用

开展癌症中西医临床协作试点，形成并推广中西医结合诊疗方案。在肿瘤多学科诊疗工作中，规范开展中医药治疗。发挥中医“治未病”作用，强化癌症中医药预防、早期干预和协同治疗工作。

（五）以信息化驱动引领，提升癌症整体管理能力和水平

1. 完善肿瘤登记工作

健全肿瘤登记报告制度，落实《肿瘤登记管理办法》，组织实施辖区内肿瘤登记工作。组建完善肿瘤登记专业技术队伍，落实各级各类医疗卫生机构肿瘤登记报告职责，推进依托国家肿瘤登记报告信息系统，开展数据上报工作。辖区内县区肿瘤登记工作覆盖率要达到 100%。不断提高肿瘤登记报告效率和数据质量，发布市域肿瘤登记年报。加强肿瘤登记信息规范管理和共享应用。

2. 促进肿瘤大数据应用

辖区内医疗、防治机构要纳入全国抗肿瘤药物临床应用监测网、国家癌症防控信息管理平台等国家肿瘤直报系统，持续提升数据报送和应用能力，数据质量符合国家标准。积极推进大数据应用服务于国家癌症防治工作，逐步实现信息共享，规范信息管理，保护患者隐私和信息安全。

（六）推进产学研用深度融合，提升癌症科技攻关能力

1. 积极开展癌症科技攻关

鼓励辖区内医疗、科研单位纳入国家临床医学研究中心协同网络开展癌症防治研究。在地市级科研课题项目中设立肿瘤专项，组织针对当地重点癌种的科研攻关，推动开展肿瘤临床试验。

2. 加速科研成果转化

强化产学研用结合，推进科研成果产业转化。推动高水平科研成果转化为现实生产力，创新体制机制，充分调动企业创新积极性，鼓励企业与科研机构、高校联合研发等。

七 健康城市癌症防治行动的实施路径

（一）建立组织领导和工作机制

可由全国爱卫办会同国家卫生健康委相关司局牵头组织健康城市癌症防治行动，国家癌症中心负责具体工作实施，提供全面技术指导和评价支持。各地区建立党委政府领导、各部门协作、各级癌症中心（肿瘤医院）等专业机构技术支持、社会广泛参与的工作机制，推动癌症防治工作有序开展。

（二）制定工作方案和专项技术指南

在《健康中国行动——癌症防治实施方案（2019—2022 年）》的基础上，结合城市癌症防治的特点，研究制定健康城市癌症防治行动的相关政策文件。同时，逐步制定重点癌症早期筛查和早诊早治技术指南、癌症风险评估技术指南、工作场所防癌抗癌指南、防癌体检技术规范以及修订完善肿瘤疾病诊疗规范和临床路径等，不断规范和加强全国特别是城市的癌症防治工作，提高癌症预防和诊治水平。

（三）先行试点逐步推进

一是城市试点。在全国健康城市试点市的基础上，根据自愿原则，在部分城市开展健康城市癌症防治行动试点工作，包括拟订试点工作方案、明确目标任务、确定部门分工和进度安排等。在总结试点城市经验的基础上，将防治行动逐步向全国推广。二是工作试点，包括宫颈癌消除计划试点、癌症早起筛查和早诊早治能力提升建设工程试点、癌症风险评估服务试点、癌痛规范化治疗示范病房建设和安宁疗护试点、癌症中西医临床协作试点、癌症专科医师规范化培训试点等。

（四）开展效果评价和进展考核

在全国爱卫办和国家卫生健康委相关司局统一领导下，国家癌症中心制定评价规范，组织专家对健康城市癌症防治行动推进情况进行效果评价。同时，加强督导检查，开展典型经验交流，总结推广有效模式。各省级癌症中心在省级爱国卫生运动委员会和卫生健康委领导下，加强对辖区内健康城市癌症防治工作的指导。各城市根据评价结果，总结经验，改进不足，完善工作规划和措施，推动健康城市癌症防治行动不断深入开展。

B.13
慢病治理与情绪管理

王春勇*

摘　要： 随着社会经济的发展和人口老龄化的到来，慢病已不再只是公共卫生问题，更是影响国家经济和社会发展的社会问题，加强慢病管理至关重要。国内外研究机构都在摸索一种低消耗、高效能、可实施的慢病管理模式。基于当代有关慢病管理模式的现有成果，结合临床慢病管理实践和医学理论思考，在慢病治理中，可以根据情绪产生的社会－心理－生理源头，社会、医疗机构、患者有针对性地做好情绪管理，可以有效提高慢病患者的健康状况，促进其疾病恢复，在健康结局和卫生资源利用上，最终获取满意效果。在慢病管理方面，需要最终形成社会引导、文化配合、医疗重视、个体参与的局面，积极营造健康从情绪做起、健康情绪从健康家庭做起的氛围，最终建立确实有效低耗的中国慢病管理模式。

关键词： 慢病治理　情绪管理　健康人群

一　慢病治理的管理模式

慢病是一类起病隐匿、潜伏期长、病程长且缓慢、病情迁延不愈、缺乏

* 王春勇，中医学博士，北京大学第三医院副主任医师，研究方向为中医内科消化、心脑、甲状腺等情绪相关慢病防治。

确切的生物病因证据、无明确“治愈”指征的疾病总称。[①] 常见慢病主要有高血压、冠心病、脑血管病、消化道疾病、恶性肿瘤和糖尿病等。随着我国人口老龄化的加剧，慢病发病人数快速上升，慢病导致的死亡人数已占我国总死亡人数的 85%，其产生的疾病负担已占我国总疾病负担的 70%。[②] 据预测，到 2030 年，全球慢病相关的总死亡人数将上升到世界总死亡人数的 70%。[③] 慢病已不再只是公共卫生问题，更是影响国家经济和社会发展的大问题，加强慢病管理至关重要。

国外慢病管理模式主要有慢病照护模式、慢病自我管理模式、延续性护理模式，管理模式的主要组成要素为：社区、卫生保健系统、自我管理支持、工作流程设计、政策支持和医疗信息系统。[④] 我国慢病管理模式主要为慢病信息监测系统模式、慢病自我管理模式、社区慢病健康管理模式和社区慢病临床路径管理模式等，总体呈现出生理干预、心理干预和社会干预等多模式综合管理的趋势。越来越多的从事慢病管理的专业人士在实践中发现，慢病治疗不仅仅需要良好的医术和护理，同时如果患者具有良好的自我管理能力，将对提高临床效果具有显著促进作用。因此，世界卫生组织对加强自我管理寄予厚望。美国斯坦福大学患者教育研究中心的慢病自我管理项目通过对患者进行健康教育，提高其自我管理能力，着重提高患者管理疾病的自信心，改善情绪控制能力，逐步改善患者的健康状况，促进其功能恢复，最终在健康结局和卫生资源利用都取得了满意效果。[⑤] 基于美国的慢病自我管理项目理念，2001 年英国卫生部提出了“有经验患者计划”，并把该计划整合到国民医疗服务制度中，着重提高患者管理疾病的自信心和自我情绪管

---

① Rothenberg R. B,, Koplan J. P., “Chronic Disease in the 1990s”, *Annual Review of Public Health*, 1990, 11 (1): 267.

② 田石宝、岳明、张恒：《慢病管理系统的设计》，《中国病案》2014 年第 4 期。

③ Mathers C. D., Loncar D., “Projections of Global Mortality and Burden of Disease from 2002 to 2030”, *PLoS Medicine*, 2006, 3 (11): 442.

④ 葛卫红、谢菡：《慢病管理现状》，《药学与临床研究》2012 年第 6 期。

⑤ Lorig K. R., Sobel D. S., Ritter P. L., et al., “Effect of a Self-management Program on Patients with Chronic Disease”, *Effective Clinical Practice*, 2001, 4 (6): 256.

理，取得了初步成效。[①] 目前美国、英国等已将慢病自我管理项目作为一种常规的社区服务，由政府出资提供给愿意参加的患者和家属。[②]

与国外的慢病系统管理相比，我国目前的慢病治理工作量大、任务重，社区卫生服务机构资源不足[③]，特别是在新冠肺炎疫情全球大流行背景下，医疗卫生服务资源尤为紧缺，更需要重视慢病自我管理模式。慢病研究者总结指出，有效的自我管理归纳为患者在疾病过程中，扮演好患者、工作者、社会者、家庭者的角色，积极努力健康地对待问题。慢病患者更需要时间和耐心去参与到自身疾病的预防和控制当中。只有积极的自我行为约束和自我行为监督，患者才能及时和恰当地管理自身症状变化、配合治疗、从生理和心理两个层面去适应疾病并且为之做出恰当调整。我们通过临床实践也发现，作为慢病管理能力的核心能力，患者的自我情绪管理能力成为帮助患者主动参与慢病治理、显著提高临床效果的有效切入点。

二　情绪管理与慢病治理

情绪管理是对个体和群体的情绪感知、控制、调节的过程，提高对情绪的自觉意识，控制情绪低潮，保持乐观心态，有助于不断进行自我激励、自我完善。情绪管理不是要去除或压制情绪，而是在觉察有不良情绪后，调整情绪的表达方式，也即进行有效疏导、有效管理、适度控制。[④] 当代情绪管理手段作为慢病治理中自我管理的首要内容，已经在临床广泛应用。原因在于当前人与自然的矛盾，伴随着物质资料生产的极大丰富，已经极大程度的缓和，但是随着社会化程度的提高，人与社会、人与自身的矛盾日益突出，慢病治疗的焦点自然相应随之改变。聚焦情绪，聚焦情绪产生的社会—心理

---

① 常精华、孙利华：《发达国家疾病管理的实施状况及启示》，《卫生经济研究》2007 年第 11 期。

② 张丽丽、董建群：《慢性病患者自我管理研究进展》，《中国慢性病预防与控制》2010 年第 2 期。

③ 赵欣：《慢病管理的现状与发展方向》，《中国临床医生》2012 年第 3 期。

④ 陈洁丹：《高校茶道教育对大学生情绪管理的路径探析》，《大学教育》2019 年第 4 期。

根源，即人与自身和人与环境的矛盾，可以补充和完善当代医学所关注的生理医学内容。

1. 情绪管理参与慢病治理的必要性

随着现代医学对人类情绪认识的深入，医生和护理人员正在逐步引入情绪管理来参与慢病治理。因为现代诸多研究揭示，情绪是生理、心理、社会诸多因素相互作用的产物，既是诸多慢病的诱因，又是许多慢病的产物。[①]由于情绪与慢病的复杂双向关系，在医学实践中，越来越多与情绪有着密切联系的慢病，如冠心病、高血压、脑血管病、慢性胃肠道疾病，被越来越多的慢病专业研究者所关注，在治疗和护理中关注患者的情绪管理，并尝试通过情绪管理，促进情绪负性到正性的转化，改变疾病的情绪发生基础，促进健康。

2. 情绪管理参与慢病治理的可行性

（1）在冠心病研究领域，1985 年《美国心身医学杂志》发表的一篇论文首先提出“Psychocardiacology”，国内胡大一教授 1995 年提出“双心医学”，即心理心脏病学或精神心脏病学。2014 年《中华心血管病杂志》发表《心血管病患者精神心理处方中国专家共识》。“双心医学”关注“健康从心做起”，包括两方面含义，一是作为生理器官的心脏，二是心理状态的心脏。在目前强大社会压力和现代医学模式的环境中，必须保证心理健康才能更好地面对躯体疾病。“双心研究”重点关注心理疾患与心脏病的关联，包括人的情绪与心血管系统之间的深层联系。已有证据表明，心理因素不但是一种重要的致病因素，还是一种诱导器质性疾病发生的重要因素，在临床治疗中还会对心血管疾病的转归和预后产生直接影响。[②] 庄晓赛等应用“双心”理论干预，可明显改善经皮介入治疗（PCI）术后青年冠心病患者的心理障碍，并降低术后不良临床事件的发生率。[③] 张润峰等的研究结果说明，

---

① 孟昭兰：《情绪心理学》，北京大学出版社，2005，第 300 ~ 317 页。

② 胡大一：《说说“双心医学”》，《慢性病学杂志》2019 年第 4 期。

③ 庄晓赛、葛慧娟等：《“双心”干预在青年冠心病患者经皮介入治疗术后的应用效果分析》，《中国循证心血管医学杂志》2019 年第 9 期。

双心诊疗模式的应用可以改善急性心肌梗死患者预后。① 刘萍等指出，应用“双心护理”可明显改善冠心病患者焦虑和抑郁情绪，并显著提高患者病情管理能力及生活质量。②

（2）在高血压研究领域。梁卉薇等通过对社区原发性高血压病患者研究发现，这类人群情绪障碍患病率较高，且与D型人格行为模式存在显著相关性，锻炼可在一定程度上改善情绪障碍，稳定血压。③ 姜秀香运用心理健康护理干预，临床证实心理健康护理在妊娠高血压护理中的实施，提高护理效果，缓解产妇产生的不良情绪，提高自然分娩率和妊娠质量，从而改善母婴结局。④

（3）在脑血管研究领域，胡英等研究发现，卒中后抑郁发生显著。⑤ 吴丽雅等研究发现，Roy适应模式对不同时期脑卒中后抑郁患者情绪管理取得良好的作用，并对卒中患者疾病康复产生积极作用。⑥ 刘杰元研究显示，早期情志康复综合干预可改善老年脑梗死患者的治疗效果。⑦

（4）情绪管理在慢性消化疾病的应用。现代医学发现，在肠壁的黏膜下及肌间两个神经丛，能独立地控制和调节胃肠的消化和吸收功能，被称为机体的第二脑或肠脑。⑧ 肠神经功能异常引起的胃肠功能紊乱不仅导致消化功能异常，也引起内脏痛及情绪和行为异常。苗继等回顾了脑肠轴的

① 张润峰、胡大一等：《双心诊疗模式对急性心肌梗死患者预后的影响》，《中国当代医药》2011年9月8日。

② 刘萍、刘明、黄丽芬等：《“双心护理”对冠心病患者病情管理能力及生活质量的影响》，《西南军医》2016年第2期。

③ 梁卉薇、叶碧瑜、钟潇琦等：《社区医院原发性高血压病患者合并情绪障碍与行为模式的相关性分析》，《新医学》2020年第3期。

④ 姜秀香：《心理健康护理在妊娠高血压护理中的实施效果观察》，《心理月刊》2020年第10期。

⑤ 胡英、李丽：《预测卒中后抑郁发生的相关临床研究》，《中国医药指南》2019年第2期。

⑥ 吴丽雅、马芳勤：《Roy适应模式对脑卒中后抑郁患者情绪管理的纵向研究》，《中外医学研究》2019年第31期。

⑦ 刘杰元：《早期情志康复综合干预对老年脑梗死患者的治疗效果影响》，《心理月刊》2020年第8期。

⑧ 李军华、段睿、李俍：《特立独行的第二脑——肠神经系统》，《生理学报》2020年5月6日。

现代研究现状，认为脑肠轴是肠神经系统和中枢神经系统之间的双向信息交流通路，肠道功能障碍可增加神经退行性疾病、神经精神疾病等中枢神经系统疾病的患病风险，改善肠道功能可减轻中枢神经系统疾病的症状。①临床中消化系统疾病引起的抑郁、焦虑和一些消化系统疾病共同存在。胡祥鹏等的研究表明，重叠消化不良的胃食管反流病患者焦虑、抑郁评分均显著高于单纯胃食管反流病患者，提示焦虑、抑郁可能是导致胃食管反流病重叠消化不良患者治疗效果不佳的重要因素。② 欧阳华等认为，精神紧张是胃潴留和继发上消化道症状的重要原因，在精神紧张或抑郁状态下，胃的运动与分泌减弱，甚至可能停止，在抑郁、灰心时，肠蠕动呈抑制状态，焦虑或抑郁的心理状态可引起体内某些激素分泌的改变和植物神经功能改变，从而导致功能性消化不良。因此在临床中，采用常规胃动力给药加单纯米氮平治疗功能性消化不良，取得了满意效果。③ 曹京梅等运用系统化针对性的护理措施，与患者及其家属建立良好的护患关系，同时给予患者有效的心理支持，发现能够有效改善功能性消化不良患者焦虑抑郁的心理，降低患者的临床症状严重程度，促进胃肠激素的分泌，对临床治疗具有重要的辅助作用。④

三　中医的情绪管理

中医学在慢病治理方面有诸多特点。2020 年，中医在应对突发的新冠肺炎疫情方面表现出色，再次彰显了中医药学术体系的当代生命力。在针对

① 苗继、文程波、李娜等：《脑肠轴调节机制的研究进展》，《中华神经医学杂志》2020 年第 4 期。

② 胡祥鹏等：《胃食管反流病重叠消化不良的临床及精神心理特征研究》，《中华全科医学》2019 年第 9 期。

③ 欧阳华、姜红建、李强：《功能性消化不良的抗抑郁焦虑药物治疗研究》，《山西医药杂志》2019 年第 21 期。

④ 曹京梅、官莉：《心理干预改善功能性消化不良患者焦虑、抑郁状态的效果观察》，《心理月刊》2019 年第 13 期。

情绪管理和慢病治理上，结合现代研究方法和成果，中医同样具有独到的理论、方法和手段。中医学从基础到临床，从预防到治疗有一套完整的基本学说，其中包含天时、地理、环境等问题，强调“天人合一”“阴阳五行”，体现了中华文化道法自然、和合致中的哲学智慧。整体观、辨证论治及三因制宜等诊疗理念，成为中医慢病治理的有效指导理论。[①] 中医强调身心合一的整体观。中医养生注重的是身、心两个方面，不但注意有形身体的锻炼保养，更注意心灵的修炼调养，身体会影响心理，心理也会影响身体，两者是一体两面，缺一不可。

中医学认为，人类在适应和改造自然与社会环境的斗争中维持着机体的生命活动。人生活在自然和社会环境中，人体的生理功能和病理变化，必然受到自然环境、社会条件的影响。人体自身的完整性及人与自然、社会环境的统一性，使人体－自然－社会之间构成多个层级、多重结构，在结构上不可分割，在功能上又相互协调、相互作用、相互影响。中医学以《黄帝内经》为基础，通过“阴阳五行”的系统思想，把人自身、自然、社会在不同层级的要素内容，连成一个系统的天人有机整体。中医药学最大的优势在于将人看作一个有机的整体，认为治病是一个系统工程，牵一发而动全身。而西医随着诊疗手段科技的进步，分工越来越细，专业性越来越强，忽视了整体性。中医主张标本兼治。“治病求本”是中医临床始终遵循的基本原则，具体运用时有急则治标、缓则治本和标本兼治的区别，最终都要治病求本，病症要缓解，病原也要根除。

在中医的自然－社会－人体（心理和生理）五行系统模式（见表1）的指导下，根据五味－五色－五化－五气－五方－五季－五伦－五业－五常－五脏－五腑－五神－五志－五声等在五行系统内各要素间相互关联、相互制约、相互协调、相互为用、相互影响的原理，针对情绪产生的生理、心理、社会的不同层面背景进行干预和调控。

---

① 曾令烽、杨伟毅、梁桂洪等：《中医经典传承与疾患慢病管理创新模式》，《中华中医药杂志》2019 年第 7 期。

表1　中医自然－社会－人体（社会、心理和生理）五行系统模式

自然界						五行	社会			人体				
五味	五色	五化	五气	五方	五季	本意	五伦	五业	五常	五脏	五腑	五神	五志	五声
酸	青	生	风	东	春	木	兄	工	仁	肝	胆	魂	怒	呼
苦	赤	长	暑	南	夏	火	父	官	礼	心	小肠	神	喜	笑
甘	黄	化	湿	中	长夏	土	祖	农	信	脾	胃	意	思	歌
辛	白	收	燥	西	秋	金	弟	士	义	肺	大肠	魄	悲	哭
咸	黑	藏	寒	北	冬	水	母	商	智	肾	膀胱	志	恐	呻

1. 针对情绪产生的生理基础，运用中医阴阳五行理论，运用针药治疗手段对患者情绪状态进行调控

《黄帝内经・阴阳应象大论》讲："东方生风……在脏为肝……在志为怒，怒伤肝；南方生热……在脏为心，在志为喜，喜伤心……在脏为脾，在志为思，思伤脾；西方生燥，在脏为肺，在志为忧，忧伤肺；北方生寒，在脏为肾，在志为恐，恐伤肾。"意思就是不同的情绪，由不同的脏腑所统帅，伤及不同的脏腑功能，有不同的外在表现。同时，根据五行联系自然界的五色、五味、五气理论，形成特有的中药学理论，按照五行对应关系，调整相应的失衡情绪和脏腑疾病。《黄帝内经・举痛论》指出："余知百病生于气也，怒则气上，喜则气缓，悲则气消，恐则气下，寒则气收……"药有寒热温凉，升降沉浮，补泻疏通，我们可以在气化理论指导下，运用中药和针灸调节患者的脏腑气血的功能状态，以此来影响其情绪状态。《黄帝内经・本神》讲："肝藏血，血舍魂，肝气虚则恐，实则怒。心藏脉，脉舍神，心气虚则悲，实则笑不休。"所以，对多恐惧的人，我们可以补肝气的药或者针法，助肝脏的疏泄功能以治疗恐惧。对爱发怒的患者，我们可以采用清泄肝火的药物或针法，以平息患者的怒气。调过悲、过喜、过思的方法同理。

2. 针对情绪产生的心理状态，运用中医阴阳五行理论，运用心理治疗手段对患者情绪状态进行调控

一方面，人的情绪是自己生命活动的一部分，可以通过培养和强化自身的意志力，来调控自身的情绪。唯物辩证法认为，事物的内部矛盾（即

内因）是事物自身运动的源泉和动力，是事物发展的根本原因。外部矛盾（即外因）是事物发展、变化的第二位的原因。内因是变化的根据，外因是变化的条件，外因通过内因而起作用。中医强调调动自身积极性，调控情绪，提高免疫能力。《灵枢·本脏》曰："志意者，所以御精神，适寒温，和喜怒者也……志意和则精神专直，魂魄不散，悔怒不起，五脏不受邪矣。"另一方面，当我们为某种情绪所主导，失去平衡，就可以调动另一种情绪来克制这种病态情绪，以恢复稳态。《素问·阴阳应象大论》指出："悲胜怒，恐胜喜，思胜恐，怒胜思，喜胜忧。"不同的情绪可以相互克制。例如，个体生气发怒后，通常会哭泣，气就消了，中医称为悲胜怒。中医临床中有大量的思胜恐、怒胜思、喜胜忧等医案，均说明情绪可以自我调控。

3. 针对情绪产生的社会状态，运用中医阴阳五行理论，运用社会治理手段指导患者情绪管理

中医认为，在社会环境中，伴随人事活动所产生的情绪活动，即"人事"，可以干扰人体五脏功能，产生不良情绪。《素问·阴阳应象大论》说："惟贤人上配天以养头，下象地以养足，中傍人事以养五脏。"所以，人要少生病，保持生命长久，除了要和自然环境融洽，还需要保持社会关系的和谐。《素问·着至教论》论述道："而道上知天文，下知地理，中知人事，可以长久。"在中医学术范围内一般认为，作为一名医生，如果不了解患者的社会状态，也是医疗技术没有掌握完备的一种情况。例如，《素问·疏五过论》就论述医生常犯的五种错误："凡此五者，皆受术不通，人事不清楚也。"即医生不清楚患者在遭遇富贵贫贱的人生起伏，在经历悲欢离合的人情世故时，个体对社会适应状态的病态反应。而对于如何更好地适应社会，古人提出个体要安于其固有的社会状态和角色，尊重社会规则，按照个体角色从容快乐地生活。中医学阴阳五行理论还吸纳了中国传统儒家的伦常理论，包括家庭的结构"兄弟父母祖"、家庭成员的社会道德"仁义礼智信"都融入中医学的阴阳五行理论之中，这对人的社会适应能力提升有着非常重要的指导意义。

四　中医理论指导下的情绪管理专项调研

基于以上考虑，我们查阅了相关文献，虽然没有发现有关父亲角色状态和胃病直接的相关性研究，但还是找到了一些潜在的线索，并按照这个线索，设计了临床调研，开展了一定范围的调查，以期能佐证临床观察到的现象。

第二次世界大战结束后，战争导致许多家庭父亲角色缺失，父亲应征入伍，离开家庭，针对在这种环境中成长起来的孩子出现的问题的探讨，主要是克拉姆普（Krampe）[①] 围绕父亲在位理论展开的一系列研究。研究发现，父亲对孩子幸福感水平有影响，通过和父亲的关系评价可以显著预测子女的抑郁情绪状况。莫斯（Moss）[②] 等的研究发现，父亲死亡对男孩和女孩的影响有差异，女孩会经历更剧烈的情感上的波动，在身体上也会出现更多不适的状况。国内有学者基于克拉姆普的父亲在位理论研究，发现父亲角色和大学生的心理弹性呈现显著正相关。肖凌燕调查了小学生父亲在位与学业情绪的关系，发现二者显著相关。

1. 研究对象和工具

本研究按照方便取样的原则，通过网络发放问卷和门诊就诊患者直接采集的方式，受访者年龄为18～80岁，问卷总计80道题目，共采集问卷1232份，剔除答题时间异常短、明显不认真作答，问卷填写不完整的无效问卷41份，最终获得有效问卷1191份。

研究工具一：父亲在位量表。这一工具是由克拉姆普和牛顿（Newton）2006年编制的模型，2012年蒲少华等对其进行简化，最终简化版量表有31个题项。本研究使用简化版量表31道题项。各个量表信度都很高（见表2）。

---

① Krampe E. M & Newton. R. R（2006），"The Father Presence Questionnaire: A New Measure of the Subjective Experience of Being Fathered", *A Journal of Theory Research & Practice About Men As Fathers*, 4（2），159－190.

② Moss, M. S. Resch, N. & Moss, S. Z（1997），"The Role of Gender in Middle-age Children's Responses to Parent Death", *Journal of Death and Dying*, 35（1），43－65.

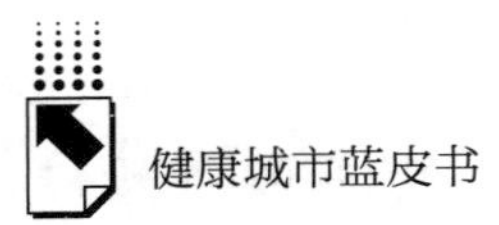

表 2　父亲在位量表信度

信度	父子关系					家庭代际关系		有关父亲的信念
Cronbach's α	0.934					0.794		0.861
8 个分量表	FLF：对父亲的感情	MAF：母亲对父子关系的支持	INF：父亲参与的感知	PHF：和父亲的身体互动	FMR：父母关系	MOF：母亲和外祖父的关系	FAF：父亲与祖父的关系	CFI：父亲影响的概念
Cronbach's α	0.882	0.84	0.85	0.89	0.941	0.614	0.929	0.861

研究工具二：医院焦虑抑郁量表。这一工具经过齐格蒙德（Zigmond）等修订，包括焦虑和抑郁 2 个分量表（见表 3），量表中文版信度效度良好，焦虑量表、抑郁量表的信度分别为 0.838、0.789。

研究工具三：依据 2017 年《常见消化系统疾病（脾胃病）中医诊疗专家共识意见》，胃系症状包括胃痛、胃胀、嗳气、反酸、烧心、早饱、恶心、呕吐、嗳腐吞酸、胃中嘈杂、纳差、呕血、胃中辘辘有声、乏味、厌油腻、善食易饥、吞咽困难、呃逆、黑便性状 19 个症状。同时明确每一类胃病症状中所包含的具体条目。在此基础上，编制具有中医特色、相对科学合理的、能辅助临床诊断和治疗效果评价的胃病量表。该量表为自评量表，在临床医师指导下使用，可以初步了解病患是否患有脾胃病，是临床诊断的重要参考之一。

表 3　焦虑量表和抑郁量表

类别		数量(人)	占比(%)
焦虑量表	正常	908	76.24
	轻度焦虑	193	16.20
	中度焦虑	74	6.21
	严重焦虑	16	1.34
	合计	1191	100.00
抑郁量表	正常	954	80.10
	轻度抑郁	154	12.93
	中度抑郁	74	6.21
	严重抑郁	9	0.76
	合计	1191	100.00

2. 数据处理和结果描述

使用 SPSS 21.0 进行描述性分析、独立样本 T 检验、相关分析、回归分析。

回收问卷共 1232 份，其中有效问卷 1191 份。有效样本 1191 人，其中，男性 391 人（32.8%），女性 800 人（67.2%）；平均年龄为 38.6 岁，其中 18～25 岁 265 人（22.25%），25～40 岁 403 人（33.98%），40～60 岁 432 人（36.42%），60～80 岁以上 89 人（7.5%）。

有关胃病症状与心理因素、父亲在位的相关结果，胃病症状与心理因素、父亲在位分量表的相关结果，以及对胃病症状与饮食习惯的描述，分别参见表 4、表 5 和表 6。

表 4　胃病症状与心理因素、父亲在位的相关结果

	胃病症状	焦虑	抑郁	父亲在位量表总分	父子关系	家庭代际关系	有关父亲信念
胃病症状	1	0.376**	0.305**	-0.140**	-0.122**	-0.139**	0.021
焦虑	0.376**	1	0.572**	-0.198**	-0.181**	-0.177**	0.039
抑郁	0.305**	0.572**	1	-0.260**	-0.261**	-0.182**	-0.018
父亲在位量表总分	-0.140**	-0.198**	-0.260**	1	0.947**	0.687**	0.455**
父子关系	-0.122**	-0.181**	-0.261**	0.947**	1	0.495**	0.281**
家庭代际关系	-0.139**	-0.177**	-0.182**	0.687**	0.495**	1	0.130**
有关父亲信念	0.021	0.039	-0.018	.455**	0.281**	0.130**	1

** $p<0.01$，* $p<0.05$.

表 5　胃病症状与心理因素、父亲在位分量表的相关结果

	胃病症状	焦虑	抑郁	FLF	MAF	INF
胃病症状	1	0.396**	0.305**	-0.045	-0.121**	-0.087**
焦虑	0.376**	1	0.572**	-0.158**	-0.161**	-0.115**
抑郁	0.305**	0.572**	1	-0.194**	-0.234**	-0.183**
FLF	-0.045	-0.158**	-0.194**	1	0.497**	0.495**
MAF	-0.121**	-0.161**	-0.234**	0.497**	1	0.566**
INF	-0.087**	-0.115**	-0.183**	0.495**	0.566**	1
PHF	-0.77*	-0.092**	-0.184**	0.365**	0.460**	0.508**
FMR	-0.135**	-0.209**	-0.229**	0.550**	0.549**	0.423**
MOF	-0.101**	-0.166**	-0.126**	0.158**	0.157**	0.095**

续表

	胃病症状	焦虑	抑郁	FLF	MAF	INF
FAF	-0.117 **	-0.124 **	-0.149 **	0.400 **	0.394 **	0.375 **
CFI	0.021	0.039	-0.018	0.242 **	0.212 **	0.253 **

	PHF	FMR	MOF	FAF	CFI	
胃病症状	-0.077 *	-0.135 **	-0.101 **	-0.117 **	0.021	
焦虑	-0.092 **	-0.209 **	-0.166 **	-0.124 **	0.039	
抑郁	-0.184 **	-0.229 **	-0.126 **	-0.149 **	-0.018	
FLF	0.365 **	0.550 **	0.158 **	0.400 **	0.242 **	
MAF	0.460 **	0.549 **	0.157 **	0.394 **	0.212 **	
INF	0.508 **	0.423 **	0.095 **	0.375 **	0.253 **	
PHF	1	0.350 **	0.061 *	0.298 **	0.171 **	
FMR		0.350 **	1	0.272 **	0.433 **	0.166 **
MOF	0.061 *	0.272 **	1	0.196 **	-0.006	
FAF	0.298 **	0.433 **	0.196 **	1	0.157 **	
CFI	0.171 **	0.166 **	-0.006	0.157 **	1	

** $p<0.01$， * $p<0.05$.

注：父亲在位量表中第一个维度父子关系包括5个分量表：FLF，对父亲的感情；MAF，母亲对父子关系的支持；INF，父亲参与的感知；PHF，和父亲的身体互动；FMR，父母关系。第二个维度家庭代际关系包括2个分量表：MOF，母亲与祖父的关系；FAF，父亲与祖父的关系。第三个维度有1个分量表，即CFI，有关父亲的信念。

表6　胃病症状与饮食习惯

	胃病症状	焦虑	抑郁	父亲在位量表总分	不规律饮食
胃病症状	1	0.376 **	0.305 **	-0.140 **	0.106 **
焦虑	0.376 **	1	0.572 **	-0.198 **	0.100 **
抑郁	0.305 **	0.572 **	1	-0.260 **	0.083 **
父亲在位量表总分	-0.140 **	-0.198 **	-0.260 **	1	-0.067 *
不规律饮食	0.106 **	0.100 **	0.083 **	-0.067 *	1
暴饮暴食	0.180 **	0.154 **	0.107 **	0.011	-0.297 **
冷食冷饮	0.076 *	0.079 **	0.009	0.068 *	0.076 **
油腻辛辣饮食	0.108 **	0.051	-0.003	0.023	0.027
饮酒	0.063 *	0.042	0.011	-0.018	0.049
不良饮食习惯总分	0.191 **	0.150 **	0.066 *	0.018	0.207 **

	暴饮暴食	冷食冷饮	油腻辛辣饮食	饮酒	不良饮食习惯总分
胃病症状	0.180 **	0.076 *	0.108 **	0.063 *	0.191 **
焦虑	0.154 **	0.079 **	0.051	0.042	0.150 **

续表

	暴饮暴食	冷食冷饮	油腻辛辣饮食	饮酒	不良饮食习惯总分
抑郁	0.107**	0.009	-0.003	0.011	0.066*
父亲在位量表总分	0.011	0.068*	0.023	-0.018	0.018
不规律饮食	-0.297**	0.076**	0.027	0.049	0.207**
暴饮暴食	1	0.200**	0.207**	0.101**	0.492**
冷食冷饮	0.200**	1	0.365**	0.123**	0.703**
油腻辛辣饮食	0.207**	0.365**	1	0.189**	0.713**
饮酒	0.101**	0.123**	0.189**	1	0.522**
不良饮食习惯总分	0.492**	0.703**	0.713**	0.522**	1

** $p<0.01$，* $p<0.05$.

3. 相关分析

胃病症状与人口学变量中的年龄显著负相关（$R=0.077$，$p<0.05$），与家族胃病情况（家庭中患有胃病者的数量）、个人的胃病诊断史（确诊过的胃病症状数量）显著正相关（$R=0.406$，$p<0.01$；$R=0.412$，$p<0.01$）。对性别、是否一直和亲生父亲生活在一起进行独立样本T检验发现，结果都不显著（$T=-1.700$，$p<0.05$；$T=-0.104$，$p<0.05$），说明胃病症状在性别、是否一直和亲生父亲生活在一起方面不存在显著差异。

胃病症状与心理因素中的焦虑、抑郁显著正相关。胃病症状与是否一直和亲生父亲生活在一起相关但不显著，但和父亲在位量表得分呈正相关。被访者社会状态，即父亲在位得分水平越高，心理状态越稳定，即焦虑抑郁得分越低，胃病症状得分也就越低。父亲在位得分水平越低，其心理状态越波动，即焦虑抑郁得分越高，胃病症状得分也就越高。

胃病症状与不良饮食习惯显著正相关，与不规律饮食、暴饮暴食程度、冷饮冷食程度、油腻辛辣程度、饮酒程度都显著正相关。父亲在位与冷食冷饮显著正相关，与不规律饮食显著负相关。心理指标与饮食习惯：抑郁、焦虑都与不良饮食习惯显著正相关，具体表现为焦虑与不规律饮食、暴饮暴食、冷食冷饮显著正相关；抑郁与不规律饮食、暴饮暴食显著正相关。

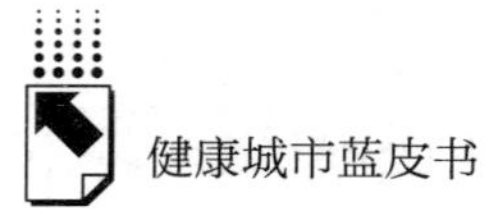

4. 讨论

通过以上相关性分析我们可以看到，胃病的发生与心理因素中的焦虑、抑郁显著正相关，和父亲在位量表得分正相关。同时我们还发现，抑郁、焦虑都与不良饮食习惯显著正相关，具体表现为焦虑与不规律饮食、暴饮暴食、冷食冷饮显著正相关；抑郁与不规律饮食、暴饮暴食显著正相关。父亲在位与不规律饮食显著负相关。可见，胃病的发生与社会状态、心理状态、饮食习惯都有相关性，各因素之间也有相关性。具体哪个因素可以作为主要因素，我们认为，作为社会的人，社会因素应该重点被关注。因为人们的情绪会直接受社会因素的影响，进而扰乱人体气血，影响脏腑功能，从而产生身体疾病。

5. 研究的思路和意义

本研究通过局部人群研究，揭示胃病疾病状态－情绪－社会角色具有相关性，即家庭中父亲在位状态影响了家庭成员的情绪状态，并通过潜在的、长期的不良情绪（焦虑抑郁状态）作为媒介，扰乱人体气血和脏腑功能，从而导致消化功能疾病。作为社会－心理－生理的人，为了自身和家人身心健康，不但要忌烟限酒、规律生活、科学膳食、合理运动，还要重视社会家庭的重要性，家庭成员要互助互爱，以提高自我健康程度。医务人员和社会健康管理及研究人员，要提高慢病的治疗和治理能力。在社会层面上，可以运用中医理论，通过改善社会角色的功能状态提高个体对情绪的调控能力。营造健康和谐的文化氛围，重视社会基本的家庭细胞工程建设，促进全民健康，从而促进健康、防范疾病。

目前我国的慢病治理工作量大、任务重，医疗卫生服务资源不足，现有的慢病管理模式不能满足患者复杂疾病的需求。因此，应调动患者积极性，让患者成为自己健康的第一责任人。慢病自我管理模式需要重视，而患者的自我情绪管理能力成为帮助患者主动参与慢病治理、显著提高临床效果的有效切入点。建议：无论从社会管理层面、医疗技术服务层面，还是患者自我照护层面，应全方位重视情绪管理内容，把情绪管理积极引入慢病治理内容，在一切为了患者健康的目的前提下，运用情绪管理，最大限度地发挥慢病治疗效能。

案 例 篇

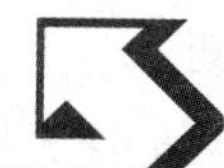

Cases

B.14 新时期健康苏州建设策略

谭伟良　卜 秋　刘俊宾　胡一河*

摘　要： 健康苏州建设已持续开展了20多年。在提升健康城市建设质量上，苏州市采取“城市健康诊断发现问题、部门联合行动解决问题”的循环发展思路，党委政府主动出台健康制度、相关部门主动履职健康促进、卫生行业主动提供健康管理、市民百姓共建共享健康主责，逐步提升城市居民健康水平。

关键词： 健康苏州　健康城市　健康村镇

* 谭伟良，苏州市卫生健康委员会主任，苏州大学健康中国研究院院长；卜秋，苏州市卫生健康委员会副主任；刘俊宾，苏州市爱国卫生运动与健康促进委员会办公室副主任；胡一河，苏州市疾病预防控制中心主任医师。

“健康城市和健康村镇建设是推进健康中国建设的重要抓手。”① 针对当地居民主要健康问题，编制实施健康城市发展规划，因地制宜实施针对性的健康行动，是健康城市建设应坚持的核心思路。苏州市在开展健康城市建设的过程中，始终坚持“健康诊断—制订计划—实施行动—评估提升”的建设思路。进入“十三五”以来，在科学诊断城市健康问题的基础上，围绕市民疾病谱和死因谱，实施了以治病为主的健康市民“531”和健康市民“531”倍增、以防病为主的健康城市“531”、以监管为主的健康卫士“531”、以参与为主的健康场所“531”等行动计划，从党委政府健康优先的制度安排、相关部门健康促进的职责履行、卫生行业健康管理的有效供给、市民百姓健康主责的共建共享四个维度发挥主动健康的作用②，城市健康水平得到不断提升，在2018年全国健康城市评价中，以地级及以上城市第一名的成绩获评全国健康城市示范市。

一 苏州居民主要健康状况

（一）苏州居民期望寿命

2019年，苏州市户籍人口期望寿命达到83.82岁，较健康城市建设起步之初的1999年（77.46岁）增加了6.36岁（见图1）。

（二）苏州市孕产妇死亡和婴儿死亡情况

2019年，苏州市孕产妇死亡率为6.59/10万，婴儿死亡率为2.18‰，较健康城市建设之初的1999年都有较大幅度的下降（见图2）。

（三）苏州市主要慢性病发病情况

2019年，苏州市户籍人口恶性肿瘤报告24859例、缺血性心脏病报告

① 《中共中央 国务院印发〈“健康中国2030”规划纲要〉》，中央人民政府网站，http://www.gov.cn/xinwen/2016-10/25/content_5124174.htm，最后访问日期：2020年8月20日。

② 谭伟良、卜秋、刘俊宾：《“主动健康”促进健康苏州建设新实践》，《健康教育与健康促进》2019年第1期。

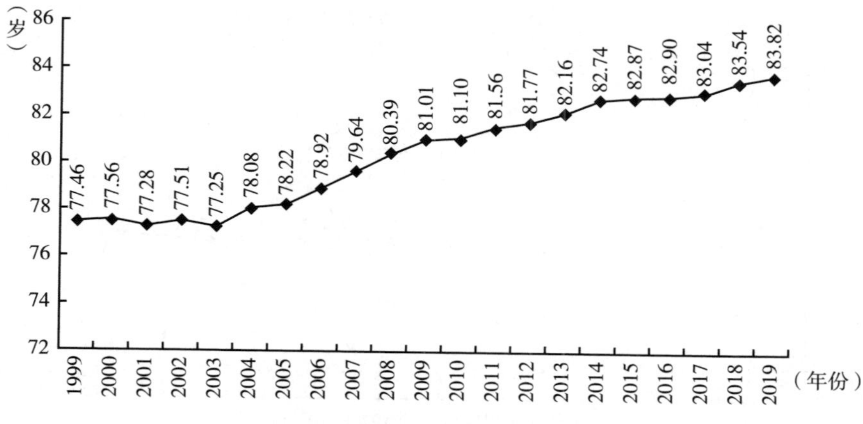

图1　苏州市1999～2019年人均期望寿命变化

资料来源：历年《苏州统计年鉴》《苏州市卫生健康事业发展公报》。

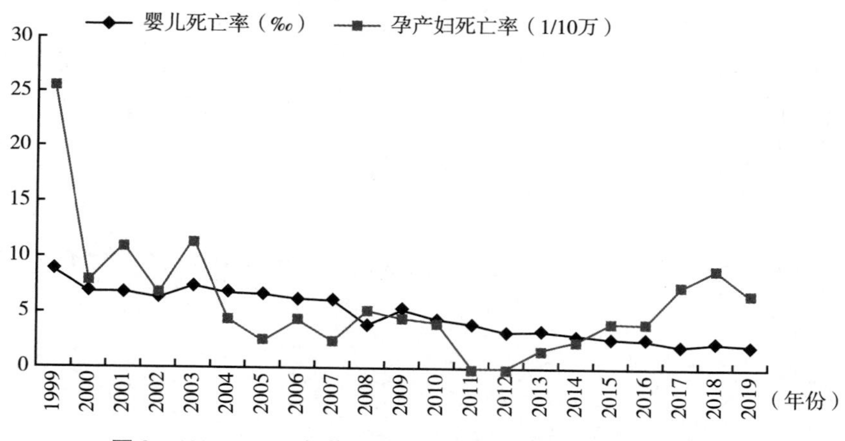

图2　1999～2019年苏州市孕产妇死亡和婴儿死亡情况变化

资料来源：历年《苏州统计年鉴》《苏州市卫生健康事业发展公报》。

17722例、脑卒中报告43127例、糖尿病报告35949例，报告发病率分别为恶性肿瘤3.49‰、缺血性心脏病2.49‰、脑卒中6.05‰、糖尿病5.04‰（见图3）。

（四）苏州市居民死亡及其死因构成情况

1. 苏州市居民死亡率情况

2019年，苏州市居民死亡49283例，粗死亡率为691.13/10万，标化死

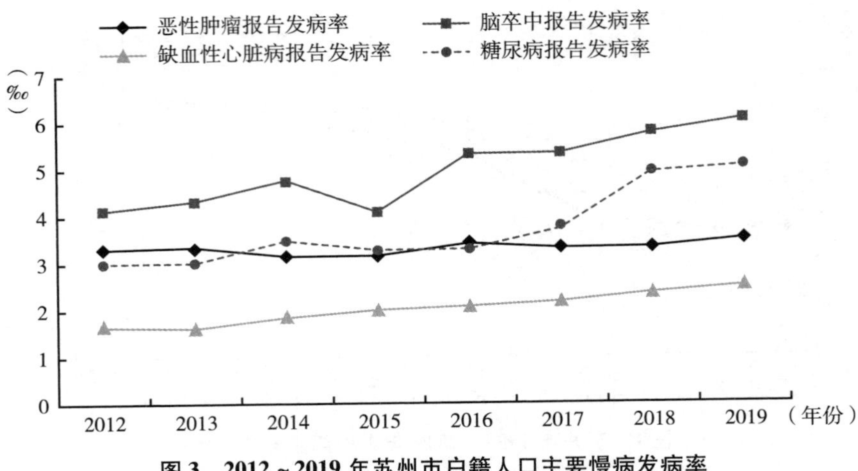

图 3　2012～2019 年苏州市户籍人口主要慢病发病率

资料来源：历年《苏州市居民死因和慢性病发病情况监测报告》。

亡率为 331.42/10 万（见图 4）。其中，男性死亡 26270 例，粗死亡率为 753.88/10 万，标化死亡率为 416.72/10 万；女性死亡 23013 例，粗死亡率为 631.16/10 万，标化死亡率为 256.41/10 万。

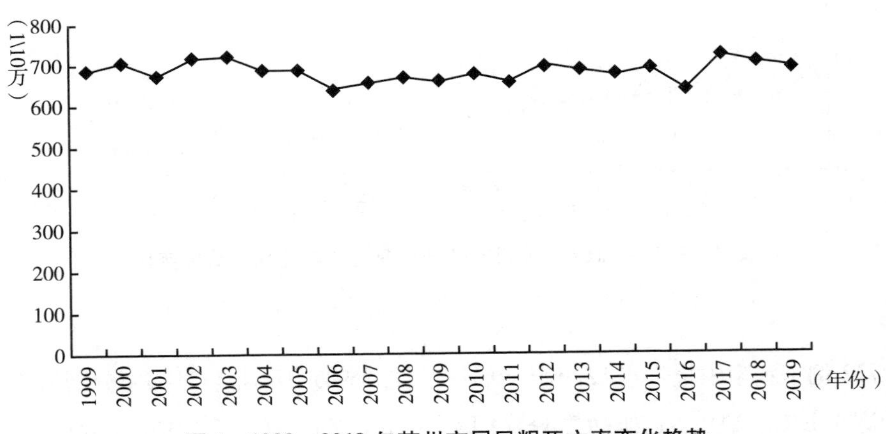

图 4　1999～2019 年苏州市居民粗死亡率变化趋势

资料来源：历年《苏州统计年鉴》《苏州市居民死因和慢性病发病情况监测报告》。

2. 苏州市居民前五位死因构成情况

从 2010～2019 年苏州市户籍居民的死因谱和构成来看，前两位主要死因顺位没有变化，第三位和第四位主要死因占比呈下降趋势，心脏病占比由2010年的13.50%下降到2019年的11.10%，呼吸系统疾病由2010年的12.34%下降到10.54%，第五位主要死因损伤和中毒占比有所增长，从2010年的7.29%增长到了2019年的9.65%（见表1）

（五）苏州市民健康状况存在的问题

在国际上，衡量一个地区健康状况，期望寿命、婴儿死亡率、孕产妇死亡率是通行指标，这些指标与医疗卫生状况、经济发展水平、政策环境和自然环境、居民生命习惯等密切相关。近年来，苏州市户籍人口期望寿命不断增长，2019年达到83.82岁，高于全国平均水平，首次超过上海。通俗地讲，期望寿命是指活得长，并不意味着健康地活着。苏州市目前还没有对全市的居民健康期望寿命做过监测和分析，但以苏州下辖县市级太仓市为例，2013年测算的出生时健康期望寿命仅为59.82岁，出生时的无失能期望寿命为77.60岁，出生时的无慢病期望寿命为63.97岁，与人均期望寿命的差距还很大。① 随着全面二孩政策的放开，孕产妇死亡率也自2013年呈上升趋势。

工业化、城市化和人口老龄化进程不断加快，都在一定程度上促使慢性非传染性疾病的发病率和死亡率的快速上升。② 在重点慢性病发病方面，每年发病人数和发病率也呈上升趋势。苏州市居民死亡率保持在较为稳定的水平。在死因构成方面，慢性非传染性疾病占据死因大部分，特别是恶性肿瘤、脑血管病、呼吸系统疾病、心脏病等慢性非传染性疾病占死亡总数的75%以上，成为影响苏州市民健康的核心威胁，提示影响苏州市民健康的主要问题是慢性非传染性疾病。损伤和中毒在居民死因中排第五位，提示也应加强意外伤害的干预。而恶性肿瘤、脑卒中、缺血性心脏病、糖尿病等慢性病的报告发病率近年呈上升趋势，提示应加强重点慢性病的早期干预，从行为和生活方式方面加大干预力度，以满足市民“不生病、少生病、晚生病”的美好健康诉求。

---

① 姜纪武等：《江苏省太仓市居民健康期望寿命分析》，《中国健康教育》2016年第8期。

② 许亮文等：《杭州市培育健康人群分析报告》，载蔡一华、杨磊主编《健康杭州发展报告（2018）》，社会科学文献出版社，2018，第126－171页。

表1　2010～2019年苏州市户籍居民主要死亡原因及构成

单位：%

顺位	2010年	2011年	2012年	2013年	2014年	2015年	2016年	2017年	2018年	2019年
1	恶性肿瘤（29.16）	恶性肿瘤（30.28）	恶性肿瘤（29.12）	恶性肿瘤（29.25）	恶性肿瘤（31）	恶性肿瘤（30.30）	恶性肿瘤（30.13）	恶性肿瘤（29.87）	恶性肿瘤（29.46）	恶性肿瘤（29.63）
2	脑血管病（20.84）	脑血管病（19.96）	脑血管病（19.63）	脑血管病（19.24）	脑血管病（19.11）	脑血管病（19.18）	脑血管病（19.56）	脑血管病（19.41）	脑血管病（19.77）	脑血管病（20.31）
3	心脏病（13.50）	心脏病（13.11）	呼吸系统疾病（14.38）	心脏病（12.69）	呼吸系统疾病（14.18）	呼吸系统疾病（13.09）	呼吸系统疾病（11.89）	呼吸系统疾病（11.59）	心脏病（11.60）	心脏病（11.10）
4	呼吸系统疾病（12.34）	呼吸系统疾病（12.87）	心脏病（13.19）	呼吸系统疾病（12.40）	心脏病（10.32）	心脏病（10.88）	心脏病（11.57）	心脏病（11.36）	呼吸系统疾病（11.32）	呼吸系统疾病（10.54）
5	损伤和中毒（7.29）	损伤和中毒（7.41）	损伤和中毒（7.34）	损伤和中毒（7.67）	损伤和中毒（7.81）	损伤和中毒（7.93）	损伤和中毒（8.41）	损伤和中毒（8.90）	损伤和中毒（9.12）	损伤和中毒（9.65）
合计	83.13	83.63	83.67	81.25	82.42	81.38	81.56	81.13	81.27	81.23

资料来源：历年《苏州市卫生事业发展统计公报》。

二　主要做法

未来解决城市居民面临的健康威胁，在健康中国战略框架下，苏州市立足于城市健康整体思维，先后实施了众多行动计划，形成了统筹解决市民健康问题的综合策略。苏州市党委政府主动出台健康制度，相关部门主动履职健康促进，卫生行业主动提供健康管理，市民百姓共建共享健康主责，推动苏州健康城市建设高质量发展、系统化提升，为居民提供全方位、全生命周期的健康服务。

（一）党委政府健康优先的制度安排

“将健康融入所有政策”是党委政府健康优先理念的具体体现。进入“十三五”以来，苏州市委、市政府先后印发多项健康政策类文件，如《“健康苏州2030”规划纲要》、《关于落实健康优先发展战略推动卫生计生事业发展的若干意见》、卫生资源补缺补短“123”方案等。苏州市和各县市区政府每年安排一批促进城市健康的实事项目中，也更加侧重于“将健康融入所有政策”和预防为主的理念。财政对卫生健康支出在2012～2019年翻了一番（见图5），占一般预算支出比例也增长了将近1个百分点（见图6）。

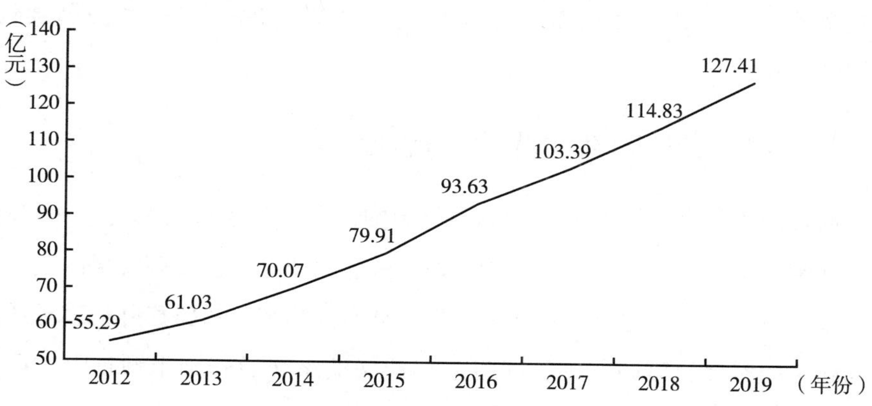

图5　2012～2019年苏州市卫生健康支出

资料来源：历年《苏州市统计年鉴》。

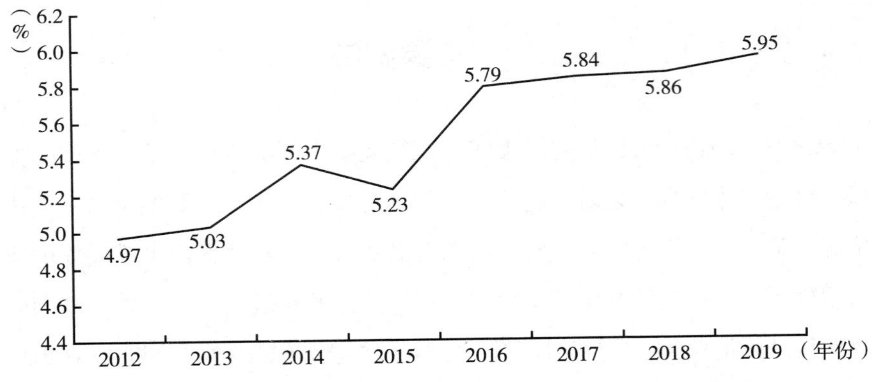

图 6　2012～2019 年苏州市卫生健康支出占财政支出的比重

资料来源：历年《苏州市统计年鉴》。

在防控新冠肺炎疫情期间，苏州市委、市政府始终把人民健康放在第一位。1 月 22 日确认第一例病例，1 月 24 日取消大型活动，同时启动一级响应，1 月 26 日率先出台延迟复工复业复课政策，成为全国首个延迟复工复课的城市。2 月 2 日出台“惠企十条”，从加大金融支持、稳定职工队伍、减轻企业负担等方面助力企业共克时艰①，成为全国首个为应对疫情影响出台惠企政策的城市。无论首个延迟复工复业复课，还是首个出台惠企政策，都是党委政府基于健康优先的考虑，做出的一系列制度性、政策性安排。

（二）相关部门健康促进的职责履行

通过健康城市领导小组各专业委员会的协调，健康相关部门，如规划、生态环境、市场监管、水利、城市管理、医保、交通、公安等各部门主动履职健康促进，形成了健康苏州建设的强大合力。为解决道路意外伤害导致伤残和死亡的城市健康问题，各部门主动开展道路交通安全干预项目，通过

① 《苏州出台“惠企十条”支持中小企业共渡“疫情”难关》，新华网，http://www.xinhuanet.com/2020-02/03/c_1125526715.htm，最后访问日期：2020 年 9 月 10 日。

“四个一”（坚持一条明确的工作理念、创立一个良好的工作机制、营造一种浓厚的安全氛围、建立一套科学的应急救治体系）举措，降低道路交通伤害。该项目2012年荣获世界卫生组织颁发的健康城市最佳实践奖，并在第九届全球健康促进大会作为成功案例交流展示。

专栏一　道路安全干预项目

苏州市自2010年起实施道路交通安全干预项目，至2019年底万车交通事故死亡率较初期下降了60.52%。

一是注重坚持一条明确的工作理念。坚持“以人为本、科学规划、城乡联动、整体推进”的工作理念。2012年12月，实施了地方性法规《苏州市道路交通安全条例》，明确了“人为本、车为辅”的发展理念。落实道路规划设计和交通安全设施“四同时”制度和交通影响评价制度，尽可能从源头上消除安全隐患。

二是注重创立一个良好的工作机制。建立了“政府组织、科技创新、市民参与”的工作机制。采用物联网感知等技术，自动感应路况，实时调节路口红绿灯时间，自主识别违法车辆，通过红灯进行拦截。重罚严罚闯红灯、超员、超速、酒驾、毒驾等严重交通违法行为。在全国率先建成交通安全体验馆，让市民体验交通规则和违反规则带来的危害，年参观体验达30万多人次。

三是注重营造一种浓厚的安全氛围。动员全社会关注道路交通事故伤害重点人群，关爱弱势群体，针对老年人碰撞跌倒、儿童安全座椅、青少年骑行安全等开展干预活动。推行“文明交通”行动计划，举办“司机文化节”。

四是注重建立一套科学的应急救治体系。针对道路交通事故伤者，建立了医疗抢救应急机制，“医警”联动，开辟应急和治疗的“绿色通道”。建立了11个创伤救治中心。成立专业应急救援队伍，定期开展道路事故救治培训和演练，提高应急救治能力。从2011年起，设立道路交通事故社会救助基金，保障伤者必要的先期抢救费用。

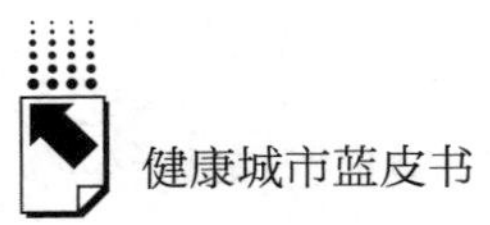

（三）卫生行业健康管理的有效供给

党的十九大报告指出："我国社会主要矛盾已经转化为人民日益增长的美好生活需要和不平衡不充分的发展之间的矛盾。"[①] 健康是人民群众美好生活的基础，人民对健康的美好诉求集中在不生病和少生病，以及生了急病以后得到快速有效的救治，生了慢病后得到精准有效的管理。苏州市卫生行业对照苏州市疾病谱和市民对健康的美好诉求，不断加强有效的健康管理供给。围绕"不生病"的诉求，以预防为主实施了健康城市"531"行动计划、健康卫士"531"行动计划；围绕"急病要急"实施了健康市民"531"行动计划；围绕"慢病要准"，实施了健康市民"531"倍增行动。提高基层医疗机构健康教育、健康管理、高危筛查、规范诊疗能力。已有2/3的基层医疗机构转型升级为市民健康管理综合服务中心，在完成基本医疗卫生服务任务的基础上，进一步强化市民综合健康管理服务功能，重点做好针对重大疾病和慢性病的健康教育和健康促进，开展肿瘤、心脑血管疾病、高危妊娠、慢性呼吸系统疾病、成人"三高"临界等筛查和健康管理。

专栏二　苏州市健康城市"531"行动计划

2016年12月，苏州市政府办印发《苏州市健康城市"531"行动计划》，启动实施了第五轮健康城市行动计划，重点解决疾病预防和健康素养提升等。截至2019年底，城乡居民健康素养水平提高至31.84%，比2015年提升了10.54个百分点；15岁及以上人群吸烟率下降到22.22%，比2015年下降了4.88个百分点。

专栏三　苏州市健康市民"531"行动计划

2016年3月，苏州市政府办印发《苏州市健康市民"531"行动计划》，

① 习近平：《决胜全面建成小康社会　夺取新时代中国特色社会主义伟大胜利——在中国共产党第十九次全国代表大会上的报告》，人民出版社，2017，第11页。

工作理念：

预防为主，防治结合。

工作任务：

五大项目：

重大传染病防治项目、心理健康促进项目、重点人群伤害干预项目、出生缺陷与重大疾病干预项目、健康危险因素监测项目。

三大机制：

建立完善“政府主导、部门协同、社会参与、个人主责”的联动机制；建立完善“联防联控、群防群控、防治结合”的预防机制；建立完善“医防联动、快检快测”的突发公共卫生事件处置的应急机制。

一个工程：

启动全民健康素养提升工程。

2020年目标：

居民健康素养水平提高到24%以上，妇女儿童主要健康指标处于省内领先水平，孕产妇死亡率稳定在6/10万以下；婴儿和5岁以下儿童死亡率分别控制在5‰、8‰以下；出生缺陷发生率控制在5‰以下。

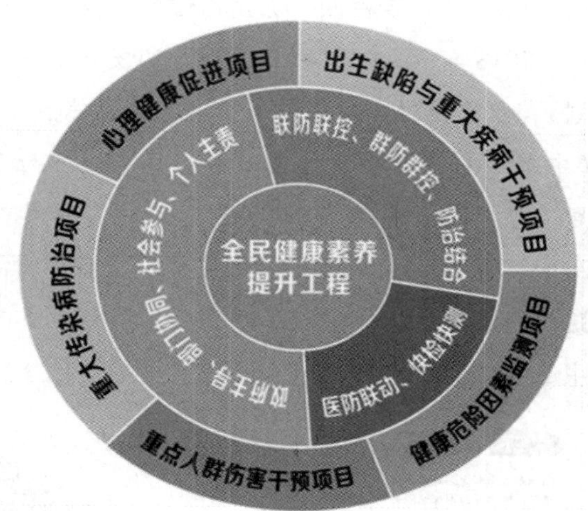

重点针对苏州城市健康核心指标孕产妇死亡率的上升趋势，以及占据苏州市疾病谱前列的恶性肿瘤和心脑血管疾病采取综合性干预措施。截至 2019 年底，已建成胸痛救治中心 22 家、脑卒中救治中心 23 家、创伤救治中心 13 家、危重孕产妇救治中心 14 家、危重新生儿救治中心 10 家，累计开展心脑血管筛查 114.5 万例、肿瘤筛查 7.8 万例、高危妊娠筛查 23.2 万例。

工作理念：

急病要急、慢病要准。

工作任务：

五大中心：

到2017年，市级胸痛中心、卒中中心、创伤中心、危重孕产妇救治中心、危重新生儿救治中心全部建立并运行，各分中心建设顺利推进。

到2020年，市区和各县市均建立健全联通医院、急救与社区的城市多中心疾病协同救治体系，不断提升胸痛、卒中、创伤、危重孕产妇、危重新生儿等五大中心的专业救治水平。

三大机制：

肿瘤、心脑血管疾病和高危妊娠筛查机制，2017年基本建立并运行，2020年逐步推广并完善。

一个平台：

2017年，市区公立社区卫生服务中心全部强化达标为市民综合健康管理服务平台，2020年，全市城乡公立社区卫生服务中心全部建成为市民综合健康管理服务平台。

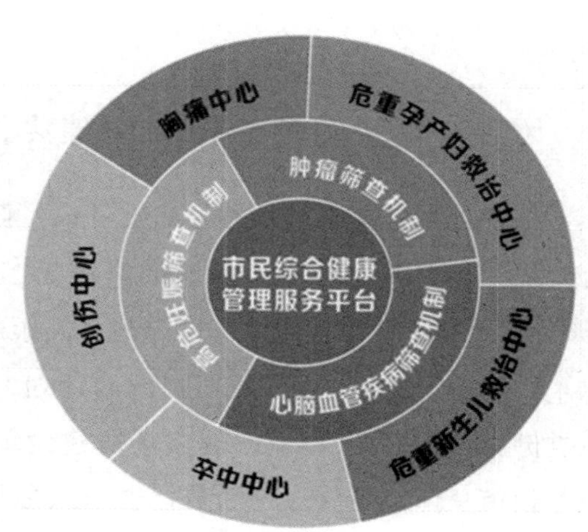

专栏四　苏州市健康市民“531”行动倍增计划

2018 年 3 月，苏州市政府办印发《苏州市健康市民“531”行动倍增计划》，重点围绕在疾病谱中排名靠前且综合干预效果好的五类慢性健康问题（中老年骨质疏松及骨关节炎、成人儿童呼吸系统慢病、儿童常见健康问题、全人群睡眠障碍、成人“三高”临界等）开展综合干预措施。截至 2019 年底，成立儿童哮喘区域防治指导中心 3 家、社区防治站 32 家，骨质疏松区域防治指导中心 3 家、社区防治站 56 家，慢阻肺市级区域防治指导中心 6 家、社区防治站 41 家。

工作内容：

以统筹解决健康问题为策略，夯实一个基层平台，推广三大适宜技术和形成五大干预策略。

工作任务：

五大策略：

1. 建立区域慢病防治指导中心。
2. 完善早期识别及健康管理机制。
3. 制定健康问题防治指南。
4. 推进专科专病医联体建设。
5. 加强社区进修学院建设。

三大技术：

1. 专病健康教育。
2. 专项健身运动。
3. 专方中医药服务。

一个平台：

市民综合健康管理服务平台。

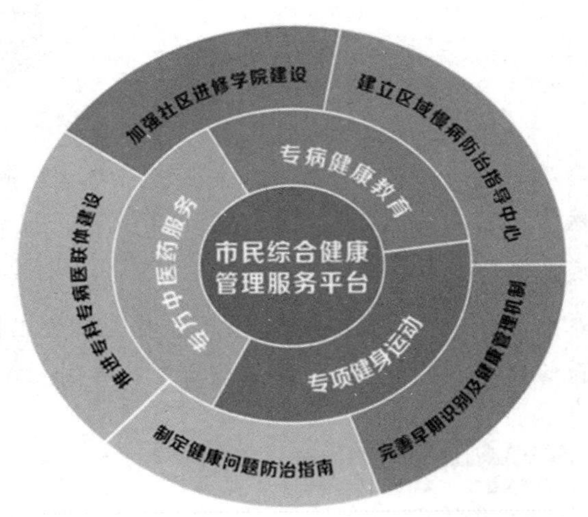

（四）市民百姓健康主责的共建共享

每个人都是自己健康的第一责任人，健康城市建设除政府主导、部门合作之外，更离不开社会各界的广泛参与。一是开展健康细胞建设。自 2001 年开展健康细胞建设，率先出台健康细胞建设标准。进入“十三五”以来，实施了健康场所“531”行动计划，全市累计新建或升级建设各级各类健康场所 2300 多家，健康场所建设单位职工或居民健康水平明显高于苏州市总体水平。二是动员社会组织参与。民政、共青团、卫健等部门通过开展公益项目的形式，培育引领公益组织。例如，张家港市建设健康城市领导小组组织实施健康“益”家公益项目，太仓市卫健委组织实施“健康太仓”卫生健康社会服务项目，苏州市民政局组织实施苏州市公益创投项目等。全市800多家社会组织创意设计并且成功实施了超过1000个民生健康类公益服务项目。三是青年志愿者接力奉献。充分发挥青年志愿者在健康城市建设中的作用，苏州团市委牵头实施青年志愿公益“3927”工程，开展了一批健康苏州志愿服务项目，截至2019年底，苏州市平均每万常住人口拥有注册志愿者人数超过1300人。四是市民健康素养自我提升。全市健身步道里程达到2232千米，全市经常参加体育锻炼的人数比例提升到40%，15岁及以上人群吸烟率降低到22.22%，居民健康素养水平提高到31.84%。

专栏五　苏州市健康细胞建设

苏州市健康细胞建设起源于2001年，市政府办印发11大类健康细胞建设标准。2017年11月，苏州市政府办印发《苏州市健康场所“531”行动计划》，再次更新升级健康细胞建设要求。新一轮行动计划启动以来，全市累计新建或升级建设各级各类健康场所2353家，其中省级以上742家。

工作理念：
全民参与，共建共享。
工作任务：
五项重点：
建设健康场景、开设健康讲堂、创造无烟环境、践行健康生活、行业健康危险因素干预。
三项制度：
健康影响评估制度、健康自我管理制度、单位健康促进制度。
一项创建：
健康细胞创建（镇村、社区、单位、家庭等）。
工作目标：
1. 到2020年，全市建成区县级健康场所2000个、市级健康场所500个、省级健康场所200个、世界卫生组织健康场所40个。
2. 创建场所职工对自己体重指数、血压、血糖、血脂等健康指标知晓率要达到85%以上，吸烟率低于20%、肥胖率低于12%，经常参加体育锻炼的人数比例达到40%。
建设健康场景
开设健康讲堂
创造无烟环境
践行健康生活
行业健康危险因素干预
健康影响评估制度
健康自我管理制度
单位健康促进制度
健康细胞创建
(镇村、社区、
单位、家庭等)

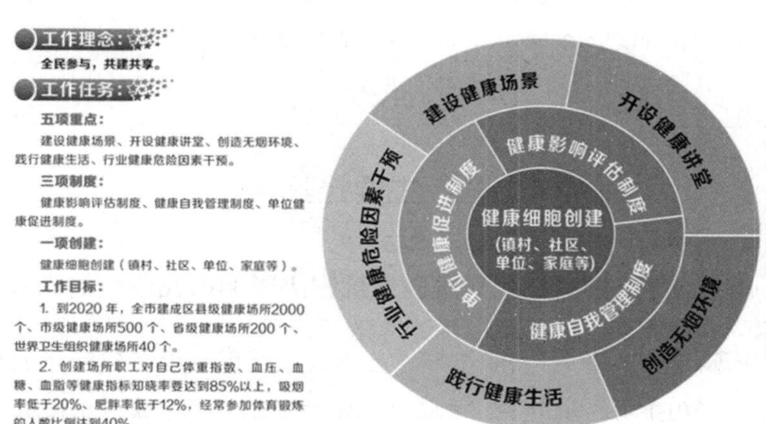

以2019年健康场所建设为例，苏州大学健康中国研究院对健康场所建设效果进行问卷调查，共收集问卷9767份，其中有效问卷8256份，有效率

84.53%。被调查人员健康素养水平为65.50%，肥胖率为3.8%，经常参加体育锻炼人数比例达到52.43%，15岁及以上人群吸烟率为11.20%，总体满意度达到87.74%。除经常参加体育锻炼人数比例外，其他相关指标均远远优于苏州市总体水平（苏州市居民健康素养水平为31.84%、肥胖率为8.7%、15岁及以上人群吸烟率为24.29%、经常参加体育锻炼人数比例为52.1%）。具体见图7。

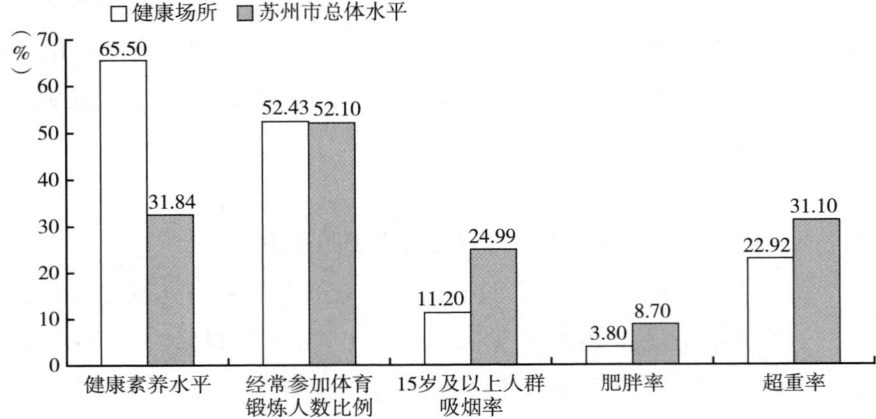

图7　2019年健康场所职工/居民相关健康指标和苏州总体水平

资料来源：2018年、2019年《苏州市居民健康素养监测报告》。

三　主要经验

（一）始终坚持科学化思维，系统解决影响市民健康的问题

健康苏州建设离不开科学指导，苏州健康城市起步之初成立了专家指导委员会，2010年苏州市卫计委联合苏州大学成立了健康城市研究所，健康中国战略实施以来，又联合建立苏州大学健康中国研究院。无论是城市健康诊断，还是健康城市项目干预行动计划，无论是健康细胞项目标准，还是健康城市指标体系，都凝结了专家智库的科学指导。前文介绍的苏州

市实施的系列“531”行动计划，就是充分运用科学化思维，在对城市健康开展诊断的过程中，对发现的主要问题及其影响因素制定有针对性、系统性、全局性的解决方案。

（二）始终坚持城乡一体化发展

城乡一体化是苏州各项工作的最大特色，也是苏州健康城市建设的最大亮点。2003 年，苏州市全面启动健康城市，下辖各县市同步启动建设工作。2007 年（早于江苏省 10 年），苏州市又自行制定了健康镇村标准和评估指标体系，围绕健康管理、健康服务、健康环境、健康社会、健康人群五个方面，推进健康村镇建设。通过 10 年健康村镇建设，苏州农村居民健康素养水平由 2007 年的 10.4% 提高到了 2017 年的 26.96%。

（三）始终坚持多元化健康传播

建立传统媒体和新媒体结合的多元化手段、政府组织和医务人员自发、社会组织参与等多元化主体，着力打造由权威媒体、权威专家形成的多元化健康传播矩阵。苏州医学会主动实施“主委健康科普制”，开展“公众健康教育百千万行动计划”（建立 100 个标准化健康科普课件、培训 1000 名健康科普讲师、开展 100 万名市民受益的健康科普活动），由各专家委员会主任委员及专家向市民免费提供标准化健康科普讲座和宣传。积极利用云媒体开展线上健康教育，在苏州电视台、电台开播《健康苏州》《天天健康》等专题栏目，特别是在疫情期间，云媒体在健康传播、健康教育等方面发挥了重要作用。开展实景化健康教育，建成覆盖城乡的 70 个健康教育园，遴选了一批优秀实践基地，制作发布苏州市健康教育和健康促进基地地图，供市民选择参观学习。

（四）始终坚持确保群众获得感

健康苏州建设成效体现在市民的获得感和幸福感。近年来，苏州市加大财政投入力度，为 65 岁及以上老年人免费接种肺炎疫苗、为初三学生免费补种麻风疫苗、为老年人家庭进行适老化改造、在公共场所建设母乳哺育室等等，都体现了以人为本的理念和保障改善民生的需要，也使健康苏州建设得到了广大市民的积极参与和大力支持。

专栏六　苏州市公众健康教育“百千万”行动计划

2018 年，苏州市医学会组织实施苏州市公众健康教育“百千万”行动计划，该行动获评首届健康长三角医疗卫生治理最佳实践案例“卓越奖”。该行动计划的亮点是：社会组织负责、权威医学专家参与、标准化授课、互联网传播、受众面较广。

一图读懂 苏州市公众健康教育“百千万”行动

百　建立“一百个”标准化健康科普课件。由苏州市医学会各专业委员会专家团“特别定制”，主委亲自把关。

千　培训“一千名”健康科普讲师。医学大咖、专委会的主委、副主委都积极报名为健康科普讲师。

万　开展“百万市民”受益的健康科普活动。实施“菜单式”科普，计划到2020年底，达到百万市民直接从活动中受益的效果

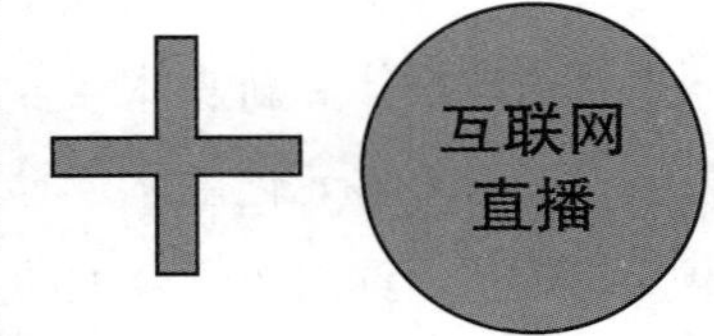

“百千万”公众健康教育通过“学科主委坐镇把关”“艺术展翅让科普更生动”“标准课件让更多人受益”等多部曲，把医学专业知识用既权威靠谱，又生动有趣的语言讲述，让老百姓愿意听，听得懂，感兴趣。通过“看苏州”APP 进行科普直播，不便到现场的市民也可以通过手机等移动设备观看，扩大受众面，帮助市民从“被动医疗”向“主动健康”迈进，通过健康教育，市民更加重视疾病预防，改善不良的生活行为，同时还可以了解一些疾病的早期表现，掌握一些自我保健基本技能，从而促进健康城市建设。

专栏七　苏州市新冠肺炎疫情期间线上健康教育

在新冠肺炎疫情期间，苏州市多部门联动，积极利用线上平台开展健康

知识普及，倡导文明健康、绿色环保的生活方式，助力打赢疫情防控阻击战、总体战、人民战争。

一是开设健康“云门诊”。苏州市卫生健康、宣传、广电等部门联合，充分利用当地主流新媒体，在“看苏州”手机应用上开设《大医生在线·云门诊》健康教育栏目，围绕疫情防控健康知识、市民常见疾病防治等内容，共进行了50场专题医生直播。其中，邀请到6位国内医疗行业知名大咖，全市有近1000万人次收看，一对一解决市民健康问题近5000条。在广播电台推出《云诊室》栏目，每周两期，通过电波普及健康知识。截至6月15日，年内共计发布58期，为4万余名市民进行了答疑解惑。

二是开启健身“云课堂”。苏州市体育局针对疫情期间无法户外健身的问题，积极打造全民健身“云课堂”，开通线上教学、视频教学，仅苏州体育官方微信公众号就推出“宅在家里咋锻炼？苏州体育陪你练”系列微课50期，让广大市民足不出户也能得到高质量的锻炼指导，达到强身健体、科学防疫的目的。开展了“守护健康，我行我秀”苏州市居家健身视频展示大赛。

三是开展心理“云服务”。利用“心理云医院”平台，成立云平台心理援助专家工作组，针对因疫情引发的焦虑情绪以及对疫情预防措施的疑问，专家团队及时进行专业解答，科学普及新冠肺炎流行病学知识。推出线上“新冠肺炎疫情心理健康知识库”，专业工作者和市民可以通过目录、热门索引标签或是直接搜索关键词，方便、快捷找到所需的疫情心理援助或自我调适知识。截至6月15日，云平台咨询达694人次，线上电台心理自助音频收听达7.6万次，心理评估达9.3万次，线上心理疏导科普资料与讲座浏览量达61.8万次，心理援助热线接收来电咨询达6119人次。

四是建设健康教育联播平台。推进苏州市“互联网+健康教育联播平台”建设，将健康教育数字化、动态化、智慧化。目前，全市共建有健康教育联播平台496个，主要布局于社区卫生服务机构，实现讲座联播和在线点播等功能，月活跃度保持在80%左右。在日常运行中，由后台统一控制播放内容，健康教育讲座全网实时在线直播，各终端可根据需求在健康教育资源库中调阅点播相关健康教育内容。截至6月15日，相关健康教育视频共播放661.05万次，播放时长达29.47万小时。

五是推进健康素养在线评估学习。在疫情期间，组织开展“争做防疫小卫士”中小学生健康自测、“答题赢免费消杀”爱国卫生运动和健康素养有奖竞赛等活动，全市参与人群超过50万人次。

六是精准推送科学防疫知识。联合苏州联通分公司，在微信朋友圈确定目标人群，精准推送特定的健康科普知识。第一批人群在苏州大市范围内针对年龄大于等于50周岁的微信用户，定制《给爷爷奶奶的一封信》。在2月初部分企事业单位返岗复工时，再次定做《企事业单位节后返岗复工防护知识》，精准定位20~60周岁人群，及时推送，定位区域，来苏旅游或者驻苏人员、满足20~60周岁人群在打开微信朋友圈时，均可以收到《企事业单位节后返岗复工防护知识》，曝光量达500万多人次，做到健康知识及时精准推送。

四　挑战及展望

未来的健康苏州建设，将围绕全国健康城市试点要求，以市民健康为根本追求，以影响城市健康的主要因素和重大公共卫生问题为导向，努力把苏州市打造成健康中国典范城市、长三角地区的医疗名城和市民主动健康的宜居之城。当前，苏州面临多重健康挑战，苏州市也将以习近平新时代中国特色社会主义思想为指导，全面贯彻落实党的十九大精神，坚持以人民为中心，更加注重健康老龄化，更加注重公共服务均等化、优质化，更加注重供给侧结构性改革，围绕普及健康生活、优化健康服务、完善健康保障、建设健康环境、发展健康产业等主要范畴，加快推进健康苏州建设，为建设健康中国做出新的贡献。

B.15
桐乡市建设健康城市的探索与实践

陆明海　朱多力*

摘　要： 桐乡市健康城市建设着眼于以人为本，结合“互联网+”，经过近十年的努力，走出了一条适合自身实际的健康城市建设的道路，成为全省乃至全国健康城市建设名副其实的“先行者”。以政府为主导的建设保障机制基本健全；以预防为主的健康观念逐步深入人心；以全民健身为抓手的健康行为正在养成；以健康家庭试点为示范的健康管理模式日趋成熟。桐乡市加快推进健康城市建设，为高水平全面建成美丽幸福新桐乡奠定了坚实的基础。

关键词： 桐乡　健康城市　互联网+

一　桐乡市健康城市建设取得的成效

桐乡地处杭嘉湖平原腹地，居上海、杭州、苏州“金三角”中心，区位条件十分优越，作为世界互联网大会的永久举办地，已连续举办了6届世界互联网大会，城市建设也打上了互联网的记号。

桐乡市自2007年成功创建国家卫生城市后，把进一步巩固国家卫生城市成果与建设健康城市结合在一起，积极向健康城市迈进。2008年被省爱卫办确定为浙江省两个试点城市之一，2016年被全国爱卫办列为首

* 陆明海，浙江省桐乡市整治办健康科科长，长期从事健康教育、创建卫生城市、健康城市建设等工作；朱多力，主要从事健康城市建设、健康桐乡建设相关工作。

批38个健康城市试点单位之一，至今已开展了3轮健康城市建设，第四轮也在如火如荼地开展中。① 桐乡市健康城市建设工作稳步推进，健康治理水平不断提升，在健康环境、健康社会、健康服务、健康文化等领域取得较为显著的成效。健康城市核心概念系列指标明显提升，人均预期寿命达到81.95岁，城乡居民健康素养水平达35.00%（见图1、图2）。2019年入选全国健康城市建设示范市和各省份健康城市建设排名第一位城市、浙江省食品安全县、第四批浙江省文明县（市）等。

（一）健康水平进一步提升

（1）全民健康素养持续向好。组织开展健康素养基层大巡讲活动，优化调整全市健康素养讲师团成员。2019年，209名讲师团成员开展健康素养巡讲473场次，受益群众达2.4万人次。开展居民健康素养监测工作，2019年，城乡居民健康素养水平达到35.00%。

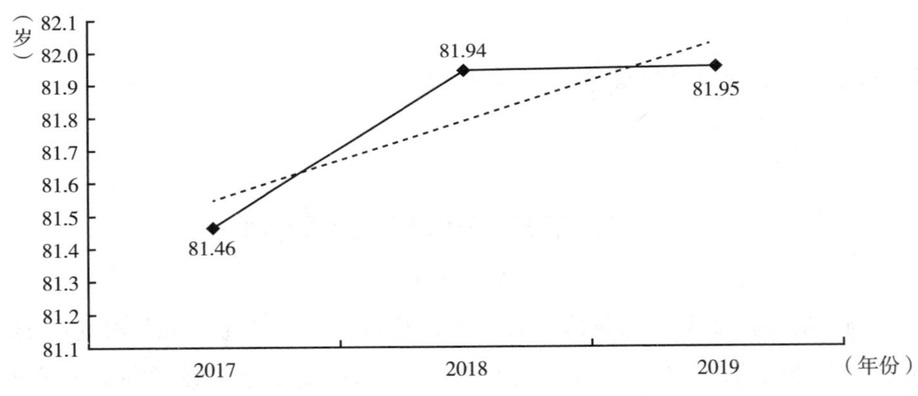

图1　桐乡市2017～2019年人均预期寿命

（2）国民体质监测合格率稳中有升。不断增强国民健身意识，传播科学健身方法，组织开展面向不同群体、不同形式的全民健身活动，促进全民

① 《全国爱卫会关于印发〈关于开展健康城市健康城镇建设的指导意见〉的通知》，全爱卫发〔2016〕5号。

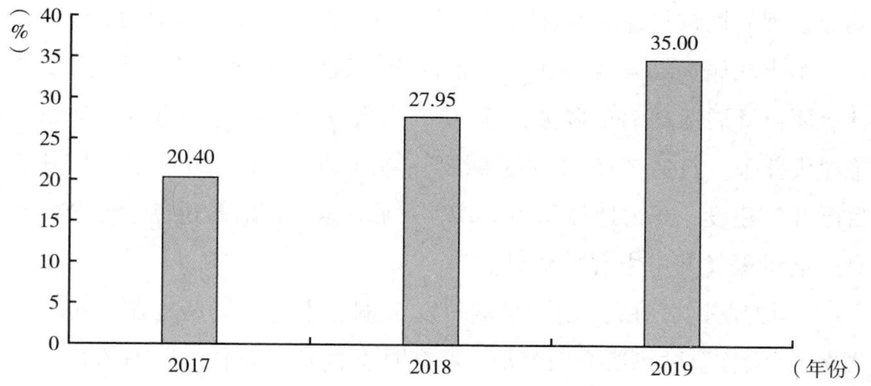

图 2　桐乡市 2017～2019 年居民健康素养水平

体质和健康水平不断提高。2019 年，国民体质监测合格率达到 93.1%。

（3）中小学生体质不断改善。上足上好中小学校体育与健康课程，确保学生校内体育活动时间每天不少于 1 小时。2019 年，中小学生体质健康达标优良率达到 57%。开展儿童青少年近视防控工作，眼保健操普及率达 100%，近视防控成效明显。

（4）基本医疗保险体系更加完善。以建立全覆盖、保基本、多层次的基本医疗保险体系为目标，全民参保基本实现全覆盖。全市基本医疗保险参保率连续几年均达到 99% 以上。建立大病保险制度，大病起报线为 1.5 万元，起报线至 5 万元、5 万元以上分别报销 60% 和 70%，年度大病报销上不封顶；对困难人群，起报线降至 7500 元，报销比例分别提高 5 个百分点。

（二）健康生活进一步普及

（1）推进健康素养进农村文化礼堂活动。2019 年，全市 44 个（25%）的行政村开展健康素养进农村文化礼堂试点工作，统筹宣传、卫生健康、文广旅体、红十字会等部门开展健康讲座、健康礼包、健康活动、健康服务、中医药进农村文化礼堂活动 456 场次，总受益群众为 37395 人次，计划至 2021 年实现全覆盖。

（2）以“三减三健”“控烟限酒”“适量运动”“心理健康”为主线，

以倡导合理的饮食与开展适宜的运动为重点，推进全民健身活动。组织开展桐乡市第十八届运动会等健康主题活动 70 余次，指导各镇（街道）、单位和社会团体开展活动 150 多次，近 10 万人次参加。加快推进基层体育场地设施建设任务，打造“15 分钟健身圈”。桐乡市全民健身中心暨李宁体育园项目已开工建设，总占地面积为 15.27 万平方米，同时推进新世纪公园东侧健身广场工程（邻里中心）建设。

（3）加强公共场所控烟。制定印发《桐乡市公共场所控制吸烟工作实施方案》，实施公共场所全面禁烟。组建社会监督员队伍，每月开展控烟督查巡查，共完成督查巡查 530 次，责令单位整改 100 余次。加强控烟公益广告宣传，主流媒体刊播控烟类公益广告 8 条次。15 岁及以上居民吸烟率控制在 21.68%。

（三）健康服务进一步优化

（1）深化医共体建设。充分发挥医共体建设示范引领作用，在服务体系、管理体制、运行机制、制度优势、智慧医疗、能力提升六个方面发力，以管理扁平化、业务垂直化赋能医共体建设，突出打造智慧医疗、医养结合、中医基层化等特色。三大医疗集团基层医疗机构门急诊人次、住院人次分别同比增长 8.21%、15.62%。双向转诊达 5200 余人次。牵头医院专家到基层排班 2100 余天；影像、心电、临检等共享中心服务 17 万余人次。2019 年，基层就诊率（见图 3）达到 73.20%，县域内就诊率达 88.3%。

（2）加快“最多跑一次”改革。紧扣让群众就医“少跑”“近跑”“不跑”的核心要求，推出“基层看病更放心”等 10 项改善医疗卫生服务项目。智慧结算全域覆盖。全市增配诊间屏、银医通等设备 2500 台，医疗机构智慧结算实现全覆盖，使用率达到 60% 以上，市级医院门诊高峰时段排队平均等候时间从原来的 15 分钟缩短至 2.64 分钟。资源集成互联共享。建成市域网上预约挂号平台，提供“健康桐乡”手机应用等多种预约方式；医疗集团牵头医院成立预约检查中心，实行 B 超等多项检查分时段精准预

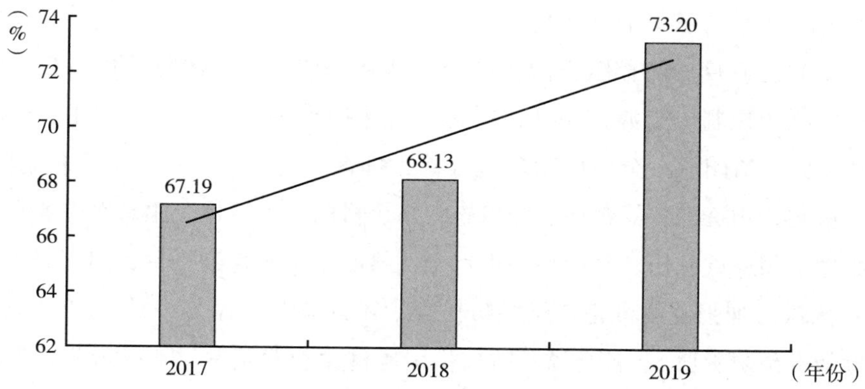

图3　桐乡市2017～2019年基层就诊率

约。依托省、市、镇、村四级信息化体系，建成以医疗集团为单位的多学科远程会诊中心；推出5G智慧急救车，提升院前急救效率。与浙医一院等16家省级医院医技检查报告实现共享。便捷应用个性多元。推出“互联网+护理”平台，100余名护士接受个性化网上预约；自主开发虚拟医生AI随访系统，自动生成全新随访方案；启用智慧停车系统，提供预约车位90个；设置“出生E站通”窗口，在嘉兴市首推新生儿出生医学证明、出生户口登记等6件事一站式办理。

（3）推进中医基层化建设。巩固全国基层中医药工作先进单位创建成果，大力实施基层中医药服务能力提升工程“十三五”行动计划。充分发挥市中医院中医龙头和中医适宜技术推广基地作用，加强中医药人才和学科建设，推进中医基层化建设。积极推进中医药文化与产业融合，创建省级中医文化旅游示范基地2家（乌镇互联网国医馆、缘缘食用花卉专业合作社）。

（4）加强妇幼健康服务。实施母婴安全行动计划，强化出生缺陷综合防治，进一步完善危重孕产妇、新生儿救治网络。2019年完成“优生两免”检查项目（免费婚前医学检查和孕前优生健康检查）3951对，覆盖率达100%；高危孕产妇管理率为100%，孕产妇住院分娩率为100%；新生儿疾病筛查率达到99%以上；推进国家遗传代谢病和先天性结构畸形救助项目，完成0～3岁婴幼儿早期发育筛查16274例，0～3岁儿童先天性心脏病筛查

3194 例，上传心脏 B 超 345 份。

（5）打好疫情防控阻击战。健全应急管理体系，疫情防控体制机制顺畅。按照“控制传染源、切断传播途径、保护易感人群”的总要求，迅速组建专家救治团队，全面启动预检分诊、排查隔离、紧急救治、疾病流调、核酸检测、物资准备等各项防控措施，整个机制规范运作。康慈医院成立疫情心理干预巡诊队伍，开设嘉兴市首个网络心理干预咨询平台，累计服务近 1000 人次。加强健康科普，居民防控意识不断增强。制作发放《新型冠状病毒肺炎预防手册》、各类场所防控指引等健康教育资料 114.3 万份，健康教育科普视频及时在电视台以及医疗机构、单位、社区、菜场等终端设备广泛播放，引导社会公众理性看待疫情，积极做好防范，维护自身健康。大力开展“我爱我家·清洁家园”的环境整治爱国卫生运动，城乡环境改善明显。规范重点地区消杀，加强农贸市场管理，提升人居环境，全力保障市民健康和城市公共卫生安全。发挥卫生城镇、健康城镇的示范引领作用，倡导全民健康，为防控新冠肺炎疫情打下坚实基础。目前，桐乡市共有国家卫生城市 1 个，国家卫生镇 6 个，省级卫生镇 2 个，省级卫生村 157 个，省级卫生单位 198 个。

（四）健康保障进一步夯实

（1）优化基本公共卫生服务。认真落实基本公共卫生服务项目，明确任务目标，压实主体责任。发挥家庭医生签约服务团队作用。2019 年，桐乡市签约 26.15 万人，签约率为 37.29%，同比提升 5.75 个百分点，其中重点人群签约服务率为 69.05%，持证残疾人签约率达 99.81%。出台基层医疗卫生机构补偿机制改革实施意见、财政补偿办法，明确建设发展等非经常性支出主要由财政专项安排，日常运行等经常性支出主要通过提供基本医疗卫生服务，由政府按标化工作当量法付费购买，进一步提高医疗卫生服务质量和效率。

（2）健全体育公共服务。大力推进体育社会组织规范化、标准化、社会化建设，注册登记体育社会组织 21 个，其中 2019 年新增 2 个；积极指导社会体育团体参与等级评估，“3A”达标率达到40%。加强全民健身服务水平，建立更专业、更系统的全民健身指导员队伍。至2019年，社会体育指导员总计2300余人，履职上岗率为50.3%，每千人口拥有2.7人（见图4），基本实现农村（社区）全覆盖。提高体育设施建设覆盖面，按要求配套建设新建居住区和社区群众体育设施。2019年，新增体育场地面积54万平方米，人均增幅为42%。

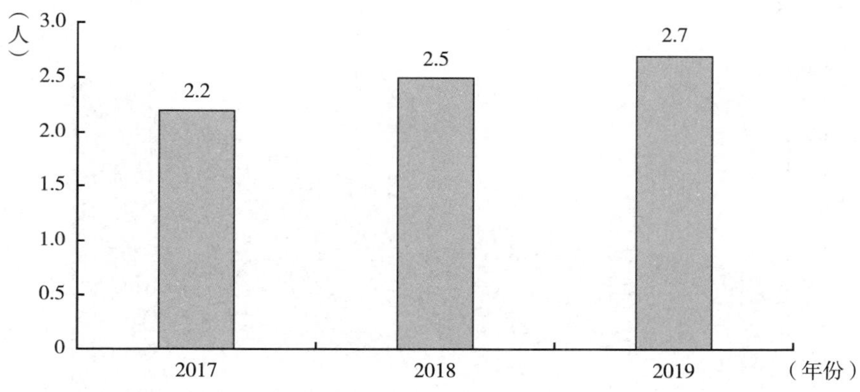

图4 桐乡市2017～2019年每千人口拥有社会体育指导员人数

（3）完善食品安全监管体系。自2018年桐乡市食品药品检验检测中心通过省级食品检验资源整合项目验收至今，已取得225项食品参数和69个全项目食品产品检测能力，食品检验检测机构实验仪器设备标准化率达到91.3%，监督性抽检检测参数覆盖面达到98.5%。2019年，全市共完成农产品、食品监督抽检4871批次，合格率为98.3%，监督抽检量达到每千人口5.8批次。

（五）健康环境进一步改善

深化“五水共治”，开展“美丽河湖十大提升行动”，王母桥港获评省级“美丽河湖”，大麻中九里港等4条河道创建嘉兴市级“美丽河湖”，全市范围内创建精品河道40条。2019年，农村饮用水达标人口覆盖率达

100%，农村卫生户厕普及率达100%。全市生活垃圾分类收集覆盖面、资源化利用率、无害化处理率均达到100%。

大气环境得到有效改善，环境空气质量优良天数占比逐年提升（见图5）。牵头开展了餐饮油烟专项整治，组织参与工地、道路、码头等扬尘治理，协调开展工业企业废气治理。桐乡市环境空气质量优良率为83.9%。细颗粒物（PM2.5）平均浓度为33微克/立方米，同比增加13.2个百分点。

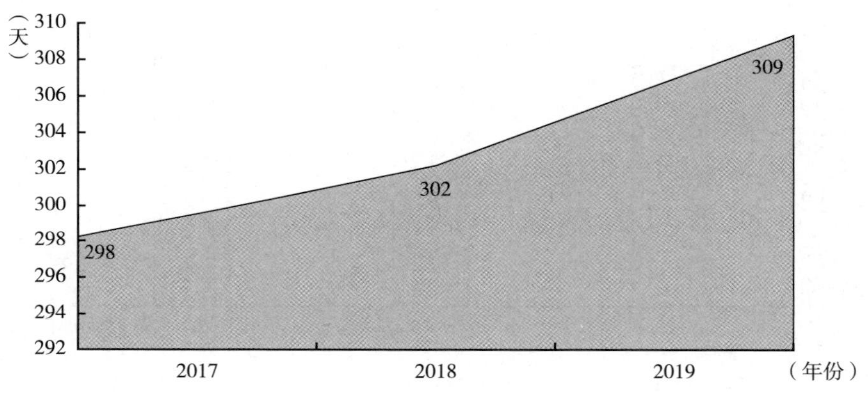

图5　桐乡市2017～2019年环境空气质量优良天数

加强森林湿地资源保护管理。创建全国生态文化村1个，省级生态文化基地1个，省级森林城镇创建已达到全覆盖，白荡漾省级湿地公园正式获批。

开展健康社区（村）、健康步道、健康自助检测点等健康支持性环境建设。建成健康主题公园5家、健康步道11条、健康家庭488户，健康社区覆盖率为52.94%，健康促进学校覆盖率为77.42%，健康促进医院覆盖率为100%。

（六）健康产业进一步发展

（1）开展健康产业工程建设。按照浙江省“生命健康千亿投资工程”工作部署，着力推动纳入省“五个千亿”投资工程的乌镇国际健康生态产业园、合悦江南悦馨园三街坊建设。2019 年，开发区（高桥街道）建成健康特色小镇。加快推进健康产业“四个一批”建设，建立发展载体动态监测制度，全面掌握“四个一批”重点培育清单的健康特色小镇、产业示范基地、重点企业和重点项目建设进展情况。

（2）推进健康养老服务工程。开展“互联网 +”养老服务国家级标准化试点，建立桐乡社会养老服务“5L”标准体系，为全国提供“桐乡样本”。加快标准化养老机构建设，洲泉镇、河山镇、高桥街道 3 家兼具日间照料与全托服务功能的镇（街道）居家养老中心建成并投入使用；推广乌镇智慧养老模式，已建成乌镇、崇福、梧桐等 7 家示范型居家养老服务中心。

（3）加快“健康 + 体育”产业融合。进一步促进“健康 + 体育”产业融合发展，桐乡波力科技有限公司被浙江省体育局认定为省体育用品制造业示范企业（2018 ~ 2020 年），乌镇乐加露营地度假有限公司、奥世健身有限公司成功入选 2019 年度浙江省体育产业发展资金项目库。

二　桐乡市健康城市建设的主要做法

（一）政府主导，社会参与，建立多元化保障机制

充分发挥政府在健康城市建设中的主导作用，有效整合各部门和专业机构的行政和技术资源，创新协作联动机制，鼓励、组织和支持社会力量参与健康城市建设，形成全民参与的良好氛围。凸显政府主导，成立了以市委书记为组长的健康桐乡建设领导小组，61 个成员单位涵盖全市所有镇（街道）和主要部门，凝聚形成健康桐乡建设的强大合力。领导小组下设办公室，市卫生健康局主要领导任办公室主任，负责抓好日常工作，构建了全市健康建设网络，确保健康桐乡建设工作有效开展。引导社会参与，将健康桐乡建设的任务落实到社区、单位（学校、企业、机关等）和家庭等，形成健康社区、健康村镇、健康单位、健康学校、健康家庭等建设广泛开展的良好局面，激励民众更为广泛地参与健康促进活动。

（二）明确定位，把握重点，实施三年行动计划

制订《桐乡市建设健康城市三年行动计划》（2009～2011 年、2012～2014 年、2015～2017 年、2018～2020 年），2018 年又制定实施了《“健康桐乡 2030”行动纲要》，并召开了全市卫生与健康大会，明确了健康桐乡建设的总体目标、工作重点和责任分解。坚持以人为本，健康优先。坚持以人的健康为中心，针对市民的主要健康问题和健康需求，制定有利于健康的公共政策，将健康相关内容纳入城乡规划、建设和管理的各项政策之中，促进健康服务的公平、可及。坚持城乡统筹，典型示范。拓展和延伸健康城市建设范围，深入推进健康村镇建设，加大城乡环境综合整治、美丽乡村建设等工作的力度，缩小城乡差距，实现健康服务和健康管理均等化，通过培育和推广典型经验，强化示范引领，扩大健康城市覆盖面，提升建设水平。坚持问题导向，有序推进。找准影响不同区域、行业领域和不同人群健康的主要问题，制订实施科学解决的方案，定期开展年度和阶段性评估，有序推进健康桐乡建设。

（三）对照标准，科学评价，推进六大任务建设

根据世界卫生组织的指标体系、国内外建设健康城市经验和桐乡实际，建立桐乡市建设健康城市的指标体系，实行“政府组织、社会参与，部门协调、条块结合，重心下移、群众互动”的工作机制，推进“六大任务”建设，全面推广和普及健康生活方式应具备的理念、行为和技能，不断提高市民健康综合素质。

科学评价，及时发现薄弱环节，有针对性地改进工作。从 2016 年起，桐乡市按照全国爱卫办《全国健康城市评价指标体系》，以提高城市治理水平、满足人民群众对美好生活的向往为工作导向，通过 3 轮健康城市评价，进一步明确了健康桐乡建设目标任务，认真对待评价结果反馈，对薄弱环节加紧整改落实，使工作更加具备针对性和有效性，切实推动健康桐乡建设取得更大成效。

（四）强化宣传，彰显特色，构建健康城市的独特性

（1）公开征集桐乡市建设健康城市标识和宣传标语，提升建设健康城市公众认知度，激发广大市民共同参与建设健康桐乡的积极性和创造性，最终评选出一件主标识图案以“桐乡”的汉语拼音缩写“T、X”为创作元素，体现桐乡地方特色；将“鸽子、太阳、运河、绿叶、跃动的人”等元素融入其中，突出了“健康、和谐”的含义，充分反映了桐乡市建设健康城市的理念。

（2）开展“我健康、我知晓、我满意”的健康桐乡建设宣传活动。通过各种形式、载体和途径集中攻坚宣传，传播健康科普知识，倡导健康生活方式，提升健康素养水平。活动期间，在凤凰湖举办“桐乡市贯彻落实国务院健康中国行动——健康浙江在行动”“太极拳韵我健康”为主题的广场文艺演出；分发海报、书签、单页（折页）等各类宣传资料10万余份，制作宣传展架120多个；制作短视频2个供户外大屏播放；在公交站牌和自行车亭棚投放115个公益广告位，电子屏播放60个；微信公众号平台编发8期；健康桐乡建设领导小组成员单位也积极行动起来，开展“我健康、我知晓、我满意”的健康桐乡建设宣传活动。

（3）加强健康宣传阵地建设。镇（街道）、村（社区）、卫生先进单位、健康单位均设置固定健康教育栏，每年不少于6期。梧桐街道杨家门社区建成人体健康科普馆，学前社区、文昌社区建成特色健康教育社区。桐乡电视台、桐乡广播电台、《今日桐乡》、《桐乡新闻》均推出健康教育栏目。

三　桐乡市健康城市建设未来展望

（1）进一步提高政治站位，加大宣传力度。要提高思想认识和政治站位，深刻领会党的十九届四中全会精神，关注“生命全周期、健康全过程”的时代新要求，始终把人民群众对美好生活的健康需求当作健康桐乡建设的根本出发点和落脚点。要加大健康桐乡宣传力度，通过网络电视、杂志报

纸、移动媒介等各类宣传平台宣传健康知识，影响和改善人民群众的生活方式、饮食习惯和健康观念，引导群众形成良好的健康行为。要在“防、治、控”三个方面下功夫，让每个市民都以主人翁的精神，积极参与到健康桐乡的行动中来，形成全民参与、全民行动、全民获益的良好氛围，推动健康桐乡建设向纵深发展。

（2）坚持“预防为主”的工作方针，努力践行全新的健康理念。围绕《“健康桐乡 2030”行动纲要》和《桐乡市建设健康城市 2018—2020 年行动计划》，坚持“预防为主”的工作方针，加强指导督查，认真开展各个层面的建设工作。要加强成员部门之间的协调合作，将健康桐乡建设与部门本职工作紧密结合起来，明确各部门职责，把健康桐乡建设活动融入桐乡经济社会发展的方方面面，实现健康经济、健康文化、健康社会、健康人群和健康环境的良性循环。要发挥各类群团组织的作用，发挥全社会的积极性和创造性，调动一切可依靠的力量，推进“健康桐乡”建设全面发展。

（3）加大公共财政投入，保障健康服务的基本供给。健康桐乡建设作为社会民生事业的重要组成部分，其主要建设经费应由公共财政承担。在建设健康桐乡的过程中，要注意城乡公共健康设施的平衡性，关注社会弱势群体，减少健康的不公平性。要始终坚持健康桐乡的普惠性原则，确保老年人、残疾人和其他弱势群体的需求得到优先关注，确保那些被边缘化的人群在体检、疾病治疗、健康服务等方面的需求得到基本满足，推动健康桐乡建设全面和谐发展。要加快各类养老机构的建设，加大养老政策扶持力度，做好应对老龄化社会带来的新挑战，确保养老健康服务的基本供给。

健康城市建设是一个长期的、持续发展的工作，谋求的不仅仅是结果，更注重的是建设过程。建设健康城市只有起点，没有终点。桐乡市将继续秉承以人为本的理念，把健康融入城市规划、建设、治理的全过程，实现城市建设与人的健康协调发展，提高市民健康水平。

B.16
琼海市健康城市健康村镇建设

庄辉烈　肖　娟*

摘　要： 琼海市作为全国38个健康城市试点单位之一和海南省首批省级健康城市试点单位，严格按照国家和海南省爱卫办对健康城市试点单位的工作要求，紧紧围绕“营造健康环境、构建健康社会、优化健康服务、弘扬健康文化、培育健康人群、弘扬健康文化、发展健康产业”六大工作科学部署，针对影响群众健康的突出问题，结合全域卫生创建、美丽乡村建设、城乡环境卫生整洁行动、病媒生物防制、农村改水改厕、健康细胞工程等，不断完善政府公共健康服务和管理职能，全力以赴推进海南东部中心城市建设和“三地两区一中心”战略，努力探索和实践富有内涵、富有特色的健康城市建设之路。经过近几年的建设推进，市民的健康素质不断提升，健康产业快速发展，健康城市建设水平不断提高，“康养乐城，健康琼海”的美丽画卷已经舒展开来，成为海南岛东部的一颗璀璨明珠。

关键词： 健康琼海　健康城市　健康村镇　健康细胞

《“健康中国2030”规划纲要》明确提出了建设“健康中国”的发展目标，各地根据自身发展条件积极推进健康城市建设步伐。琼海市紧紧抓住海

* 庄辉烈，琼海市爱卫办主任；肖娟，琼海市爱卫办副主任。

南自贸区（港）建设发展机遇，奋力推进海南东部中心城市建设和“三地两区一中心”战略，紧紧围绕凝心聚力建“产业强、城乡美、百姓富、社会和的海南东部中心城市”的目标，按照“释放博鳌乐城国际医疗旅游先行区的优惠政策效应，形成国际化医疗技术服务产业聚集区；高质量服务保障和深度谋划利用好博鳌亚洲论坛，打造国际政商对话平台；保持和展现博鳌小镇的田园风光特色，营造非正式、舒适、和谐的会议氛围”等四个发展定位进行战略部署。“健康琼海”建设着力把博鳌乐城国际医疗旅游先行区打造成为以医疗技术服务产业为主的核心区，把沿海区域打造成为文化产业经济带，把万泉河流域打造成为绿色生态经济带，把通用航空产业园、潭门海洋经济园、大路产业园做大做强，把特色小镇、农业公园、美丽乡村、景区景点“点线面”串联，发展全域旅游，努力构建“一核、二带、三园、全域”的产业布局，全面推进健康村镇、健康细胞等健康工程建设，不断激发高质量发展新活力，努力打造“健康琼海新模式”。

一　琼海市基本概况

琼海市位于海南省东部海岸线中段，万泉河中下游，属热带季风和海洋湿润气候，气候适宜，环境优美，是集山、泉、河、海、湖于一体，聚碧水蓝天、阳光沙滩、椰风海韵、牧笛田园于一地的全域旅游和健康产业高地。琼海是红色娘子军的故乡，是举世瞩目的博鳌亚洲论坛所在地，是海南省东部区域性中心城市。陆地面积为1710平方公里，海域面积为1530.8平方公里，常住人口为51.08万，华侨、华人旅居世界28个国家和地区，素有“文化之乡”“华侨之乡”“文明之乡”的美誉。[①]

琼海市紧紧围绕国务院政府工作报告和海南自由贸易港建设总体方案的要求，认真落实海南省委、省政府决策部署，牢固树立“全省一盘棋、全

① 《琼海概况》，琼海市人民政府网站，http：//qionghai.hainan.gov.cn/zjqh/qhgk/202008/t20200812_ 2832612.html，最后访问日期：2020年8月20日。

岛同城化”的理念，主动作为，全力以赴推进“三地两区一中心”建设，聚焦“兴产业、优环境、聚人才”发力点，努力为海南自贸港建设实现良好开局扛起琼海担当、做出琼海贡献。结合琼海自身的资源禀赋和发展现状，同步推动精神文明建设与经济社会协调发展，把巩固全国文明城市、国家卫生城市、建设全国健康城市和创建国家全域旅游示范区等“三市一区”工作有机结合，推动实现生态环境更美、社会风气更好、干部作风更实、城市招牌更亮、产业基础更强、群众获得感更多六大转变，以新型城镇化建设为抓手，按照“不砍树、不占田、不拆房，就地城镇化”的原则，把琼海全域按照5A级景区标准来建设，打造一流健康宜居城市，探索出“三不一就”的“琼海模式”。①

二　健康城市建设情况和主要做法

（一）健康城市建设总体情况

琼海市是海南精神文明建设的排头兵，“健康城市·健康琼海”建设取得丰硕成果、积累了丰厚的建设经验，造就了“琼海模式”。2015年3月琼海市被全国爱国卫生运动委员会命名为国家卫生城市，2017年8月通过国家卫生城市首次复审，2020年将接受第二次复审。2017年琼海市被评为“中国健康宜居小城”，琼海市健康城市建设经验、博鳌健康村镇建设经验、琼海市健康细胞工程建设经验分别被收录进2017年、2018年、2019年的《健康城市蓝皮书》。②

---

① “三不一就”的“琼海模式”是指琼海市在新型城镇化建设过程中在本地的实践经验总结，并作为海南省的典型经验代表，在全国交流推广的典型创新经验模式。

② 《健康城市蓝皮书》收录的琼海市健康城市建设方面的三篇文章分别是：收录于《中国健康城市建设研究报告（2017）》中的《建设健康宜居美丽琼海，打造医疗康复养生天堂》、收录于《中国健康城市建设研究报告（2018）》中的《展现田园小镇特色，加快创建健康村镇》、收录于《中国健康城市建设研究报告（2019）》中的《琼海市健康细胞工程建设现状、问题及对策》。

琼海市被海南省爱卫办命名为2018年度“海南省健康城市示范市”，博鳌镇、塔洋镇、阳江镇、长坡镇、龙江镇5个镇被海南省爱卫办命名为2018年度“健康乡镇示范镇”，塔洋镇鱼良村、长坡镇青葛村、博鳌镇朝烈村和沙美村、嘉积镇官塘村、龙江镇中洞村、大路镇大路村、会山镇沐塘村8个村被命名为2018年度“海南省健康村示范村”。潭门镇、会山镇、大路镇3个镇被命名为2019年度“海南省健康镇示范镇”，龙江镇滨滩村、博鳌镇博鳌村、中原镇乐群村、中原镇三更村、万泉镇新市村、塔洋镇加贤村6个村被命名为2019年度“海南省健康村示范村”。2019年，在全国爱卫办组织开展的全国健康城市评价工作中，琼海市排名全省第一位，海南省爱卫会与琼海市签订了《健康城市健康村镇建设合作协议（2019—2020年）》。

琼海市健康城市建设路径如图1所示。

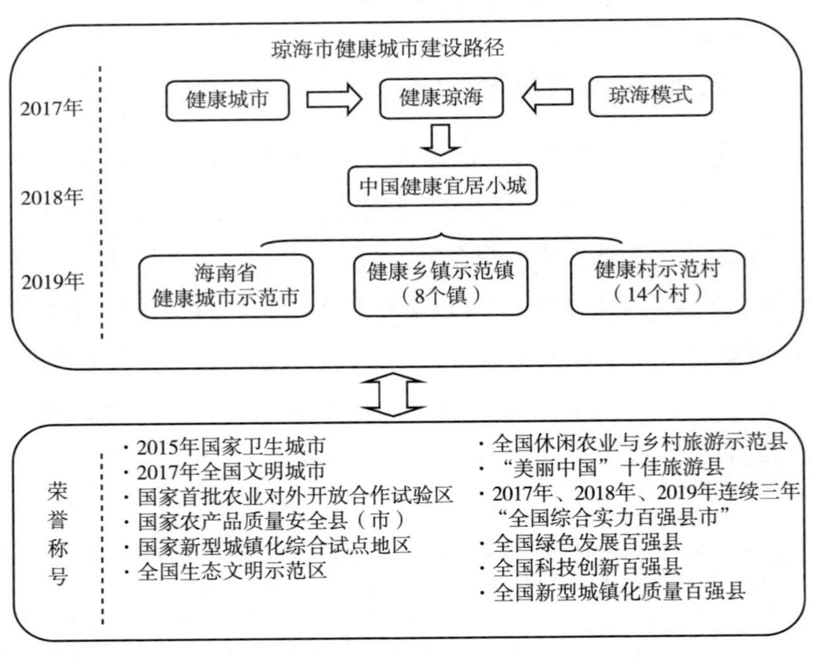

图1　琼海市健康城市总体建设路径与获得荣誉情况

（二）健康城市建设工作开展情况

琼海市紧紧围绕“营造健康环境、构建健康社会、优化健康服务、弘扬健康文化、培育健康人群、发展健康产业”六大工作（见图2），以建设全国健康城市、巩固全国文明城市和博鳌亚洲论坛年会环境综合整治等工作为载体，以爱国卫生组织管理、健康教育和健康促进、市容环境卫生、环境保护、重点场所卫生、食品和生活饮用水安全、公共卫生与医疗服务、病媒生物预防控制等工作为重点，坚持不懈地抓好国家卫生城市的巩固提高和健康城市建设推进工作，进一步改善城乡环境卫生面貌，切实提高卫生城市创建质量，有效巩固国家卫生城市创建成果。不断完善政府公共健康服务和管理职能，努力探索和实践富有内涵、富有特色的健康城市建设之路，推动市民健康素质提升，进一步提高健康城市建设水平，为建设“康养乐城，健康琼海”打下坚实基础。

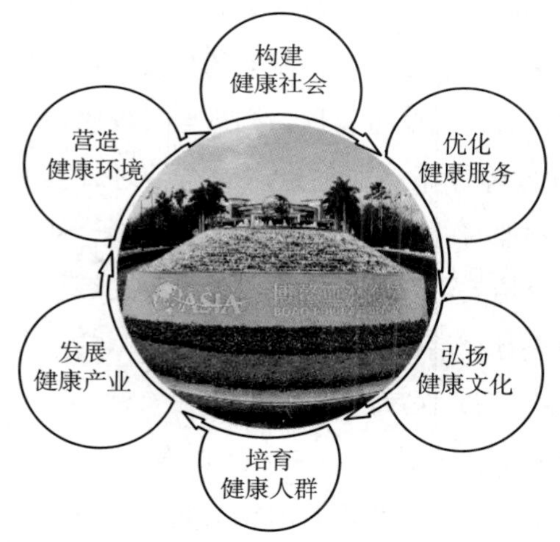

图2　琼海市健康城市建设开展的六大工作

1. 营造健康环境，促进健康生活

（1）不断完善城市基础设施。统筹推进城镇污水处理厂和市生活垃圾焚烧厂新建扩建项目，大力开展市政基础设施维修、改造建设，对市政道路、下水管道、公共厕所等设施加强维修和升级改造，不断完善市政基础设施。

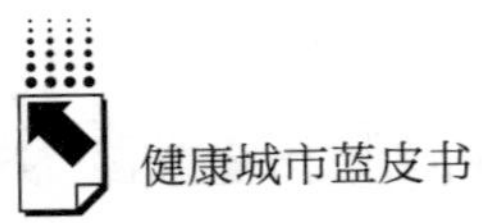

（2）提升生态环境质量。加强大气污染防治、水污染防治和土壤污染防治，加强生态涵养建设，建立健全环境监测机制，推进节能减排等。

（3）美化城乡卫生环境。加大环境整治力度，全面清理“十乱”现象、清除病媒生物滋生地。完善“户分类、村收集、镇转运、市处理”的垃圾收运体系，逐步建立与生活垃圾分类、资源化利用、无害化处理相适应的生活垃圾转运系统。

2. 构建健康社会，实现全面发展

（1）完善社会保障体系。加强社会保障费用征缴，扩大社会保障基金筹资渠道。提高医保保障水平，建立健全城乡居民大病保险和医疗救助制度，实施失地农民保险制度。

（2）促进基本公共服务均等化。加快发展残疾人事业、社会慈善和社会福利事业。发展多元化健康养老服务，推进医疗卫生与养老服务相结合，探索建立以居家为基础、社区为依托、机构为补充的多层次养老服务体系。健全和完善城乡平等就业制度、覆盖城乡的公共就业服务体系，优化创业就业环境。提高公共体育设施的可及性，推进全民健康行动。

（3）强化安全保障体系。加强生产安全治理，落实安全生产责任制，开展职业安全培训和监督检查，防控职业危害风险，提高劳动者职业健康和安全水平；加强社会治安综合治理，完善社会治安综合治理体制机制，以信息化为支撑加快建设社会治安立体防控体系。

3. 优化健康服务，提升医疗水平

（1）健全基本医疗卫生服务体系。实施医疗卫生共同体建设，整合市域内医疗卫生资源，推进以市级医疗机构为龙头、镇卫生院为枢纽、村卫生室为基础的医疗卫生服务市镇集团化建设。推动医改“人、财、物”一体化管理，实现医疗资源合理配置和有序流动，使县域医共体由松散型向紧密型过渡和发展，实现医疗卫生服务上下贯通，医疗和预防有效融合，整体提升县域医疗卫生资源配置和使用效能，构建“15 分钟城市健康服务圈、30 分钟乡村健康服务圈”的目标。

（2）夯实公共卫生服务。积极开展病人健康管理项目，打造“健康管理平台”，积极发展网上预约挂号、在线咨询、交流互动等健康服务。增强中医医疗服务能力，不断提升中医药服务能力和中医科室建设，发展中医药健康旅游与服务贸易示范基地、国医馆等中医药项目建设。

（3）卫生应急管理不断强化。广泛开展卫生应急健康教育和科普宣传活动，提高处置突发公共卫生事件能力。在此次应对新冠肺炎疫情期间，琼海市利用已建立起来的公共卫生应急管理体系，紧急高效地采取应急防控措施，实现了疫情传播人群早发现、早检测、早隔离、早治疗，取得了琼海抗疫的阶段性胜利。

4. 弘扬健康文化，倡导健康行为

（1）积极培育健康文化。充分利用互联网、移动客户端等新媒体以及云计算、大数据、物联网等信息技术传播健康知识，提高健康教育的针对性、精准性和实效性，在全社会形成积极向上的精神追求和健康文明的生活方式，倡导健康行为，形成健康社会新风尚。

（2）开展健康科普宣传。建立卫生健康部门与新闻媒体部门协作机制，促进媒体健康科普工作规范有序开展。重点办好养生保健类节目和栏目，鼓励和引导各类媒体制作、播放健康公益广告。加强中医药科普宣传，传播中医药健康文化，提升群众中医养生保健素养。

5. 培育健康人群，促进身心健康

（1）提升居民健康素养水平。建立居民健康素养基本知识和技能传播资源库，定期发布健康知识和核心信息，引导健康知识的生产和传播，提高健康教育的针对性、精准性和实效性。

（2）倡导健康生活方式。深入开展全民健康素养促进行动、全民健康生活方式行动、国民营养行动计划，引导群众建立合理膳食、适量运动、戒烟限酒和心理平衡的健康生活方式，开展全民健身活动，实施全民健身计划，倡导“每个人是自己健康第一负责人”的理念。

（3）推进健康细胞工程建设。制订实施方案，确定试点单位，研究制定健康单位标准和评价体系，加强健康步道、健康主题公园等支持性环境建设，通过以点带面推动健康城市建设向纵深发展。

6. 发展健康产业，推动医养结合

（1）大力发展康养产业。紧紧围绕世界一流的国际医疗旅游目的地和医疗科技创新平台发展目标，改革创新、先行先试，对标国际最高标准，以高水平开放推动国际医疗旅游、高端医疗服务和大健康等康养产业发展。

（2）创新医养制度模式。乐城管理局法定机构、博鳌超级医院共享医院新模式、先行区医疗机构“两证一批复”审批模式等制度创新成功入选海南自贸区制度创新成果。据统计，2019 年全年接待医疗旅游 7.5 万人次，同比增长 134%；医疗机构营业收入 6.4 亿元，同比增长 75%。[①]

（三）健康城市建设的主要做法

1. 建立工作机制，强化组织领导

成立琼海市“三市一区”创建（巩固）工作领导小组及其工作指挥部，具体负责统筹协调健康城市健康村镇建设工作。在市爱卫办内设巩固国家卫生城市和建设全国健康城市工作组，具体负责健康城市健康村镇建设日常事务工作；设立健康城市建设联络员制度，完善工作网络。健全镇爱卫会及其办公室，将健康村镇建设纳入镇爱卫会重点工作范围，各试点镇和试点村也相应成立健康镇、健康村创建工作领导小组，采取多种形式积极倡导健康村镇建设，形成高位推进、高效运行的工作机制；将健康城市健康村镇建设经费列入市年度财政预算，加大资金投入，推进一批重点建设项目，使公共环境卫生和健康环境得到明显改善。

2. 坚持规划引领，加强顶层设计

制定《琼海市健康城市建设规划（2017—2020 年）》，明确工作目标、主要任务和工作措施，印发《〈琼海市健康城市建设规划主要工作任务分解表〉〈琼海市健康城市建设规划主要指标任务分解表〉的通知》，将规划中的六大工作细化成 146 项具体和 42 个重点指标，落实到全市各有关职能部门和各镇

① 《2020 年政府工作报告》，琼海市人民政府网站，http://qionghai.hainan.gov.cn/xxgk/zfgzbg/szfgzbg/202005/t20200513_2788042.html，最后访问日期：2020 年 8 月 20 日。

区，保证规划目标任务落实；出台《琼海市全域卫生（健康）创建实施方案》，对全市卫生（健康）创建做出总体部署；研究制定《琼海市健康乡村建设实施计划（2019—2022年）》，提出健康村镇建设的总体目标、行动计划和实施路径；各镇村逐步完善细化规划制度，分别制定创建健康村镇规划、实施方案等，并严格按照规划、实施方案开展创建工作。

3. 引进智库资源，强化智力支持

引进北京健康城市建设促进会等外部智库资源，为琼海市开展健康城市健康村镇建设提供编制规划和计划、评价、调研等咨询服务，提高琼海市在健康城市健康村镇顶层设计、规划实施、典型示范等方面的建设水平，总结和推广琼海市健康城市健康村镇建设经验。借助“中国健康城市建设高层论坛暨健康城市蓝皮书发布会”平台，加强琼海健康城市建设方面的宣传。委托北京健康城市建设促进会对琼海市公共政策健康影响评价工作、琼海市双沟溪黑臭水体治理工程进行演练指导，推动“将健康融入所有政策”落实到建设健康城市的各项工作中，为琼海健康城市建设提供专业化的智库资源和智力支持。

4. 开展健康细胞建设，发挥典型示范作用

印发《琼海市开展建设健康细胞工程试点示范工作实施方案》，明确目标任务、职责分工、实施步骤；研究制定了《琼海市健康细胞工程建设评审命名暂行办法》和健康社区（村）等12类健康单位评价参考标准（试行），提出建设健康细胞的工作流程。认真开展建设健康细胞效果评价，2019年初命名表彰了2018年度71个健康单位、健康村（社区），以及29个健康单位示范单位和健康村（社区）、示范村（社区），2019年新增加15个健康细胞试点单位，培育和推广典型经验，强化示范引领。举办健康村镇及健康细胞工程培训班，就健康村镇和各类健康促进场所建设等进行解剖，指导琼海市健康细胞工程的建设工作。

5. 广泛社会动员，形成共建共享

琼海市通过多途径、多形式传播健康理念，促进“大健康”格局，形成全面共建共享和社会共治局面。召开健康城市建设推进会和举办健康城市健康村镇建设培训班，充分发挥电视、广播、报刊等传统媒体优势，积极运

用“琼海爱卫”“琼海健康教育”等微信公众号和市政府门户网站等新媒体平台，组织编辑出版《琼海市健康城市宣传手册》《琼海市健康城市建设知识读本》等书籍，创办《健康琼海》专刊，加强健康城市健康村镇理念宣传，及时报道琼海市健康城市健康村镇建设进展情况，定期播放或发布健康常识、疾病预防等知识，提高各级干部群众的知晓率和支持率，推动社会力量积极参与、支持健康城市健康村镇建设。

6. 加强控烟工作，创造无烟环境

积极开展无烟单位创建工作，全市医疗卫生机构、学校以及公共场所和工作场所全面禁烟；室内公共场所、工作场所和公共交通工具设置禁止吸烟警语和标识。组织市爱卫专家对琼海市新申报的无烟单位进行验收、考核、命名和复检，对考核验收不合格的要求限期整改，做好迎接国家控烟干预考核验收的准备。目前，琼海市共授予“无烟企业”12 家、“无烟学校”36 家、“无烟机关”35 家、“无烟医疗机构”30 家、“无烟社区”6 家、“无烟景点（区）”1 家。

7. 开展监测评价，加强政策研究

认真组织做好全国爱卫办开展的健康城市预评价数据收集工作，建立信息报告机制，分析存在的问题，提出工作意见和建议。组织开展健康镇建设效果评价，委托第三方机构对列为省健康镇首批试点的 5 个镇进行建设效果评价，及时总结经验，查找问题及原因，改进提升工作实效。加强琼海市公共政策和重大项目健康影响评价框架研究，制定《琼海市关于实施公共政策健康影响评价的意见》，撰写《琼海市公共政策健康影响评价路径试评价案例报告——以“琼海市双沟溪黑臭水体治理工程项目”为例》，探索建立公共政策和重大项目健康影响评价机制。

三　健康村镇建设基本情况和创新做法

（一）健康村镇建设基本情况

琼海市作为海南省健康村镇建设首批试点单位，持续实施健康村镇建设工程。农村基础设施不断完善，人居环境和生态环境持续改善，影响健康的主要因素得到有效控制；农村社会保障体系不断健全、健康服务能力有效提升，农民健康生活方式广泛普及、健康水平和健康素养明显提高，健康村镇建设水平不断提升。各试点村镇在卫生村镇建设的基础上，通过改善农村基础设施条件、加强农村改水改厕、深入开展环境卫生整洁行动、加强农村医疗卫生服务、提高群众文明素质等，健康村镇试点工作初见成效，逐步实现村镇群众生产、生活环境与人的健康协调发展。

（二）健康村镇建设基本做法

1. 加强组织管理

积极倡导健康村镇建设，加大组织宣传和健康教育培训，普及“大卫生大健康”和“健康共治共享”理念，形成全社会共同参与健康村镇建设的新局面。完善爱卫组织机构，将健康村镇建设纳入爱卫会重点工作范围，健全爱卫会及其办公室机构、人员、经费和办公条件。爱卫会成员单位分工明确、落实责任、年度有计划、活动有安排、工作有总结。完善规划制度，各镇制定了《创建健康村镇规划》《创建健康村镇实施方案》等，并严格按照实施方案开展创建工作。

2. 改善农村基础设施条件

完善道路、环卫、电力、通信、消防等基础设施，全面实施“硬化、绿化、亮化、美化、净化”工程。各镇、单位和部门做好乡村道路养护和建设工作，镇墟主次干道全面完成硬化，村道硬化率达 90% 以上，路灯亮化率达 95% 以上。全面推进农村垃圾治理、市生活垃圾焚烧厂扩建和镇墟卫生管理工作。加快完成镇污水处理、污水管网连片整治和农村生活污水治理工程，实施湿地生态化处理模式，生活污水截污纳管，集中进行清洁处理、生态排放。

3. 加强农村改水改厕

加强水源保护，琼海市自来水厂、镇级水厂均划定水源保护区，农村饮水安全工程水源水质达到生活饮用水水源水质标准。进一步提高农村饮水集中供水率，琼海市已建成农村集中式供水工程399处，农村受益人口为39.23万人，农村自来水普及率达93%。加快农村无害化卫生厕所改造，要求农村新建住房配套建设无害化卫生厕所，统筹实施改水改厕、污水处理等项目。截至2019年12月底，全市农村卫生厕所普及率达97.96%。[①]

4. 深入开展环境卫生整洁行动

建立村庄保洁制度，全面落实农村“村规民约”、门前三包、垃圾分类等制度上墙工作。开展农村畜禽养殖污染治理专项行动，排查整改畜禽规模养殖场的雨污分流等环保工作，推行阳光堆肥房试点建设工程。深入推进卫生村镇创建活动，2019年新增中原镇、潭门镇、万泉镇为省卫生镇，全市省级卫生镇已实现全覆盖，博鳌镇、潭门镇已通过国家卫生镇省级评审，即将被全国爱卫会命名为“国家卫生乡镇”。

5. 加强农村医疗卫生服务

全面实施居民大病保险制度，完善医疗救助制度，强化农村疾病预防控制、妇幼保健等公共卫生工作。完善基层医疗卫生服务资源布局，加强农村基层医疗卫生机构标准化建设，构建了乡镇中心卫生院（5家）、卫生院（22家）、村卫生室（177家）立体化的三级医疗服务体系。强化乡镇卫生院基本医疗卫生服务能力，在各中心卫生院设立国医馆，全面推广中医药服务。加强乡村医生队伍建设，保证村卫生室正常运转，目前全市共有乡村医生196名，有效保障了基层人民群众的基础医疗健康服务。

6. 提高群众文明卫生素质

广泛开展健康教育活动，普及疾病防治和卫生保健知识。特别是在此次新冠肺炎疫情期间，健康教育和卫生常识得到了全方位的普及。采取多种形式、全方位开展医疗卫生、健康教育、健康管理等工作，引导农村居民养成良好的卫生习惯。加快文化基础设施建设，优化文化设施环境，组织开展丰富多彩、健康向上的群众文化生活，发展乡村特色文化。

① 《2020年政府工作报告》，琼海市人民政府网站，http：//qionghai.hainan.gov.cn/xxgk/zfgzbg/szfgzbg/202005/t20200513_2788042.html，最后访问日期：2020年8月20日。

（三）健康村镇建设落地创新举措——建立健全评价指标体系

2019年7月，海南省爱卫办为扎实推进健康乡镇（县城）、健康村建设，创新工作举措，对原有指标体系（试行）进行修订完善，形成了《海南省健康乡镇（县城）评价指标体系（2019版）》和《海南省健康村评价指标体系（2019版）》两个专业评价体系，为指导琼海市健康村镇建设工作落实落细和责任、政绩考核提供了基本依据，也是各级政府和部门开展工作的重要抓手。其中，《海南省健康乡镇（县城）评价指标体系（2019版）》满分为100分，分为两级指标系统，其中一级指标6个、二级指标43个；《海南省健康村评价指标体系（2019版）》满分为100分，分为两级指标系统，其中一级指标6个、二级指标45个。修订完善后的两套评价指标体系如表1所示。

表1　海南省健康乡镇（县城）及健康村评价指标体系

海南省健康乡镇(县城)评价指标体系(2019版)		海南省健康村评价指标体系(2019版)	
一级指标	二级指标	一级指标	二级指标
一、组织管理(10分)	1. 承诺倡导	一、组织管理(10分)	1. 承诺倡导
	2. 领导机制		2. 领导机制
	3. 规划制度		3. 规划制度
	4. 组织实施		4. 组织实施
二、健康环境(20分)	5. 污染事故	二、健康环境(20分)	5. 污染事故
	6. 空气污染		6. 空气污染
	7. 垃圾收集处理		7. 水污染
	8. 污水处理		8. 垃圾收集处理
	9. 厕所管理		9. 污水处理
	10. 畜禽管理		10. 农村厕所
	11. 农业面源污染管理		11. 畜禽管理
	12. 病媒生物密度控制		12. 农业面源污染管理
	13. 水源保护和水质监测		13. 病媒生物密度控制
	14. 道路		14. 生活饮用水安全
	15. 绿化、美化		15. 道路

续表

一级指标	二级指标	一级指标	二级指标
三、健康社会（20 分）	16. 社会治安	三、健康社会（20 分）	16. 社会治安
	17. 社会保障		17. 居民经济收入
	18. 食品安全		18. 食品安全
	19. 健身场地及设施		19. 基本养老保险参保率
	20. 教育		20. 基本医疗保险参保率
	21. 健康细胞（健康促进场所）建设		21. 贫困人口
			22. 健身场地和设施
			23. 教育
			24. 留守老人、妇女和儿童管理
			25. 健康家庭建设
四、健康服务（20 分）	22. 基层医疗卫生机构建设	四、健康服务（20 分）	26. 村卫生室服务
	23. 中医药服务		27. 中医药服务
	24. 健康档案		28. 高血压、糖尿病患者规范管理
	25. 高血压、糖尿病患者规范管理		29. 预防接种
	26. 预防接种		30. 儿童健康管理
	27. 儿童健康管理		31. 孕产妇系统管理
	28. 孕产妇系统管理		32. 老年人健康管理
	29. 老年人健康管理		33. 健康档案
	30. 传染病及突发公共卫生事件报告和处理		34. 传染病及突发公共卫生事件报告和处理
	31. 心理健康		
五、健康人群（18 分）	32. 健康状况	五、健康人群（18 分）	35. 学生体质健康
	33. 健康素养水平		36. 儿童营养与发育
	34. 甲乙类传染病发病率		37. 学生近视发生率
	35. 重大慢性病发病率		38. 甲乙类传染病发病率
	36. 儿童营养与发育		39. 重大慢性病发病率
	37. 学生体质健康		40. 成年人高血压患病率
六、健康文化（12 分）	38. 健康教育	六、健康文化（12 分）	41. 健康素养水平
	39. 控烟活动		42. 公共场所控烟
	40. 健康主题活动		43. 15 岁及以上人群吸烟率
	41. 经常参加体育锻炼人口比例		44. 健康主题活动
	42. 注册志愿者比例		45. 健康教育
	43. 媒体传播		

注：仅列举出两套评价体系的一级指标和二级指标，对二级指标不做解释。

四　琼海市健康城市健康村镇建设基本经验总结

（一）统筹规划，从顶层设计入手抓健康城市健康村镇建设

统筹建设规划，出台各类公共政策和重大项目健康影响评价政策，促进“将健康融入所有政策”落地。制定出台统一的健康单位、健康社区和健康村镇建设规范，防止规范标准的碎片化。制定《琼海市健康城市建设规划（2017—2020 年）》和《琼海市健康乡村建设实施计划（2019—2022 年）》，从顶层设计上确保健康城市建设进度。

（二）加强组织领导，高位推进健康城市健康村镇建设工作

为了推进健康城市建设落实，成立工作领导小组、出台各项规章制度，强化组织领导。建立健全责任分工制度、日常巡查制度、“门前三包”监督管理制度、督导评估制度、检查评比制度、工作问责制度、公众媒体舆论宣传监督制度等一系列规章制度。全力推动制度落实，将巩固国家卫生城市工作任务分解至各级各部门、各单位，做到分工明确，责任落实。琼海市推进健康城市建设制定和出台的一系列规章制度和规划方案如图 3 所示。

（三）强化责任监管，不断完善长效管理机制

（1）完善责任落实机制。制定巩固国家卫生城市和健康城市建设工作责任书制度，把各项具体任务、指标要求层层分解到各工作部门，逐级签订责任书，做到责任主体明确化、岗位责任具体化、部门责任法定化。定期调度和检查各单位工作进展情况。对工作积极主动、治理效果好的单位，予以通报表扬；对不认真履行职责，影响工作顺利进行的，予以通报批评，并限期整改。

（2）完善暗访督查机制。加强督导检查，市“三市一区”创建工作指挥部设立督查组，负责对各部门、各单位巩固提高国家卫生城市工作进行督

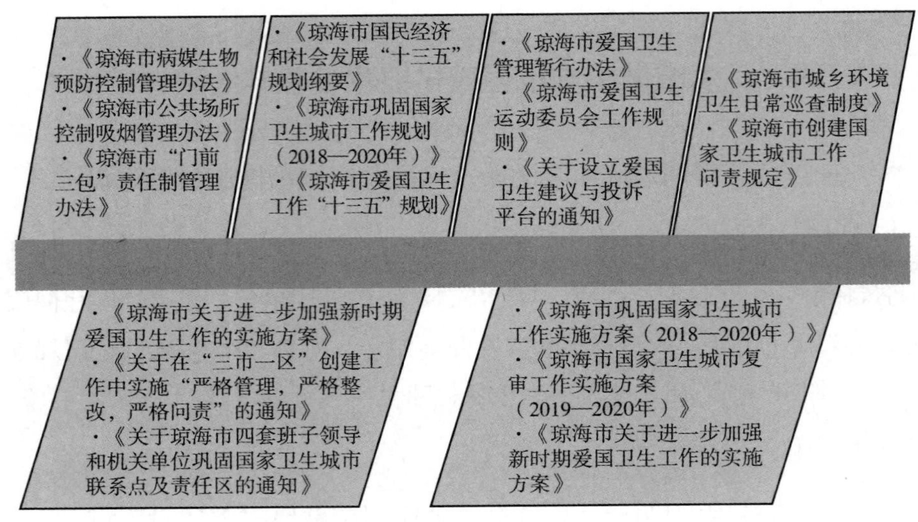

图3　琼海市健康城市建设方面的规章制度和规划方案

查考评，针对工作中履职不力的现象进行通报问责。充分发挥"城市环境卫生监督员"的卫生监督作用，30名卫生监督员每天巡查23个创卫社区，发现问题及时要求相关单位进行整改。积极做好群众的来信来访工作，加强对城区卫生死角和"脏、乱、差"行为的监督和处理。

（3）完善落实奖惩机制。健全考核激励机制，对成绩突出、成效明显的镇区、部门、单位进行表彰奖励，对行动迟缓、措施不力，推诿扯皮、作风不实，影响巩固提高国家卫生城市工作的责任部门和责任人，进行通报曝光；对在国家卫生城市巩固提高工作中做出突出贡献的单位和个人予以表彰；对因不履行、不正确履行职责或履行职责不力造成不良影响和后果的单位和个人进行问责。

（四）制定专项评价体系，加强督查考核和宣传引导

（1）加强专项评估。制定健康城市健康村镇考核评价和监督奖惩办法，加强健康城市健康村镇督查考核工作。将卫生（健康）创建工作纳入各级党委政府和部门的绩效考核，完善目标管理责任制度，建立评估考核奖惩制

度，引入第三方评估，加强专项督查，推动各项工作落实。

（2）积极宣传引导。发挥新闻媒体、行业类媒体、健康类媒体及政府官方微博、微信等新媒体的舆论引导，加强健康城市健康村镇理念宣传，引导社会公众以各种方式支持、参与健康城市健康村镇建设，提高群众的知晓率和支持率，推动社会力量积极参与、支持健康城市健康村镇建设。开展典型经验交流，总结推广健康城市健康村镇建设的有效模式。

（五）加大资金投入力度，用技术支撑体系建设

（1）加大资金保障投入。加大公共财政投入力度，将建设健康城市健康村镇工作经费纳入财政年度预算安排，保障财政对基层医疗卫生事业的基本投入。按照“统筹使用、形成合力”的原则，加大对健康城市健康村镇建设资金的整合力度。鼓励社会资本参与健康城市健康村镇建设，形成多元化、可持续的投入机制。

（2）增强科技信息支撑。加大农村环保技术的研发与创新，开发和引进减量化技术、再利用技术、资源化技术和生态修复技术，切实提高垃圾无害化和资源化处理、污水沼气净化治理、农业面源污染防治、新型能源利用的水平。基于大数据和“互联网+”，加快卫生和健康信息化进程，推动区域人口健康信息平台的互联互通和数据应用，推进智慧医疗、智慧养老、远程医疗、线上健康管理和医疗咨询等。

（六）抓好健康细胞工程建设和社会动员，全力实现健康城市健康村镇建设目标

（1）做好建设指导工作。加大对各部门各镇工作的指导力度，组建健康城市健康村镇建设专家指导组，宣传解读规划内容、制订评估方案，委托第三方对健康城市健康村镇建设工作开展情况进行业务指导和考核评估，找准问题，并对标整改。强化部门联动，定期召开专题会议，共同推进健康城市健康村镇建设工作。

（2）抓好健康细胞工程建设。深入开展健康细胞工程建设，通过宣传

普及健康知识，倡导健康生活习惯，让健康生活理念走进机关、单位、社区、农村、家庭等场所，以点带面，逐步扩展，为全面开展健康城市健康村镇建设打下微观基础。

（3）大力开展社会动员。做好健康城市健康村镇宣传发动工作，发挥新闻媒体的作用，全方位立体式宣传健康城市健康村镇建设，使健康城市健康村镇建设家喻户晓、深入人心，形成人人关心、支持、参与健康城市健康村镇建设的浓厚氛围。

B.17
北京松山国家级自然保护区森林疗养体系建设

范雅倩*

摘　要： 自2014年开始，北京市园林绿化局先后在松山国家级自然保护区、八达岭国家森林公园、密云区史长峪村等地开展森林疗养步道和森林疗养基地建设示范。北京西北部的松山保护区依托自身天然优势，深度挖掘自然历史文化资源；利用现有设施，开展近自然基础建设；组建森林疗养师团队，充分发挥专业技能；依托丰富的资源，针对不同疗养对象，制定专属课程，积累了丰富的建设经验。存在的问题是：基础设施跟不上，品质服务是弱项，扶持政策不明朗，缺乏地区性医学研究，统筹规划欠缺，专项资金不足。基于此，建议结合保护区工作，开发作业疗法；政府要高度重视，加强制度建设；多学科结合，开展地区实证研究；做好系统规划。

关键词： 自然保护区　森林疗养　健康细胞

一　背景

由于城市化进程加快，大都市人口面对空气污染、社会老龄化、交通拥

---

* 范雅倩，北京松山国家级自然保护区管理处资源管理科科长，曾任科研宣教科负责人，林业工程师、园林工程师，先后主持保护区科研项目12项，获得专利1项，参与编写专著5项，发表论文10余篇。

堵、城乡发展不平衡、生活成本高、负担重、工作繁忙等问题，很多市民都有抑郁、烦躁、高血压、高血脂、肥胖等亚健康症状。随着这些问题的出现，市民对森林的诉求是强烈的，对森林的需求则主要体现在森林游览健身、森林休憩疗养等方面。北京的森林以生态服务功能为主，以不断满足城市居民对亲近森林的需求为目的，通过搭建森林疗养和森林体验体系的途径，利用良好健康的森林生态系统、生物多样性及各种森林环境要素，使市民在森林环境将感官打开，提升其对森林的理解和热爱，甚至敬仰，以缓解压力，放松身心，达到预防、治疗、康复和保健等功效。

二　松山国家级自然保护区发展状况

自 2014 年开始，北京市园林绿化局先后在松山国家级自然保护区、八达岭国家森林公园、密云区史长峪村等地开展森林疗养步道和森林疗养基地建设示范。

（1）积极参与培训。2014 年 11 月 2 ~ 15 日，松山管理处工作人员参与了由北京市园林绿化局项目办组织的森林疗养研修团培训，12 人赴日本学习当地森林疗养知识及开展的相关工作。其间与日本森林疗养协会、林野厅、日本医科大学、森林综合研究所等 6 家政府部门和研究单位开展学习交流，在奥多摩町、山梨县、饭山市、信浓町 4 个森林疗养基地进行了实地培训，对日本的森林疗养发展的政策、森林疗养组织机构、基地建设、运营管理等进行了全面了解，探讨了日本在森林疗养方面取得的大量获得国际社会认可的研究成果，为日后松山保护区在建设森林疗养基地方面的建设工作奠定了基础。

（2）启动认证。2016 年 9 月 11 日，在松山自然保护区启动了森林疗养基地认证示范工作，由北京大学、北京林业大学、浙江省医院及中国林科院的知名专家承担和 14 位志愿者共同完成本次认证示范工作，涉及林学、心理学和医学领域。主要基于人体心理生理的对比实验是松山森林疗养基地认证的一部分。对比实验为期 3 天，14 位志愿者分为 2 组，一组在延庆城区，另一组在松山。专家组将比较志愿者的呼出一氧化氮浓度、第一秒钟最大呼气量、最大呼出速率，总血红蛋白浓度、血样饱和度、血流灌注指数、心率变异性、血压、脉搏和情绪等指标的变化情况，用来评估森林漫步和森林坐观这两类基础森林疗养课程的疗愈效果。为了确保实验精度，专家组制定了严格的工作计划，包括每天的饮食、睡眠时间都严格要求，森林组和城市组的运动量要求大致相同，坐观用椅子的舒适性、坐观姿势也要保持一致。但是，受周边环境的影响，该认证工作没能坚持完成。

三 松山森林疗养体系建设经验总结

北京西北部的松山保护区基本上被天然林所覆盖，有“北京绿色明珠”之称，也是北京地区重要的森林浴场。森林疗养是森林文化的重要组成部分，松山保护区有不同的森林群落，如杨树林、油松林、桦木林、栎类等，不同的森林群落内的物理环境、化学环境是不尽相同的。加之保护区内常年溪水不断，走进保护区除了能聆听潺潺流水的声音外，还可以听到各种鸟类、昆虫的鸣叫声，让人容易感触到大自然的魅力。松山保护区可以为市民提供不同的森林体验和疗法选择，也可以为研究森林医学提供良好平台。森林所形成的独特的森林疗养环境可起到降血压、身心放松的作用，还可提高人体自然杀伤细胞活性和抗癌蛋白。可见，松山保护区是北京市理想的森林疗养场所，在松山自然保护区森林疗养体系建设尤为重要。

（一）依据保护区天然优势，深度挖掘自然历史文化资源

自然资源是森林疗养体系建设的根本前提，历史文化资源相当于其“软件”部分。北京松山国家级自然保护区有保存较完整的天然生态系统，多样的物种、舒适的自然环境、有价值的自然历史遗迹等景观资源，是开展森林疗养的理想场所。

1. 自然资源

北京松山作为北京市首个国家级自然保护区，区内野生动植物资源丰

富，植被茂密，有脊椎动物216种、维管束植物824种。最具松山特色的是保存完好的171公顷天然油松林。保护区为典型的山地气候，因受海拔和小地形影响，气候宜人，是北京低温区之一，年平均气温比市区低4℃，堪称"延庆夏都"。

（1）山。松山自然保护区以花岗岩为主，不同的山体各具特色。陡峭的山体，重峦叠嶂，怪石嶙峋。有雄伟的"回声崖"，在石崖下高声呼叫，满谷回音，又名"回声壁"；也有类似于鸳鸯岩的温情，青草、松树和灌丛相伴，鸟、蝶在身边盘旋，即幽静又充满生机。雄、幽、险、奇、秀的特色山景，为享受森林疗养的人提供了一份意境美感。

（2）水。松山自然保护区常年溪水不断。据监测，每年出水量为250万立方米，区内百瀑泉、听月潭、松月潭、三叠水各景点，溪水潺潺，可一览山水美景。松山温泉更是古今闻名，是沐浴疗疾的理想场所。温泉水温为45℃，日出水量2000立方米，泉水中含钾、镁、硫、铁等27种元素，其中氟离子含量高达12毫升/升，对皮肤病、关节炎、类风湿症、局部神经痛等疗效显著，每年都吸引众多沐浴疗疾者，对开展森林疗养建设有着绝对的优势。

（3）林。松山自然保护区有不同的森林群落，如油松林、杨树林、桦木林、蒙古栎林等，不同的森林群落内的物理环境、化学环境是不尽相同的，可以为人们提供不同的森林体验和疗养选择，也可以为研究森林医学提供良好平台。

（4）花。松山自然保护区野生花木资源丰富，野生植物有824种，如迎红杜鹃、照山白、太平花、大花溲疏、小花溲疏等，颜色鲜艳多样，香味浓郁，极具观赏价值和花卉疗养作用。

（5）气。松山自然保护区有大片的天然次生林和人工林，分布有8种天然植物群落：油松林群落、蒙古栎群落、核桃楸群落、桦木林群落等。针叶林释放大量的芬多精和萜烯物质。据有关测定，每公顷针叶林，每天散发的萜烯物质为2000～5000克，萜烯有很强的杀菌能力；阔叶林分泌芳香物质，含氧量高并富含阴离子，对人体有补养强壮作用，有助于森林疗养。

（6）氧。松山自然保护区空气中含有高浓度的负氧离子。根据测量得知，北京四环内空气中的负氧离子为300～400个/立方厘米，近郊（如昌平）的负氧离子为800个/立方厘米，而松山自然保护区三叠水处的负氧离子高达3000～4000个/立方厘米。负氧离子被誉为“空气维生素”，能够通过人的神经系统及血液循环对人的机体生理活动产生影响。高浓度的负氧离子为森林疗养提供了有利条件。

2. 历史文化资源

充分挖掘当地的历史文化资源特色，把当地文化风俗的形成层层剖析，特别是强调自然环境在文化风俗形成过程中产生的影响，使文化历史资源特色与自然资源有效结合。这在森林疗养实践中，能改善来访者对当地的印象，使来访者充分了解当地的文化，在整个森林疗养实践中能更好地激发来访者探索森林的热情，建立与森林的联系，丰富其灵魂和心灵，进而有效提高森林疗养的效果。

松山的人文古迹景观有八仙洞殿宇和汤泉观两处，是战乱遗留古迹，据碑文记载，均为清代重修古迹。汤泉观有古今闻名的塘子温泉，是沐浴疗疾的理想场所。

（二）利用现有设施，开展近自然基础建设

基础设施是森林疗养体系建设的“硬件”部分，是森林疗养完整有序安全开展的保障。基于自然保护区特殊的林地类型，松山保护区基础设施建设都是依据地理环境，近自然开发建设，在设施类型、选点布局、辐射半径、规模大小、数量多少、材质选择等方面，都经过科学、系统的调查、分析、整理、统计、预测，再借鉴国内外森林疗养基础设施的经验，通过设置解说牌示、修建自然步道、自然平台等，达到理想的效果，使各项设施功能完全发挥。

1. 区划

为了打造适合多重人群的森林疗养内容和方案，结合松山自然保护区资源分布、地形地貌，以及活动规划，将森林疗养区划分为儿童嬉戏疗养区、

青少年互动体验区、中老年健身养生区等，为市民提供不同的疗养体验。

儿童嬉戏疗养区疗养路线较短，地势平坦，运动强度不大，区内分布有秋千、动物跳远、卡通桌椅、休息平台、露营地等疗养设施。

青少年互动体验区疗养路线较长，地势平坦，运动强度较大，区内分布有森林疗养压腿架、仰卧起坐架、平衡木、森林教室、休息平台、桌椅、野餐露营地等设施。

中老年健身养生区路线较短，地势平坦，运动强度不大，区内分布有瑜伽平台、冥想平台、太极台、茶栈等设施。

2. 步道

松山各疗养区步道建设坡度均小于 8 度，是以自然材料铺装（碎木屑、针阔树叶）的步道或土路，步道尽可能避免台阶，满足老年人在基地内的使用，为特殊人群提供疗养需求。为丰富步道类型，保护区设有沙土步道、碎木屑步道、松针步道和木桩步道 4 种不同疗养步道 1500 米，为疗养者提供人性化服务。

3. 牌示

基于市民对森林疗法了解比较少，加强这方面的知识普及相当重要，包括从事森林疗法宣教的工作人员，也需要提升知识储备以便更好地开展工作，因此松山保护区在不同疗养区设置安装了不同内容的森林疗法解说标牌。

4. 辅助设施（器材）

辅助设施（器材）以森林疗养和访客需求为着眼点，保障安全为基础，能较好地发挥各项设施作用。在进行森林疗养实践时，能提供给来访者休息场地、活动场地以及安全保障，凸显森林疗养服务功能。

（1）疗养住宿条件。借助于 2019 年世界园艺博览会和 2022 年北京 – 张家口冬奥会，保护区周边民宿资源丰富，打造出了一批具有地方特色的乡村民宿，形成“奇迹长城”“缤纷世园”“激情冰雪”“生态画廊”四大民宿集聚区，打造了 100 个民宿村、1000 个精品民宿小院、3000 间精品客栈客房和 20000 张中高端住宿床位，为森林疗养提供了后勤保障。

（2）疗养温泉条件。早在1500多年前的北魏时期，松山就有“契石凿池”“仕女沐浴”之说。清人称松山是“安体之佳所”“养身之圣地”。北魏晚期郦道元《水经注》记载着“上有庙则次仲庙也，右有温汤，治疗百病”。松山温泉水温为42℃，日出水量为2000立方米，泉水中含钾、镁、硫铁等27种元素，其中氟离子含量高达12毫升/升，对皮肤病、关节炎、类风湿病、局部神经痛等疗效明显，吸引着各方众多沐浴疗疾者。

（3）标本馆。北京松山国家级自然保护区标本馆始建于20世纪80年代，于2018年进行翻新。现标本馆分为两层，一层设有鸟类展厅、兽类展厅和两爬类展厅；二层为昆虫类展厅，有效地展示了松山自然保护区的生物多样性。

（4）综合实验室。北京松山国家级自然保护区管理处综合实验室成立于2018年，室内实验室的设备包括前期处理设备与分析测试设备，可以开展土壤样品处理、水质大肠杆菌检测等实验。

（5）野外生态监测站。主要监测气象、水文、土壤等环境指标，以及植被生长情况、动物活动特征等。野外设有10个固定样地，每个样地放置了红外相机，用于监测野生动物的多样性与活动规律。

（三）组建森林疗养师团队，充分发挥其专业技能

1. 依托专业机构培训，培养森林疗养师

借助于北京市园林绿化局、北京林学会的指导，不断加强疗养师队伍的能力建设，培养一支具有疗养技能、了解保护区资源状况和历史文化的疗养师队伍，通过考核后持证上岗。松山疗养师均具有林学背景，从20世纪60年代的造林工、90年代的护林员、21世纪的科研者，到现在赋予的新身份森林疗养师，北京林业发展带给林业工作者不同的工作职能。截至2020年2月，松山有森林疗养师持证人员2人，在学6人，为开展森林疗养奠定了基础。

2. 依托高校，招募志愿者

松山的地理优势也为其带来了人员优势，定期培训一批优秀的志愿者是

有必要的。这些志愿者疗养师可以来自高等院校大学生、机关企业退休人员、周边的社区居民等。志愿者在带领疗养者开展森林疗养活动时，能很好地展现出敬业和专业水平，让其在感受到疗养的效果的同时，学习疗养知识和方法。

（四）依托丰富的资源，针对不同疗养对象，制定专属课程

森林疗养的核心是“五感”，即人的五种感觉器官：视觉、听觉、嗅觉、味觉、触觉。松山以提升人的“五感”为目标，结合不同人群，开发运动疗法、水疗法、作业疗法、芳香疗法等森林疗养配套课程。

松山保护区可开展的课程：

——运动疗法，结合森林步道，开展慢跑、快慢走、瑜伽等课程；

——水疗法，保护区常年流水，水资源丰富，借助水系开展冷水足浴、温泉浴等课程；

——作业疗法，结合保护区工作，开展抚育、打样地、实验室实验、手工创作等课程；

——气候疗法，保护区处于暖温带大陆性季风气候区，受地形条件的影响，与延庆盆地相比气温偏低、湿度偏高，形成典型的山地气候，是北京地区的低温区之一，适合开展日光浴、石头浴等课程；

——芳香疗法，芳香油是植物体内各器官中的一类有挥发性气味的物质，是多种芳香物质的混合物，保护区共有芳香植物资源 22 科 44 属 63 种，主要为伞形科、唇形科和菊科植物，适合开展精油提取、芳香抚触等疗法；

——食物疗法，开发利用果实或种仁等可以食用的森林植物，直接食用或制成凉菜、果脯等，不仅有丰富的营养，没有污染，而且风味独特。保护区共有野菜植物资源 32 科 73 属 117 种，主要为菊科、百合科植物；有野果植物资源 14 科 24 属 36 种，主要为蔷薇科植物。肉炒松蘑、凉拌黑狗筋（短尾铁线莲）、凉拌蒲公英、黄芩茶、酸枣叶茶在松山森林疗养活动中得到了疗养者的喜爱；

——药草疗法，食用植物在保护区种类十分丰富，保护区共有食用植物

资源70科157属237种，主要为毛茛科、唇形科、菊科、百合科植物；

——教育疗法：松山作为全国科普教育基地和北京市社会大课堂资源单位，科普教育体系完善，可以通过自然观察、捕捉昆虫、观鸟等改善孩子厌学、多动、自闭状况。

同时，制定森林疗养特色项目，结合保护区当地社区，开发类似于“种植－采摘园”、营养餐特色的体验项目，充分利用丰富的林下资源发展种植业，因地制宜开发林粮、林花、林菜、林药、林菌、林草等种植模式，打造森林疗养基地融“种植－采摘－自助烹饪营养餐－住宿－疗养”为一体的特色项目。

（五）森林疗养管理与运营

在全国目前评选出的森林康养基地中，不难发现，经营主体大都可以实现盈利。而在松山自然保护区森林疗养建设过程中，由于北京市政策原因，下属企业注销，运营面临尴尬境地，保护区公益属性的活动还不适用于森林疗养。目前，无论从政策方向的明朗性，还是从资金来源的不确定性来看，松山保护区的运营都有待探讨。

四　存在的问题

（一）基础设施跟不上，品质服务是弱项

（1）建设用地批复难。自然保护区作为一类特殊的自然保护地，是指对有代表性的自然生态系统、珍稀濒危野生动植物物种的天然集中分布、有特殊意义的自然遗迹等保护对象所在的陆地、陆地水域或海域，依法划出一定面积予以特殊保护和管理的区域。保护区的功能区划分为核心区、缓冲区、实验区。核心区以保护种源为主，又是取得自然本底信息的所在地，而且是为保护和监测环境提供评价的来源地，区内严禁一切干扰；缓冲区只准进入从事科学研究观测活动；实验区可以进入从事科学试验、教学实习、参观考

察、旅游以及驯化、繁殖珍稀或濒危野生动植物等活动，也包括有一定范围的生产活动，也可有少量居民点和旅游设施。松山森林疗养建设全部位于保护区试验区内，但是，深刻汲取祁连山自然保护区生态环境破坏问题的教训，松山保护区切实加大工作力度，近年几乎不允许在保护区任何区域内占地修建设施。因此，在自然保护区内开展森林疗养基础设施建设几乎不可能，相对于林场更具有局限性。只能利用原有场地、平台、设施开展森林疗养活动。

（2）食宿条件受当地旅游影响。松山森林疗养活动的食宿依托周边民俗，尤其是旅游旺季，不能保证森林疗养的品质服务，再加上民俗食宿距离森林疗养地有一定距离，配套服务不尽如人意。

（二）扶持政策不明朗

2015 年，中共中央、国务院印发了《国有林场改革方案》和《国有林区改革指导意见》，推进国有林场事企分开。国有林场从事的经营活动要实行市场化运作，对商品林采伐、林业特色产业和森林旅游等暂不能分开的经营活动，严格实行“收支两条线”管理。这一政策促进了森林产业的发展。因此，越来越多的森林公园、国有林场、自然保护区等机构在开展多种经营的同时，开始发展森林疗养新兴产业。但是，北京市随后下发了市属事业单位所办企业清理规范工作的实施意见，按照文件要求，保护区管理机构经营产业被关转停。根据《国家林业和草原局办公室　民政部办公厅　国家卫生健康委员会办公厅　国家中医药管理局办公室关于开展国家森林康养基地建设工作的通知》（办改字〔2019〕121 号）要求，四部门联合部署开展了国家森林康养基地建设工作。2020 年 3 月 16 日，对遴选出的国家森林康养基地（第一批）名单进行了公示。在公示的 107 家森林康养基地中，不难发现，以县为单位申报的国家森林康养基地有 21 家，以经营主体为单位申报的国家森林康养基地有 86 家，其中森林公园经营主体有 13 家，旅游开发公司类有 50 家，国有林场有 12 家，科研院所有 2 家，政府部门有 8 家，而保护区管理机构仅有 1 家。此次公布的结果，进一步验证了在自然保护区内开展森林疗养体系建设有待探讨和摸索。

（三）缺乏地区性医学研究

松山优越的森林资源缺乏实证研究，特别是森林医学的基础研究十分匮乏，在对外宣传时，主要借鉴日本李卿教授《森林医学》的研究数据，对公众认知森林疗养说服力不够。

（四）统筹规划欠缺，专项资金不足

在自然保护区的建设发展过程中，依照的是《自然保护区总统规划》《自然保护区生态旅游规划》，在总体规划或者详规中或多或少都涉及生态旅游、科普宣教，这些规划往往是宏观的、理论性的，没有细化到“森林疗养”建设层面，没有针对保护区制定规划方案。因此，在具体实施森林疗养建设方面，受规划方案和资金的影响，往往是局部的、阶段性的，不能做到统一到位。

五 建议

对比德国、日本等国家，以及国内其他省份相对发展成熟的森林疗养基地，松山自然保护区要想建设高质量的森林疗养基地，要从以下几个方面着手。

（一）结合保护区工作，开发作业疗法

利用现有设施和资源，结合保护区资源管护、科研监测、科普宣教、森林防火等工作，开发本土课程，从而解决好保护与发展的矛盾。例如，森林疗养与资源管护结合，植树、修枝粉碎、修树盘；森林疗养与巡护结合，观测物候、捡拾动物粪便；森林疗养与科研监测结合，进行土壤水质监测；森林疗养与森林体验环境教育结合，开展专题性科普活动；森林疗养与防火演习结合等，提升森林疗养活动丰富度和多样性。

（二）政府要高度重视，加强制度建设

一是依靠主管部门大力宣传森林疗养文化，向国民普及相关知识，使其主动参与森林疗养。同时，各级部门应积极支持森林疗养基地建设。二是通过制度建设，实行预约制，对公众免费开放。三是北京市财政要提供专项资金支持。

（三）多学科结合，开展地区实证研究

森林疗养是林学、医学、教育学、心理学的综合学科，利用森林提供的生态环境和生态产品，辅助康体服务设施，科学地开展森林浴、森林健步等活动，以达到保健、康复、预防、治疗的作用。森林疗养研究的是人与自然的关系，研究人员的学识一定要具有综合性，通过跨学科的综合实证研究，可尽快制定出符合森林类型自然保护区疗养体系，推进森林疗养的研究和应用。

（四）做好系统规划

参照保护区生态旅游规划，从资源分析、目标人群、消费能力、配套设施、产品开发、市场营销、人才储备等方面，根据自身实际情况，提前做好详细、科学的规划编制，指导开展森林疗养建设工作。

B.18

森林康养：生态产品价值转化机制的丽水实践

袁薇依　刘立军　王国付　吴建平　张建国　何小勇*

摘　要：　近年来，随着物质生活水平的提升，人们越来越重视身体和精神健康，开始选择生态环境优美、生态资源丰富的森林、湿地作为休假的去处。因此，以森林生态环境为基础、以促进大众健康为目的的森林康养已渐渐走入人们的视野。丽水作为中国生态第一市，具有发展森林康养得天独厚的自然环境。近年来，丽水市政府十分重视丽水森林康养产业的发展，积极探索森林生态产品新价值，使丽水森林康养发展走在了全国前列。

关键词：　森林康养　循证医学　丽水

丽水是“两山”理念的重要萌发地和先行实践地，是“丽水之赞”的光荣赋予地，也是浙江省唯一所有县（市、区）都是革命老根据地的地级市。①

---

* 袁薇依，丽水市生态林业发展中心“两一流”高校选调生，理学硕士，研究方向为森林游憩；刘立军，中国林学会森林疗养分会理事长，研究方向为森林疗养；王国付，浙江医院主任医师、医学博士，研究方向为老年病学；吴建平，北京林业大学人文社会科学学院副教授，管理学博士，研究方向为心理学；张建国，浙江农林大学教授，农学博士，研究方向为乡村旅游；何小勇，通讯作者，丽水市生态林业发展中心正高级工程师，农学博士，研究方向为森林培育。

① 本报评论员：《筑牢信仰之基　把稳思想之舵》，《丽水日报》2019 年 9 月 16 日。

“秀山丽水、天生丽质!”[①] 这是2002年11月25日习近平第一次到丽水调研时发出的由衷赞叹。然而，在相当长的一段时间内，因为交通相对闭塞，加上没有令人称羡的庞大经济规模，“养在深闺人不识”，在各种发展排行榜和论坛中很少见到丽水的身影。近年来，随着发展观念的深刻变迁，生态价值在人们向往的美好生活中的地位日益凸显。坚持绿色发展一张蓝图绘到底的丽水，厚积薄发，以高质量绿色发展的标杆姿态呈现在人们面前，产生了惊艳四方的效应。

森林康养是以森林生态环境为基础，以促进大众健康为目的，利用森林生态资源、景观资源、食药资源和文化资源并与医学、养生学有机融合，开展保健养生、康复疗养、健康养老等服务活动。[②] 丽水作为中国生态第一市，其森林康养具有得天独厚的自然环境，并具有位于长三角的交通条件和绿色发展的产业基础。近年来，丽水市政府率先与中国林学会森林疗养分会开展战略合作，在国内第一个出台《森林康养丽水行动方案（2018—2020)》，举办全国首届森林疗养课程设计大赛，开展森林医学实证探索建立国际森林疗养示范基地，在中国科协资助下建立全国首个“森林康养产业（丽水）创新助力学会企业联合体”，创新引领森林生态产品的价值实现，森林康养发展走在了全国前列。

一　丽水市森林资源及生态效益

丽水的森林资源禀赋得天独厚，是浙江省重点林区，是全省生态屏障和大花园最美核心区，享有“浙江绿谷”“华东氧吧”“浙南林海”“中国生态第一市”“全国集体林业综合改革试验示范区”“全国森林旅游示范市”“国家森林城市”等一系列美誉。丽水市丰富的森林资源，为社会提供了丰厚的森林生态

① 《绿水青山就是金山银山——习近平总书记在浙江的探索与实践·绿色篇》，《浙江日报》2017年10月8日。

② 《丽水市人民政府办公室关于印发森林康养丽水行动方案（2018—2020年）的通知》，丽政办发〔2018〕101号。

产品，为基于生态产品价值实现机制的森林康养发展打下了良好基础。

1. 森林资源状况

丽水全市于 2015～2017 年组织开展了森林资源全面调查，并于 2018 年 7 月经浙江省森林资源监测中心核查确认成果。[①] 结果显示，全市森林资源主要指标在历史高位上再创新高，实现了历史性突破，呈现出“总量持续增加、质量持续提高、结构趋于合理”的良好发展态势。

（1）森林覆盖率。全市森林覆盖率为 81.7%，比 2007 年增加了 0.9 个百分点（见图 1），比浙江全省平均水平高出 19 个百分点，名列全省首位、全国各地级市前茅。

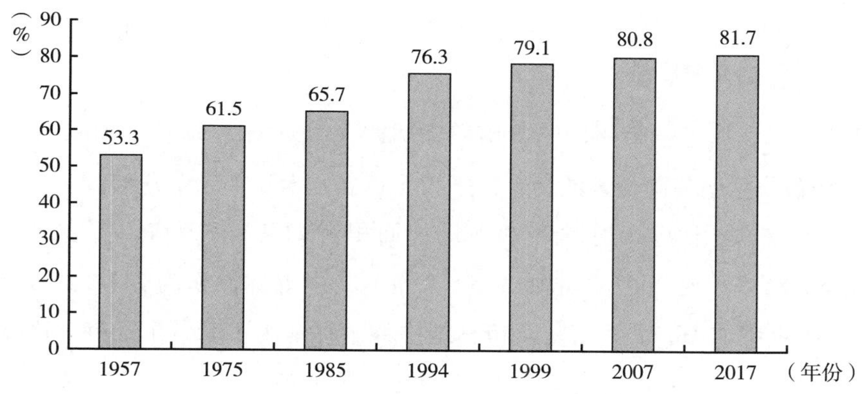

图 1　丽水市森林覆盖率历年变化

资料来源：《〈丽水市森林湿地资源及生态效益公报〉颁布》，《丽水日报》2018 年 7 月 28 日。

（2）森林蓄积量。全市活立木总蓄积量为 8597 万立方米（其中森林蓄积量为 8403 万立方米），比 2007 年净增 2698 万立方米，增长 45.74%（见图 2）；全市总量占浙江全省总量的 1/4，居全省第一。活立木总蓄积量超过 1000 万立方米的县（市）有 5 个。

（3）森林质量。丽水全市乔木林（不含乔木经济林）亩均蓄积量为

① 《〈丽水市森林湿地资源及生态效益公报〉颁布》，《丽水日报》2018 年 7 月 28 日。

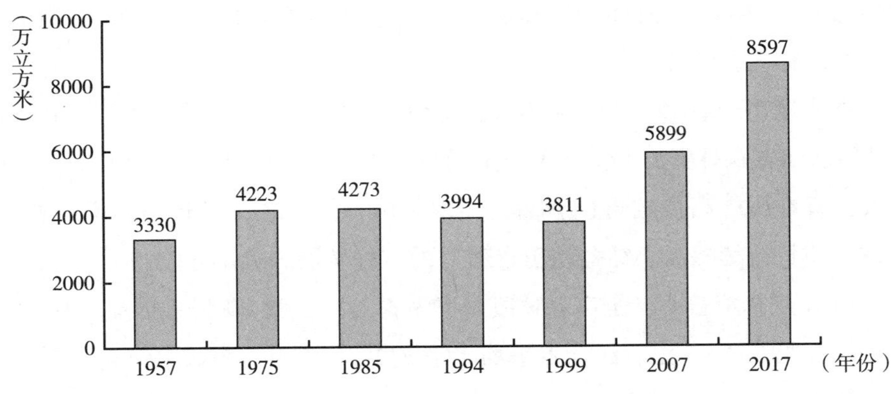

图2　丽水市活立木蓄积量历年变化

资料来源：《〈丽水市森林湿地资源　及生态效益公报〉颁布》，《丽水日报》2018年7月28日。

4.8立方米，居全省第一；比2007年增加1.6立方米，增长了50%。人工林亩均蓄积量明显高于天然林，分别为5.3立方米和4.3立方米。

（4）林业用地。丽水全市林业用地面积为2199.19万亩，占土地总面积的84.86%；比2007年增加5.52万亩。其中森林面积为2117.27万亩，比2007年增加16.21万亩。全市林地中乔木林地为1755.09万亩、竹林地为244.02万亩、灌木林地为133.38万亩、疏林地为3.87万亩、未成林地为38.01万亩、迹地为9.72万亩、宜林地为14.51万亩、苗圃地为0.59万亩。其构成如图3所示。

（5）森林资源分布。全市国有林地面积为102.03万亩，蓄积量为826.59万立方米，分别占林业用地面积和活立木蓄积量的4.64%和9.61%。集体林地面积为2097.16万亩，蓄积量为7770.44万立方米，分别占95.36%和90.39%。

总体上看，丽水市森林覆盖率、活立木蓄积量、林地面积、森林面积、乔木林亩均蓄积量5项指标均居全省11个地级市首位；全市土地面积约占全省的1/6，而林地面积、森林面积占全省比重均超过1/5，活立木总蓄积量约占全省的1/4。也就是说，丽水以占全省17%的土地面积蕴藏了全省

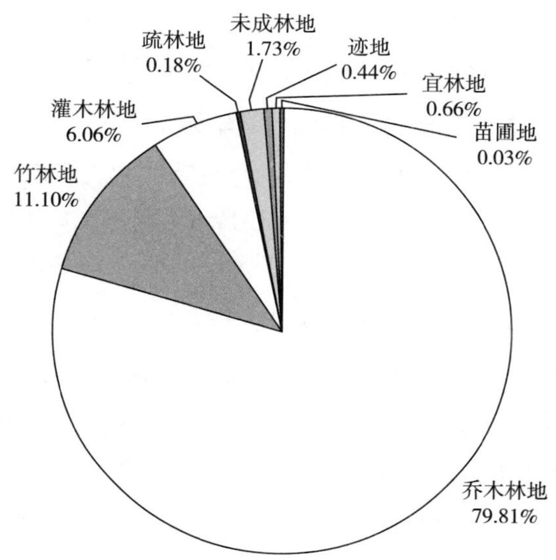

图 3　丽水市林地构成

资料来源：《〈丽水市森林湿地资源及生态效益公报〉颁布》，《丽水日报》2018 年 7 月 28 日。

20% 以上的林业资源，进一步凸显了“浙南林海”的地位。森林覆盖率处于高位，5 个县（市）超过 80%，4 个县（区）即将达到 80%。林种结构趋于合理，防护林占 59. 93%、用材林占 33. 52%，林业已从生产木材为主向生态建设为主转变。丽水市丰富的森林资源为康养发展提供了广阔的森林空间和优越的森林环境。

2. 森林生态效益

根据中国科学院生态环境研究中心于 2019 年 10 月 11 日在“生态产品价值实现机制国际大会暨生态学闭门峰会”上发布的丽水市 2018 年区域生态系统生态总值（GEP）核算报告，2018 年丽水市生态产品总值为 5024. 47 亿元。其中，生态系统调节服务产品总价值 3659. 42 亿元，占 72. 83%；文化服务产品总价值 1202. 18 亿元，占 23. 93%；物质产品总价值 162. 86 亿元，占 3. 24%。2017 ~2018 年丽水市区域生态系统生态总值增加了 351. 58 亿元，按可比价计算增幅为 5. 12%，地区生产总值与区域生态系统生态总

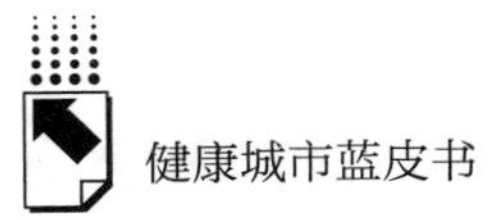

值实现双增长，社会经济增长与生态环境保护协调发展。①

根据中国科学院生态环境研究中心测算，2017 年全市森林生态系统区域生态系统生态总值为 3880. 58 亿元，其构成如下。

（1）物质产品功能，主要包括林业产品等功能。全市物质产品功能区域生态系统生态总值为 16. 25 亿元，占森林生态系统区域生态系统生态总值的 0. 42%。

（2）调节服务功能，主要包括水源涵养、土壤保持、空气净化、固碳释氧、气候调节、病虫害控制等功能。全市调节服务功能区域生态系统生态总值为 2255. 02 亿元，占森林生态系统区域生态系统生态总值的 58. 11%。

（3）文化服务功能，主要包括自然景观等功能。全市文化服务功能区域生态系统生态总值为 1609. 31 亿元，占森林生态系统区域生态系统生态总值的 41. 47%（见图 4）。

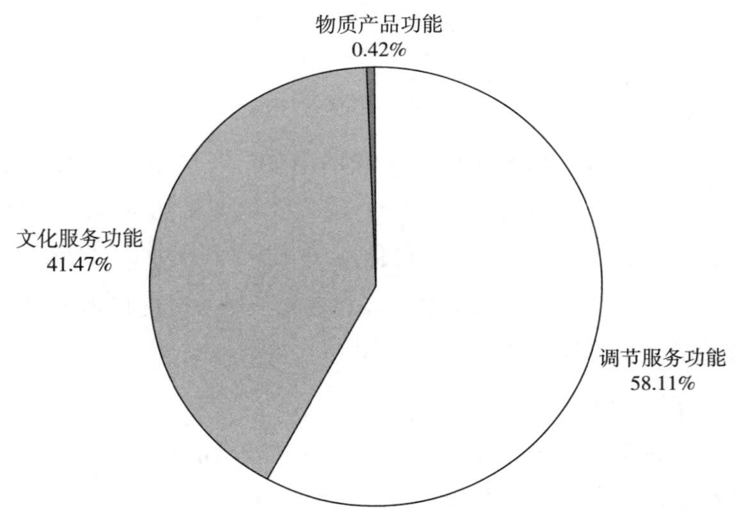

图 4　丽水市森林生态系统生态总值功能占比

资料来源：《〈丽水市森林湿地资源及生态效益公报〉颁布》，《丽水时报》2018 年 7 月 28 日。

① 《2018 年丽水市生态产品总值为 5024. 47 亿元》，浙江新闻网，https：//zj. zjol. com. cn/news/1305676. html，最后访问日期：2020 年 8 月 20 日。

3. 森林资源保护发展

丽水全市现有重点公益林1278.56万亩，占全省重点公益林的28.19%。全市现有6个省级以上自然保护区，总面积为60.48万亩。其中，国家级自然保护区有2个：浙江凤阳山－百山祖国家级自然保护区、浙江九龙山国家级自然保护区；省级自然保护区有4个：景宁望东垟高山湿地省级自然保护区、景宁大仰湖湿地群省级自然保护区、莲都峰源省级自然保护区、青田鼋省级自然保护区。全市有省级以上森林公园12处，总面积为71.15万亩，森林覆盖率为91.81%。其中国家级森林公园有6处，分别是丽水白云国家森林公园、青田石门洞国家森林公园、庆元国家森林公园、遂昌国家森林公园、松阳卯山国家森林公园、景宁草鱼塘森林公园；省级森林公园有6处，分别是莲都大山峰森林公园、龙泉龙渊森林公园、云和湖森林公园、庆元楠木森林公园、缙云大洋山森林公园、缙云括苍山森林公园。

4. 负氧离子分布状况

丽水市从2008年7月始全国率先开展空气负氧离子监测工作，填补了该项工作的空白。此后，该市负氧离子监测网络体系布点不断完善，形成了国家、省、市三级负氧离子监测网络体系，并于2014年8月被国家林业局和中国气象局确定为全国首批7个空气负氧离子监测试点城市之一。目前，丽水市已经初步完成了全国空气负氧离子浓度数据管理平台建设以及两项空气负氧离子监测行业标准的编制，设有负氧离子监测点位26个，包括国家级布点6个、省级布点7个、市级布点13个，覆盖城区、近郊、远郊、森林、湿地公园及自然保护区，推动空气负氧离子浓度观测设备定型及其规律变化的研究。[①]

二　丽水市森林对人类健康功能探索

随着社会的快速发展，长期生活在城市的人群随着生活节奏的加快，承

① 《全国空气负氧离子监测试点技术研讨会在浙江丽水举行》，中国仪表网，http：//www.ybzhan.cn/news/detail/72676.html，最后访问日期：2020年8月20日。

担来自各方面不同的压力，导致人们身体和心理机能损耗大大增加。森林疗养是利用特定森林环境和林产品的辅助和替代治疗方法，它的本质是以森林为主体的疗养地医疗。可以说，所谓森林疗养，就是利用包括森林风景、色彩、声音、地形、土壤、芳香物质、温度、湿度、森林出产的木材、野菜等事物开展的疗养活动。[①] 为了科学探索丽水森林对人们健康的作用，规范提升丽水市森林康养（疗养）基地试点建设工作，大力推动丽水市森林康养（疗养）产业发展，早在 2010 年丽水市就率先开始探索森林对人体健康功能影响的医学实证。

1. 遂昌白马山：中国森林医学起源之地

遂昌是浙西南素有“九山半水半分田”之称的山地县，因其优良的生态环境成为众所周知的休闲养生福地。遂昌县白马山海拔为 1621.4 米，为遂昌县第四高峰。白马山林场总面积为 814.4 公顷，有大平殿半山平台、白马峰、百丈坑峡谷等。森林面积为 761.3 公顷，森林覆盖率达 93.48%；各类乔木林面积为 726.6 公顷，占林业用地面积的 90.3%。[②] 空气清洁度均达到“最清洁”和“A 级”，空气负氧离子平均含量达每立方厘米 5551.25 个。2010 年以来，浙江省老年医学研究所与浙江省林业厅、遂昌县政府相关部门合作开展了一系列森林对人体健康的研究，从氧化应激、炎症介质、神经系统、免疫系统、心血管系统和呼吸系统等方面对森林的医疗功效进行了初步评价，这是国内最早开展的森林医学研究。

（1）白马山森林疗养对正常成人健康的影响。王付国等人开展了森林浴对正常成人（年龄 20～22 岁）健康的影响研究。[③] 研究发现，短期森林疗养（2 天）可以显著改善人的不良情绪，明显降低人体氧化应激水平和炎症介质水平，同时发现森林浴能显著降低人外周血中（血管内皮素－1）的

---

① 〔日〕上原严等：《森林疗养学》，南海龙等译，科学出版社，2019。

② 张水良、鲍英杰、许梅：《遂昌县白马山林场森林资源特点分析和发展建议》，《华东森林经理》2018 年第 4 期。

③ 《去森林里发呆就能治病？浙江这项实验全国首创》，东方资讯，http：//mini.eastday.com/a/180810122043270.html，最后访问日期：2020 年 8 月 20 日。

ET-1水平。ET-1是人体内迄今为止已知的收缩血管活性最强的物质，提示森林疗养具有减少心血管疾病发病风险的功能。

（2）白马山森林疗养对老年原发性高血压患者的影响。王国付等人于2011年7月进一步研究了森林疗养对老年原发性高血压患者（65~70岁）的影响。[①] 志愿者在白马山经过为期1周的森林疗养后，血压指标均显示出下降趋势，其中收缩压下降10毫米汞柱左右、舒张压下降2毫米汞柱左右、平均血压下降5毫米汞柱左右、脉压下降9毫米汞柱左右，但是心率无明显变化。与高血压和心脑血管疾病相关的几项生化指标得到明显改善：包括血管紧张素-肾素-醛固酮系统的组成成分——血管紧张素Ⅱ（AngⅡ）及其Ⅰ型受体（AT1）水平、ET-1水平、炎症介质，在森林浴后均有所下降。这表明，森林疗养不仅可以降低血压，而且有可能改善老年高血压患者的心脑血管事件预后。

（3）白马山森林疗养对老年慢性阻塞性肺疾病患者的影响。王国付等人于2013年7~8月研究发现：志愿者在白马山进行4天森林疗养后，外周血淋巴细胞中穿孔素（perforin）和颗粒霉B（granzyme B）的表达量在试验后显著下降。同时伴随着包括IL6、IL-8、IFN-γ和肾上腺素在内的多种促炎症因子表达水平的降低，以及应激激素水平的下降。[②] POMS量表结果显示，志愿者在实验后负面情绪的量显著降低。这表明，森林疗养作为一种自然疗法对慢性阻塞性肺病患者具有一定的治疗效果，作用机制是降低患者体内的炎症水平、应激水平和情绪放松。

王国付团队在遂昌白马山的一系列实验研究结果表明，森林疗养不仅对健康人群，而且对老年高血压和慢性阻塞性肺病患者的健康有良好的促进作用，这进一步为森林康养提供了更多、更科学的佐证。

---

① Mao G. X., Cao Y. B., Lan X. G., et al., "The Rapeutic Effect of Forest Bathing on Human Hypertension in the Elderly", *Journal of Cardiology*, 2012, 60 (6): 495-502.

② J. H. Xie, J. H. Yu, "Health Effect of Forest Bathing Trip on Elderly Patients with Chronic Obstructive Pulmonary Disease", *Biomedical and Environmental Sciences*, 2016, 29, 212-218.

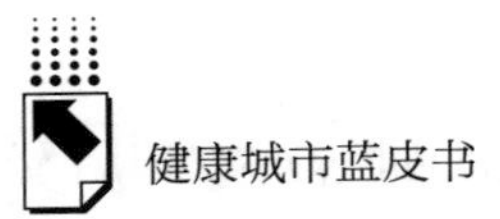

2. 丽水白云山：森林对女大学生健康作用研究

丽水白云山位于丽水城北，是丽水城区的重要组成部分，也是城市的天然屏障，地理位置十分优越。总面积达2587.33公顷，海拔在51.2～1073.2米，森林覆盖率高达97.38%。2017年7月21日，经国家林业局准予设立丽水白云国家级森林公园。白云山有华东地区城市中保存最好的次生阔叶林，有浙江省年代最久远、树体最大的古樟和众多古树名木，被誉为天然的动植物基因保护库，是丽水城郊森林植被面积最大、景观资源最丰富的绿色生态屏障和最大的“森林氧吧”。2019年5月，中国林学会森林疗养分会委托北京林业大学吴建平教授团队，在丽水白云山森林康养基地开展了人体医学实证。20位女大学生被随机分成了2组，分别在白云山（森林组）和丽水市区（城市组）两晚三天，每天在同样的时间安排同样的步行、静坐等活动。结果表明，森林组进行森林浴后，血压更加接近理想值，心率变异有积极影响，疲劳（F）、总情绪紊乱（TMD）小，唾液淀粉酶显著低，表明心理压力降低。

（1）白云山森林疗养对女大学生血压的影响。两天活动结束后，城市组和森林组的收缩压无明显差异，但是森林组的收缩压值在活动结束后更接近正常值；在静坐活动时，舒张压森林组与城市组存在差异，森林组的平均值高于城市组（见表1），且更接近正常的血压指标。

表1 白云山森林疗养活动对女大学生血压等的影响

描述	组别	N	森林组		城市组		Z	渐进显著性（双尾）
			M	SD	M	SD		
收缩压	步行后	20	103.25	7.14	102.10	8.66	-1.017	0.314
	静坐后	20	102.60	7.72	99.60	8.10	-1.287	0.201
舒张压	步行后	20	62.45	5.29	61.10	5.46	-1.033	0.314
	静坐后	20	63.65	7.63	58.50	4.61	-2.427	0.014*
脉搏	步行后	20	66.90	10.74	75.15	9.90	-2.261	0.023*
	静坐后	20	72.05	9.27	80.45	10.49	-2.572	0.009**

* $p<0.05$；** $p<0.01$。

注：N，每组人数；M，年均值；SD，加数平均数，又称标准差，是样本数值与标准值的离散程度；Z，检验：双样本均值分析。

（2）白云山森林疗养对女大学生心率变异性的影响。森林环境对被试的心率变异性有积极的影响，在森林环境中步行可以提高自主神经系统的整体调节能力，增加副交感神经对心脏的调节。研究表明，第二天步行活动结束后，森林组心率变异性的各项指标值均好于城市组，可以看出，相对于城市环境来说，森林中的步行活动对心率的调节效果更好。

（3）白云山森林疗养对女大学生唾液淀粉酶含量的影响。唾液淀粉酶活性是一项检测身心压力的敏感指标。两组基线唾液淀粉酶值无显著差异，将两组两天上午和下午的唾液淀粉酶值分别叠加，相当于每组 20 个被试，并用 Mann-Whitney U 检验，结果显示，森林组两天上午和下午的唾液淀粉酶均低于城市组，表明城市环境更加使人感到有压力，而森林环境则使人降低压力。

（4）白云山森林疗养对女大学生情绪的影响。采用 BPOMS 情绪量表评估，森林疗养后女大学生在生气、疲劳、困惑 - 抑郁、紧张维度上优于基线值，且达到显著水平。女大学生在森林步行、静坐活动后，其疲劳、总情绪紊乱均小于城市组，表明森林环境更使人缓解疲劳，能有效减少负性情绪。

三　景宁草鱼塘：森林疗养对城市老年高血压患者的积极影响

草鱼塘国家森林公园位于浙江省景宁县，总面积为 1066.67 公顷。公园海拔在 800 ~ 1500 米之间，具有明显的山地森林气候特点，公园内动植物资源丰富，品种多样，森林覆盖率为 97.3%。[①] 2018 年 8 月 10 ~ 12 日，受中国林学会森林疗养分会委托，浙江省老年医学研究所王国付教授在此进行了森林医学实证研究。研究招募了 29 名志愿者，按照 1∶2 的比例随机分为对照组和试验组，分别前往丽水市区（10 人）和草鱼塘森林公园（19 人）进行为期三天两晚的森林浴。研究发现，老年高血压患者的收缩压、心率更加

① 郑丽智：《南方林区国有林场森林康养产业发展探索——以浙江省景宁畲族自治县草鱼塘国有林场为例》，《安徽农业科学》2019 年第 12 期。

趋近于健康值，情绪也得到了明显改善。

1. 草鱼塘森林疗养对老年高血压患者血压、心率以及血氧饱和度的影响

实验发现，森林组经过三天两晚的森林疗养后，收缩压和心率显著下降（见表2），这两项指标更趋于健康，说明森林疗养确实能够改善患者的血压和心率。

表2　景宁草鱼塘森林疗养对血压、心率以及血氧饱和度的影响

指标	城市组	森林组
收缩压(SBP)	146.40 ± 8.46	134.68 ± 13.81 *
舒张压(DBP)	84.20 ± 8.11	79.05 ± 11.20
心率(HR)	76.40 ± 10.89	66.84 ± 7.81 *
血氧饱和度	96.60 ± 1.17	97.47 ± 1.17

* $p < 0.05$。

2. 草鱼塘森林疗养对老年高血压患者生物学指标的影响

实验发现，森林疗养后森林组的大部分生物指标并没有发生显著性变化。只有 SOD 值显著降低（见表3），代表抗氧化能力显著降低。

表3　森林组和城市组的生物学指标比较

指标	城市组	森林组
白细胞介素 - 6(活化的T细胞和成纤维细胞产生的淋巴因子)	495.42 ± 61.08	509.52 ± 75.04
超敏C - 反应蛋白	1189.45 ± 2005.58	1035.77 ± 1194.61
皮质醇	197.36 ± 76.32	244.98 ± 70.80
丙二醛，质膜过氧化物，MDA越多(说明受到的逆境强度越高)	698.42 ± 284.88	862.82 ± 386.27
超氧化物歧化酶	0.54 ± 0.08	0.39 ± 0.16 *

* $p < 0.05$。

3. 草鱼塘森林疗养对老年高血压患者情绪状态的影响

实验发现，森林疗养之后，森林组成员的紧张 - 焦虑、抑郁 - 沮丧、疲

劳－惰性等负面情绪显著下调，而有力－好动这种正面情绪显著上调（见表4），说明森林组成员在经过森林疗养之后情绪明显得到了改善。

表4　森林组和城市组的 POMS 量表比较

指标	城市组	森林组
紧张－焦虑(T)	16.90 ±4.73	12.16 ±4.27 *
抑郁－沮丧(D)	31.30 ±9.98	21.63 ±7.60 *
愤怒－敌意(A)	22.70 ±9.12	17.84 ±6.05
有力－好动(V)	20.90 ±3.18	24.16 ±2.46 *
疲劳－惰性(F)	15.70 ±3.80	11.58 ±4.53 *
困惑－迷茫(C)	14.40 ±4.97	12.11 ±3.57

* $p < 0.05$.

此次试验发现，在景宁县林业总场草鱼塘三天两晚的森林疗养可以明显降低老年高血压患者的收缩压，降低受试者心率，改善受试者的情绪状态（POMS 量表），显著降低抗氧化能力，说明森林疗养在一定程度上能够改善老年高血压的身体和心理健康。

四　森林康养丽水行动方案与样本

2018 年 4 月 26 日，在深入推动长江经济带发展座谈会上，习近平总书记讲话时指出："浙江丽水市多年来坚持走绿色发展道路，坚定不移保护绿水青山这个'金饭碗'，努力把绿水青山蕴含的生态产品价值转化为金山银山，生态环境质量、发展进程指数、农民收入增幅多年位居全省第一，实现了生态文明建设、脱贫攻坚、乡村振兴协同推进。"① 2000 年 5 月撤地建市以来，丽水始终"一张蓝图绘到底"，坚持高质量绿色发展的战略定位，走上了一条绿色崛起之路，成为中国全面小康的丽水样本，先后成为"全国文明城市""国际休闲养生城市""中国长寿之乡"，森林旅游和休闲养生事

① 习近平：《在深入推进长江经济带发展座谈会上的讲话》，人民出版社，2018，第 11～12 页。

业蓬勃发展，以森林疗养为核心的森林康养也逐步发展起来。

1. 行动方案：构建森林康养产业发展路径

《森林康养丽水行动方案（2018—2020）》（以下简称《方案》）是国内第一个政府制定发布的森林康养行动方案，是丽水市政府与中国林学会森林疗养分会战略合作内容之一。《方案》按照“两山”发展理念，立足丽水生态优势、资源优势和区位优势，通过三年的努力和五大举措保障，力争实现三大目标，完成四大任务，全域统筹推出森林康养丽水行动。

三大目标：一是建成华东森林康养核心基地。建设森林康养基地 10 个、森林康养小镇 15 个、森林康养特色村 55 个。二是建成国家森林康养创新高地。研究制定森林康养基地评价、森林康养基础设施建设、森林康养活动组织等系列标准规范，形成森林康养形象标识，培养森林康养师、讲解员、健康管理员等 500 人次。三是建成全国森林康养发展标杆。与中国林学会森林疗养分会等机构建立战略合作关系，以森林康养探索生态产品价值实现新机制，引领丽水森林康养走在全国前列。

四大任务：一是以“两园一区”为依托培育森林康养核心基地。重点借鉴国际“森林浴”先进经验，建设市区白云山、遂昌白马山、景宁草鱼塘等国际森林疗养示范基地。二是以森林乡镇为基础打造森林康养特色小镇。重点建设白云森林康养小镇，探索丽水山水养生的城镇群发展模式，促进城乡融合和乡村振兴。三是以农民增收为目标培育森林康养特色人家。重点推送一批以景观养生、运动养生、膳食养生、文化养生等森林康养为主题的康养主题线路。四是以平台建设为重点构建森林康养支撑体系。重点建立森林康养师培训基地，完善森林康养人才支撑队伍。

五大保障：一是领导体系保障。重点建立丽水市森林康养工作领导小组，各县（市、区）比照市级组织领导体系同步发力。二是财政支持保障。各级财政加大对森林康养产业的财政支持力度，参照农业绿色发展主导产业安排财政专项资金。三是土地要素保障。森林康养产业发展项目建设用地纳入土地利用总体规划，纳入生态“坡地村镇”建设范畴，点状布局、征转分离、差别供地。四是审批服务保障。列入林业综合改革内容，涉及林业生产经营用房及相关附属设施占用林地的，按照有关管理规定简化审批、报备程序。五是配套政策保障。森林康养纳入本市职工疗休养体系，参照农家乐鼓励职工自行组织疗休养活动。

2. 创新引领：打造区域森林康养发展标杆

2019 年 5 月，“森林康养产业（丽水）创新助力学会企业联合体”正式入选中国科协创新驱动助力工程示范项目，是国内第一个与森林疗养有关的非法人科技团体。联合体成员单位共 29 家，其中学会组织 12 家、科研教学单位 2 个、企事业单位 15 个。联合体坚持需求导向和问题导向，聚焦丽水白云国家森林公园、景宁畲族自治县林业总场建设国际森林疗养示范基地及相关企业发展，深入调研对接，开展科技服务，建立了科研中心、培训中心，联合开展产业创新发展的关键性技术研究，合作开展国际森林疗养基地认证。

2019 年 11 月，中国林学会、浙江省科协主办的全国首届“森林疗养课程设计大赛暨森林康养国际（丽水）研讨会”在丽水市成功举办。这是丽水市为了发展森林康养，在 2017 年 12 月浙江省林业厅、丽水市政府主办“浙江（丽水）森林康养发展大会”之后又一次标志性会议。会议采用“赛会一体、产教融合、创新助力”的形式，开展课程设计大赛、国际研讨、产教对话三个板块六大活动，包括中国文游康养产业“木屋 + 森林康养”国际研讨会、森林生态旅游及森林康养教育与人才主题研讨会等。

丽水市建立了森林康养市级重点科技创新团队，成员 11 人，其中博士 4 人。团队重点构建康养森林结构与空间模型，创新林旅融合发展新模式，实现生态功能价值化的转变；开展森林康养功效及其在林旅融合中的应用研究，科学客观地阐明丽水地区特殊森林环境的保健功效；以丽水山区特色的药食同源植物开发为重点，研发具有丽水特色的生态康养产品。团队在森林康养环境、森林医学实证、森林康养产品开发上已经取得一定成效，制定了《丽水市森林康养基地建设技术指南》。

3. 战略合作：探索建立国际森林疗养基地

2018 年 4 月，丽水市人民政府与中国林学会森林疗养分会签署战略合作协议，是国内第一个签署森林疗养战略合作协议的地市。发挥中国林学会森林疗养分会人才优势和丽水的生态资源优势，充分认识生态就是生产力，坚持保护优先、协同发展，在坚持最顶格的生态标准的同时，双方将共同培育和发展丽水森林康养（疗养）产业，创新健康产业模式，努力把森林康养（疗养）培育成为生态旅游产业的主要形式，成为丽水全面打开“两山”转换通道的重要路径，争当南方山区乡村振兴排头兵，打造全国绿色发展的鲜活样板。合作内容主要包括：联合建立森林康养（疗养）试验示范区，开展国际森林疗养基地认证，共同推进森林康养（疗养）创新驱动助力工程。

2019 年 11 月，丽水白云国家森林公园、景宁畲族自治县林业总场负责人接过中国林学会森林疗养分会刘立军理事长颁发的“国际森林疗养示范基地”牌子，成为国内第一批按照国际通行规则经过认证的森林疗养示范基地。示范基地分别进行了森林疗养环境评价，建立了标准的森林疗养步行道，委托北京林业大学、浙江医院有关专家开展了规范化的医学实证，设计了通用和专用的森林疗养课程，培养配备了森林疗养师，组织开展了森林疗养示范活动。近年来，丽水市创新了一批与森林康养有关的基地，其中白云山森林公园被命名为首批国家森林康养基地，景宁草鱼塘森林公园被国家林业和草原局森林旅游管理办公室公布为“森林养生国家重点建设基地”，庆元国家森林公园入选 2018 年中国森林旅游美景推广地“森林健康养生 50 佳”，景宁县草鱼塘森林康养基地、龙泉市泉灵谷森林康养基地还入选浙江首批“省级森林康养基地”。2018 ~ 2019 年，丽水市林业主管部门命名了市级森林康养基地 6 个、特色小镇 8 个、示范村 32 个。

4. 人才培养：突破森林康养产业发展瓶颈

2019 年 11 月，由中国科协资助，中国林学会、浙江省科协主办的全国首届“森林疗养课程设计大赛暨森林康养国际（丽水）研讨会”在丽水举行。大赛邀请了中国台湾阳明大学兼任教授、台湾森林保健学会监事林一真，韩国忠南国立大学森林环境与人类健康实验室主任朴范镇，中国台湾芳香照护义工联盟发起人芳疗师赖沛文等知名专家作为专家评审。通过网络投票 19 名森林疗养师进入复赛，最终评出一等奖 2 人、二等奖 4 人。本次大赛是国内外第一次森林疗养师技能比赛，对推进丽水市乃至全国森林疗养技能人才具有里程碑的意义。

中国林学会森林疗养分会华东地区森林疗养师实操培训中心于 2019 年 11 月正式成立。培训中心依托丽水技术学院继续教育学院，2019 年共开设了培训班 3 个，合计培训 190 人。其中，第三期华东片区森林疗养师实操培训班由国内外知名专家主讲，采用课程和实践相结合的方式，参加培训人次 31 名，为期 7 天。

国际借鉴篇

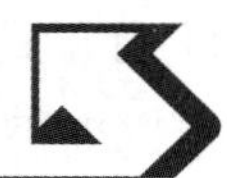

International Reference

B.19
健康旅游产业发展形势与对策

贾云峰　王雅琼*

摘　要： 新冠肺炎疫情对国际旅游业造成重大影响，健康旅游产业在危机中迎来了新的发展机遇。当前世界健康旅游产业发展呈现出以下趋势：全球旅游业产值低，国际游客数量暴跌；居民健康意识提升，健康旅游需求增长；中医药成为世界健康旅游市场的明星产品。在国内跨省旅游全面恢复之前，巩固国内健康旅游产业基础，塑造特色品牌，提升供给能力，刺激国内市场需求成为下一步工作部署的关键；对于国际市场，重塑国家安全旅游形象、优化国际健康旅游政策环境、提供高端健康旅游产品则是重中之重。

* 贾云峰，博士，联合国世界旅游组织专家，兼任中国旅游改革发展咨询委员会委员，研究方向为品牌战略、全域旅游、乡村振兴等；王雅琼，中级经济师，研究方向为旅游经济、农业经济。

关键词： 健康旅游产业　新冠肺炎疫情　健康城市

一　研究背景

（一）健康旅游产业的界定

健康旅游，在国际上有多种同类的表述，Health Tourism（健康旅游）用于标记“预防医学”产品，如物理疗法、维生素治疗或饮食需求评估等；Wellness Tourism（康养旅游）多指温泉、SPA、按摩、精神疗养等旅游产品；Medical Tourism（医疗旅游）产品包括医美手术、生殖医疗、疾病治疗等专科医疗项目，医疗旅游可以理解为一种跨境医疗形式。

世界旅游组织从健康旅游服务主题角度出发，将健康旅游定义为以医疗护理、疾病与健康、康复与休养为主题的旅游服务，主要分为医疗旅游和养生旅游两个部分。

国内对健康旅游的关注起步相对较晚，最早在 2000 年 12 月的“三峡潮”国际龙舟拉力赛新闻发布会上，国家旅游局把 2001 年定位为“中国体育健身游”旅游年，国家在继续宣传促销观光型旅游产品和度假休闲、生态旅游专项产品的同时，开始推出一系列体育与旅游有机结合、公众参与性强的体育旅游活动，也是从那时开始中国有了健康旅游的概念。

（二）世界健康旅游产业发展状况

自 20 世纪 80 年代起，健康旅游在世界各地悄然兴起，选择“医 + 旅”消费模式的游客数量保持逐年递增趋势，健康旅游也成为全世界增长最快的新兴产业之一。从需求层面来看，各个国家都面临不同程度的医疗服务困境，如就医周期长、医疗费用高、医疗资源缺乏、政府法规限制、服务配套短缺等，因此，在世界范围内开始普遍出现“就医流”现象。

在过去的十年中，亚洲尤其是亚太地区已经成为世界上增长最快的医疗旅游地区之一，其收入和医疗游客的数量也位居世界前列。马来西亚、印度、泰国、韩国和新加坡跻身全球十大医疗旅游目的地。

美国、瑞士、新加坡等国家依托先进的医疗技术，设立研发中心、大学等科研机构，注重技术投入与医学人才培养，主推若干个特色项目，在相应领域满足游客更高级更精准的就医需求。例如，欧美国家更专注于接收重症患者的转诊，日本的癌症发现、再生医疗、微创医疗等走在世界前列。

在发展中国家和地区，则以成本优势占据健康旅游市场一席之地。例如，印度、泰国、巴西、哥斯达黎加等国家，经过多年的发展，成为欧美游客脱离就医周期长、花费巨大等困境的首要选择。以印度的心脏手术为例，死亡率、感染率均低于发达国家，而总费用可以节约 65% ~90% 。据印度旅游部数据，自 2015 年起，5 年内印度医疗旅游业产值增幅达到 200% ，到 2020 年将达到 90 亿美元。泰国曼谷作为“亚洲健康中心”，主要推出的健康旅游项目有疾病治疗、整形美容和保健养生三类，技术水平可比肩欧美发达国家，治疗费用以美国医疗保健费用为基准可以节约 40% ~65% 。根据相关数据，2018 年泰国医疗旅游总产值同比增长 13.9% ，达到 264.36 亿泰铢。

以单一医疗产品项目发展特色健康旅游路线的国家，专科医院诊所高度集中，如韩国整形和匈牙利牙科成为游客出行的主要原因。韩国将治疗性的美容整形业以及与休养接轨的保健（医疗）旅游观光业作为 21 世纪国家战略产业一员；匈牙利仅有 5 万人口的索普朗小镇，每年吸引大量英国、法国、德国和意大利游客前来修复残齿和种植新牙，看牙科成为当地旅行社首推的旅游路线。

我国的健康旅游产业正处于发展初期。2018 年中国医疗旅游市场规模约为 1560 亿元，在高端医疗领域仍处于客源输出态势，医疗健康旅游人数中 90% 以上以出境为主。高需求和弱供给的现状，使中国成为“优质医疗”的需求大国，九成的医疗旅游需求被海外医疗旅游市场吸收（见图 1）。

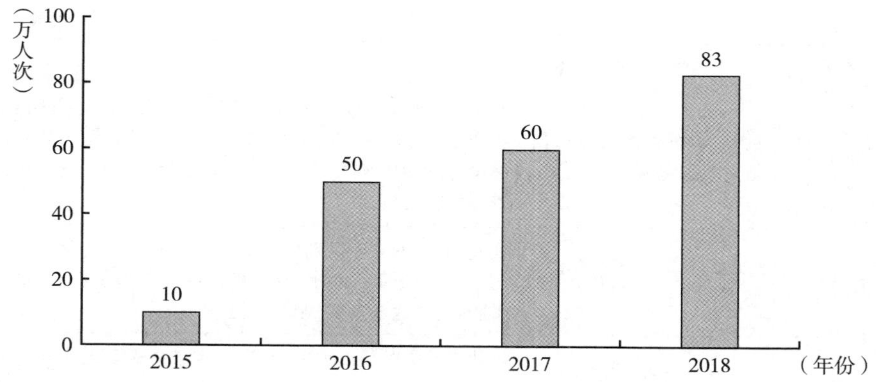

图 1　2015～2018 年中国海外医疗旅游人数

为应对上述情况，继海南省率先打出“健康岛”服务品牌，打造海南博鳌乐城国际医疗旅游先行区之后，上海虹桥医学中心和上海医谷也着手运营并探索扩大国际市场。同时，我国在中医药领域拥有丰富的健康旅游资源，发展前景巨大。在 2020 年政府工作报告中，“促进中医药振兴发展”已被明确为本年度的重点工作，再次强调了中医药对民生的重要地位，不少省份地区都出台政策，大力发展中医药，进一步提高中医药在医疗体系中的价值和地位（见表 1）。

表 1　全国部分省市有关中医药发展政策及主要内容

省份	政策文件	主要内容
上海市	《上海市中医药事业发展领导小组 2020 年工作要点》	推进中西医临床协同、强化中医药高素质人才培养、提升中医药传承创新能力、创新弘扬中医药文化模式、推动本市中医药开放发展、深入推进中医医改各项任务
深圳市	《深圳市促进中医药传承创新发展实施方案（2020—2025 年）》	改革创新中医药发展政策机制、建立体现传承创新特点的中医药服务体系、加强中医药人才队伍建设、推动中医药学科建设、提升基层服务能力、推动中医药科技创新、促进中医药对外交流和健康产业发展
湖南省	《湖南省实施〈中华人民共和国中医药法〉办法（草案·修改稿）》	改善和解决省中医医疗机构不够健全、发挥中医类别执业医师在基本医疗卫生服务中的作用、补齐文化立法短板、构建现代公共文化服务体系、用中医的方法考察中医从业人员

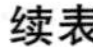
续表

省份	政策文件	主要内容
四川省	《关于促进中医药传承创新发展的实施意见》	健全中医药服务体系、强化中医药在健康四川建设中的独特作用、推进中医药全产业链发展、加强中医药人才队伍建设、推进中医药传承与开放创新发展、改革完善中医药管理体制机制
吉林省	《2020 年全省中医药工作要点》	实施"互联网 + 中医药健康服务"、继续实施中医药传承与创新"百千万"人才工程、推进中医药传承创新、推动《吉林省中医药条例》制定进程
陕西省	《2020 年全省中医药工作要点》	加快推动中医药传承创新发展、推进中医药健康陕西建设、在深化医改中进一步发挥中医药作用、促进中医药服务能力提升、加强高素质中医药人才队伍建设等
安徽省	《安徽省中医药条例》	开办中医诊所流程更简单、鼓励社会办医、中医诊所不作布局限制、基层中医药人员将发挥更大作用、重视基层中医药人员教育、职称晋升向基层中医医师倾斜等
山西省	《关于建设中医药强省的实施方案》	加强中医医疗机构建设、发挥中医药在深化医改中的作用、加强中医药信息化建设、提高中医医疗服务水平、加强综合医院、专科医院中医药工作等

二　当前世界健康旅游产业发展形势分析

由于不同国家对健康旅游及其组成部分的定义尚不统一，且相关数据有限、零散、可信度不高，所以难以估算世界健康旅游市场的具体规模及发展情况。

2020 年初以来，新冠肺炎疫情深度影响全球市场。伴随着大规模隔离、旅行限制和社交隔离等防疫举措，至 2020 年第二季度末，世界经济增速急剧下降，甚至很多产业濒临停滞。虽然全球部分地区的疫情在第二季度后期得到有效控制，但经济衰退的恶性循环开始发挥作用，经济萧条期预计会延续至第三季度末。

旅游产业是全球受疫情冲击最为严重的行业之一，综观世界健康旅游市场发展，具有以下几点趋势。

（一）全球旅游业产值低，国际游客数量暴跌

联合国世界旅游组织秘书长祖拉布·波洛利卡什维利2020年5月在西班牙首都马德里举行新闻发布会时预计，2020年全球旅游业产值预计将比2019年减少70%，2008年的全球金融危机使旅游业产值下降了10%～20%，而新冠肺炎疫情对旅游业的冲击只会更加严重。

此前，联合国世界旅游组织已于5月7日发布了最新的《世界旅游晴雨表》。数据显示，2020年第一季度全球国际游客总人数同比减少6700万人次，降幅高达22%，造成经济损失800亿美元。疫情不仅将影响全球数百万人的生计，而且将深刻影响可持续发展目标的进程。

随着疫情在全球的蔓延，联合国世界旅游组织已多次下调对2020年全球旅游业的预期。最新预期结果表明，2020年全球国际游客总人数较2019年将同比下降60%～80%。实际结果将取决于各国遏制疫情的速度，以及封锁边境等旅行限制措施的持续时间，亚太地区有望率先复苏。

（二）居民健康意识提升，健康旅游需求增长

在国内疫情防控阻击战中，国民的健康意识日益增强，更多人主动通过网络获得医疗卫生知识，而全民健身理念同样深入人心，从清明节及五一假期旅游市场分析来看，参与体育健身、户外休闲的旅游消费需求显著增长，而在文体场馆和景区普遍停工停业的情况下，全民健身呈现线上参与为主的特点，在2020年举办的广西“壮族三月三·民族体育炫”线上系列活动，首日线上体育综合运动会就有8000多人报名参赛。

经过此次疫情，人们对健康和安全的认知提升到前所未有的新高度，游客对出行的选择愈加谨慎，而以健康旅游为主题的方向则更符合各年龄层游客群体的期待，健康旅游市场需求再次激发。与此同时，游客对健康旅游产品的要求也会相应提高，环境养生、调补养生、美食养生、运动养生、生态养生等类型产品，在未来将会成为需求热点。

（三）中医药成为世界健康旅游市场的明星产品

在抗击新冠肺炎疫情时期，中医药广泛参与新冠肺炎的治疗，深入介入诊疗全过程，助力中国疫情防控，发挥了积极作用。据统计，在我国新冠肺炎确诊病例中，7万余人使用了中医药，占91.5%。临床疗效观察显示，中医药总有效率达90%以上。

自疫情在全球多点暴发以来，国际社会日益关注中医药抗疫功效，中医药在海外市场全面升温。中医药不仅具有养生、治疗等医药的一般属性，又兼具独特的文化和价值属性，能够很好地实现健康、旅游和文化的融合。在国际市场中，中医药将进一步拉动中国健康旅游知名度，成为中国传统文化走向世界的强有力途径。

三　国际健康旅游产业疫情危机的应对措施分析

（一）"非典"后世界健康旅游产业发展经验借鉴

暴发于2002年12月的"非典"（SARS）在很短的时间内迅速从中国广东扩散至东南亚乃至全球，直至2003年中期才逐渐消失，疫情引起全社会恐慌，对全球旅游业带来了沉重打击，但借由"非典"疫情，中国旅游产业也得到了一次从薄弱走向完整，从小、散、差转向国际化的调整进程。

在经历"非典"疫情后，世界各国（地区）旅游部门迅速应对，积极调整，在金融扶持、职业培训、救市宣传、旅游促销、政务改革等方面采取诸多有效举措，值得借鉴。

中国香港受"非典"疫情冲击后，约有3000名导游"无工开"。政府与旅游业界合作，设计为期两个月的技能提升进修课程，供失业导游进修，学员每月可获4000港元津贴。香港旅游局在全球推动旅游复苏计划，具体措施包括：旅游局主席及总干事接受英国广播电台、美国有线电视新闻网等国际新闻栏目采访；通过卫星向全球69个国家及地区共378个电视台发布视频新闻；在世界卫生组织旅行劝诫解除后即在全球各主要市场发放新闻稿；与香港驻各主要市场的经济及贸易办事处合办新闻简报会；在旅游局网站设立“香港欢迎您”电子心意卡网址，加强心意沟通；在主要市场推行市场趋向研究，以助了解病症对来港游客需求的影响及推出全球推广计划的最佳时机；在部分条件许可市场推出小型策略性推广，以测试市场反应；邀请业界及传媒专业组织访港考察等。①

马来西亚在如何恢复双边经济合作和人员往来方面，采取了保持高层接头，国际媒体互访，通过客观、正面报道消除人民恐慌心理，恢复旅客信心的做法；同时鼓励私人投资，发展新兴产业，通过整合国内资源刺激内需，减少对外依赖；鼓励外国学生赴马留学，降低留学生签证费，并在中国等四国设立促销办事处。

泰国政府对损失最严重的旅游业及相关行业积极予以指导和支持，政府高层利用出访宣传旅游，招揽法、日、俄等非疫区国家游客组团赴泰；在国内推出“超级吸引力运动”，以旅行社、航空公司、酒店、餐厅等联手大幅降价来推动国内旅游；旅游部门发起“旅游奖励计划”，为优秀的政府官员、公务员和学生提供度假和旅游奖励。

在葡萄牙，旅游业是国民经济的支柱性产业，葡萄牙专门召开政府部长会议，把旅游业作为国家经济发展的重点扶持领域，并推出了振兴旅游业的一揽子计划：切实改进政府官僚作风，建立由经济部、城市环境部组成的特别工作组，负责简化手续和程序，加速审批旅游投资项目；扩建旅游学校，制订新的旅游专业人员培训计划，要求旅游机构负责人必须拥有相应的专业学历；组织召开国际会议，加强与各国的交流与合作，举行第三届全球旅行和旅游大会，葡萄牙总理和总统联袂出席以扩大宣传效应。

（二）当前各国旅游产业振兴措施借鉴

1. 日本：推广“去旅行活动”，实施旅游消费补贴

2020 年 4 月，日本观光厅长官在新闻发布会上表示，针对新型冠状病

① 匡林、王守涛：《针对“非典”各国（地区）扶持旅游业的相关政策及措施》，载张广瑞、魏小安主编《中国旅游业：“非典”影响与全面振兴》，社会科学文献出版社，2003。

毒的感染扩大，政府制定了观光业紧急经济对策和补充预算案，首先维持观光业的就业现状，待国内感染结束后，计划投入超过1兆日元的预算推广官民一体的“去旅行活动”，以唤起国内市场的观光需求。①

日本计划在疫情之后6个月的时间里进行的“去旅行活动”计划，包括多个领域，在整个活动中设置统一的事务局，并广泛招募参与商家。“去旅行活动”针对购买旅行商品的消费者，给予相当于价款1/2的优惠券（住宿、特产、饮食、设施等优惠券），最多每人每晚2万日元。“出去吃活动”通过在线餐饮预约网站，对在活动期间预约餐饮店的消费者给予餐饮店可使用的积分（最多每人1000日元），发行可以在注册餐饮店使用的附加赠品餐券（相当于两成的折扣等）。此外，还有针对活动娱乐消费的“去庆祝活动”、购物消费的“去商业街活动”等等。

2. 欧洲：尝试借助街景地图和VR虚拟旅游吸引游客关注

在新型冠状病毒感染扩散给旅游业界带来毁灭性打击的情况下，利用谷歌“街景”的虚拟旅游方式在英国大受欢迎，有企业每周利用街景在instagram live上提供虚拟巡演。

法罗群岛旅游局也开展了一天两次的虚拟旅游活动，当地居民戴着摄像机在岛内行走，观众可以远程操作摄像机的角度，通过这一尝试有望帮助其在疫情后快速吸引到游客。当地的旅行在线预约服务“Get Your Guide”和“With Locals”也开始开展虚拟旅行，其中大部分活动通过现场流媒体可以免费观看，也可以进行私人预约。部分大企业在疫情封锁期间也想借虚拟旅游提高知名度，实现疫情后的业绩恢复。

无论是“非典”疫情，还是新冠肺炎疫情，世界各国针对疫后旅游产业振兴都采取了减免税赋、提供信贷支持、重视专业人才培养、斥资改善旅游基础设施、加强旅游业市场推广、打造良好市场形象、适时调整促销战

① 新型コロナ収束後の観光需要喚起「Go Toキャンペーン」に約1.7兆円。運休航空路線再開を後押しする大規模プロモも。補正予算案を閣議決定，https：//travel. watch. impress. co. jp/docs/news/1245769. html，2020-8-20。

略、培育旅游新业态等措施，在市场恢复前的准备期和恢复期，优先抓好国内旅游，使国内旅游始终保持兴旺发达的势头，在国际上发生重大突发事件的不利环境下，巩固旅游产业基础，从而促进了旅游产业的大发展。

各国也通过驻外办事处，快速、准确、有效地捕捉海外市场对突发事件的反应，跟踪了解掌握事件进程，迅速拟订处理突发事件的新闻稿，及时消除各种突发事件带来的负面影响，同时有效地加大对国内旅游的正面宣传，及时对外发布最新旅游消息，增强旅游业界和消费者对旅游的信心。

四 国内健康旅游产业疫后重启的对策和建议

（一）优化国际健康旅游政策环境

一是加大政策扶持力度，二是动态调整政策重点，三是明确政策帮扶重点，四是打通国际政策通道（这也是最重要的一点）。打通开展国际健康旅游的上下游政策通道，将国际健康旅游纳入重点产业，设立主管部门，研究制定发展国际医疗旅游产业的国家战略规划，对产业的战略定位、战略目标、战略重点、战略任务、总体部署和实施路径进行顶层设计，并以立法形式将相关内容加以明确，为产业发展提供法律保障。完善医疗旅游管理体制和管理制度，并对现行政策法规中制约国际医疗旅游产业发展的内容做出调整。此外，简化国际医疗旅游签证制度，提高境外患者及其陪护人员医疗签证办理效率，并通过多种渠道帮助中国医疗机构与国际市场建立广泛联系，为中国医疗旅游走向国际铺路搭桥。

（二）提高国内健康旅游供给能力

1. 打造健康旅游产业链

从价值链、企业链、供需链和空间链四个维度，打造独具特色的健康旅游产业链。

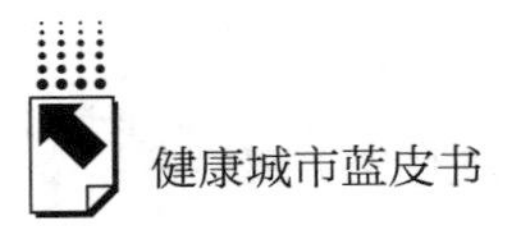

价值链——健康需求的精神满足。中国已经进入大众旅游时代，观光游逐步向休闲度假游转变，旅游者不只局限于走马观花式的传统旅游方式，更愿意参与一些能够促进身体健康、恢复体力精力、增强体育锻炼意识的运动休闲项目，反映了大众对健康生活方式的追求。

企业链——关系营销的利益对接。健康旅游企业的直接消费者是顾客，而顾客的社群已经成为越来越庞大而集中的群体，消费的集群性已经成为新时期企业关系营销不得不重视的新特点。

供需链——合作门槛的技术壁垒。通过特色小镇实现以特色产业为核心的上下游产业链条，企业通过“产业+”模式合作发展，在原有硬件基础上增加新的产业元素，比资金上的补贴更加重要。

空间链——联通便利的消费分享。推出健康旅游精品线路和特色产品设计，有效引导客流，成为疫情之后地方旅游业的重要增长点。

2. 活用数据新生产要素

2020年4月，中共中央、国务院正式公布《关于构建更加完善的要素市场化配置体制机制的意见》，文件中分类提出了土地、劳动力、资本、技术、数据五个要素领域改革的方向。“数据”作为一种新型生产要素，首次与其他传统要素并列。在实际的生产和生活中，大数据赋能健康旅游产业，已经展现了较为突出的价值。

利用大数据实现旅游精准营销，以大数据分析模型算法为工具，从分析结果提取有商业价值的信息。对景区营销，以大数据自然语言分析为工具，解读文本中隐含的信息，充分了解各平台上游客对景区态度和诉求，将传统的单向沟通转换为双向沟通，进而更好地获得市场反馈；对企业营销，利用大数据技术深度分析用户需求，结合所拥有的旅游资源特色进行旅游产品或体验项目的设计和销售。

3. 抢搭“新基建”产业快车

2020年4月20日，国家发改委举行例行新闻发布会，首次正式明确了“新基建”的概念和范围。相比于传统基础设施建设，数字科技是“新基建”中的“新”，产业体系是“新基建”中的“基”，“新基建”就是要构建技术创新支撑下的产业应用创新发展的和谐的新型数字生态。

健康旅游产业“新基建”，是面向健康旅游目的地提供智能化的产品和服务的新一代数字化建设。依托5G、人工智能等技术创新，为健康旅游产业装上了高质量发展的“智慧芯”，推动健康旅游产业与数字经济深度融合，引导和培育网络消费、体验消费、智能消费等消费服务新模式，促进健康旅游产业数字化、网络化、智能化发展。这意味着文旅产业链重构后，各细分行业都将以数字技术为基础设施，重构产业链中的每个环节，从而优化产业链的运行，重塑消费者的体验。

（三）刺激国内健康旅游消费需求

进入21世纪以来，健康消费理念已开始对人们的多个生活领域产生影响，而本次疫情的暴发无疑进一步唤醒了人们的生命意识，强化了人们已经初步形成的对健康消费的认知。未来在市场和政策的双重支撑下，将会创造出更加丰富的“健康+旅游+X”新型业态。

（四）加强健康旅游市场宣传推介

1. 重塑安全形象

与“非典”疫情类似，经历过新冠肺炎疫情后，人们的心理或多或少会受到一定影响，突发的危机会在人们心中留下较为长期的后遗症。近期国内跨省游将逐渐取消限制，旅游消费几乎完全来自国内游客，应通过透明的信息发布渠道和沟通方式恢复民众信心，进一步刺激旅游消费。

针对国际市场，消除心理影响，重新树立良好国际形象，对恢复我国旅游经济也至关重要。纠正国际上对于新冠肺炎病毒起源的错误认知，继而在疫情真正结束后开展一系列重大对外促销行动，重塑中国安全旅游目的地的形象，让国际游客重返中国。

2. 塑造特色品牌

重点培育先行区、示范区，打造具有国际竞争力的健康产业旅游品牌，紧扣“一带一路”国家重大政策机遇，在重点城市建设一批国际医疗旅游

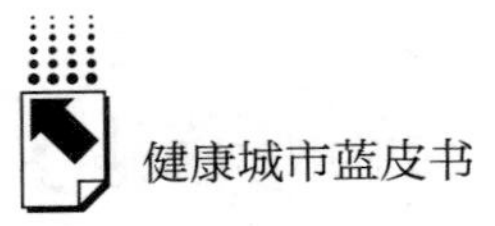

项目，尤其是在具有重要区位价值的沿海经济发达地区和旅游资源丰富的地区优先开展国际医疗旅游，先行先试，重点培育。

五　总结

健康旅游的快速发展已经成为不可阻挡的趋势，成为度假、观光、体验旅游之后的一种新潮流。健康旅游作为健康服务行业和旅游业相融合的一种新型产业，在促进地区经济发展的同时，也带动了旅游业、健康医疗服务业、交通运输业和会展业等相关行业的快速发展，产业融合趋势日益显著。

在新冠肺炎疫情暴发后，民众健康意识普遍提升，对健康旅游的需求将产生新一轮的消费热点。健康旅游产业发展应抢抓机遇，各级相关管理部门应合理部署，出台政策扶持，强化资金保障，注重人才培养，建设研究智库，抓好重大项目，营造良好氛围，让旅游业成为地方经济振兴的旺市之策、富民之源。

B.20
河流健康与国际管理经验借鉴

马东春　于宗绪*

摘　要： 河流孕育生命，河流的健康状态对经济社会发展和人民生命健康非常重要。近年来，我国落实了“保护母亲河”“水污染防治行动”“黄河大保护”等行动和倡议，在维护河流健康上初见成效。不同国家对河流健康状况的衡量标准不同，当一条河流的某一指标超过或者低于允许范围，则不能被称为健康河流。国外多从生态学、物理化学、水文学等角度对健康河流设置衡量标准。美国、澳大利亚、英国和南非等国家分别采用融合物理化学和生态学的综合评价方法，从水文水资源、物理化学参数、水生物群落等方面进行河流健康评估。综合分析可以看出，我国应该加强河流健康管理的理论研究，创新河流健康的应用研究，丰富河流健康管理的策略。

关键词： 水文　河流健康管理　水资源管理

一　河流健康的内涵

河流以其空间、时间和拓展带，繁衍、养育、延续了众多生命体，形成

* 马东春，北京市水科学技术研究院技术总师，博士，教授级高工、高级经济师、注册咨询工程师、水利部发展研究中心特约研究员，研究方向为生态学、生态经济、公共政策与水资源管理、水务发展战略等；于宗绪，河海大学水利水电学院硕士研究生，研究方向为水资源规划与水利经济。

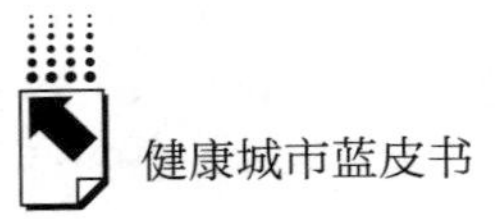

了一个复杂多样的生物圈。因此，河流健康十分重要。

对于河流健康的含义，文伏波认为："健康的河流应该既是生态良好的，又是造福人类的河流，是水资源可持续利用的河流。"河流水生生态系统的健康是河流生态系统健康的重要部分，学者们对河流水生生态系统健康进行了研究，并从河流水生生态系统的研究逐步扩展到河流生态的其他方面，最终形成了河流健康的概念。河流健康从广义上来讲，是与河流相联系的物理系统、生物地球化学系统和社会经济系统的健康以及与河流相联系的河流生态系统的健康综合而成的。若河流不与人类的生产生活相互联系，河流只是具备自然属性的自然系统；若河流与人类的生产生活相互联系，便构成自然属性和社会属性融合的自然－流域经济－社会复合系统，是存在于人类社会政治经济文化中的一个关键要素。从自然和社会两个角度来看，河流健康具有相互联系和影响的双重含义：从自然属性来看的河流自身健康，从自然－流域经济－社会复合系统来看的河流的人水关系健康。

（一）河流健康的基本特征

除了良好的地质条件和环境状况，健康河流应该具备以下特征：①健康河流应当具有充足优质的水量供给，其水量能够维持河流的流动和活力并且满足水沙平衡，水质达到自然生态和满足经济社会需求的水质标准；②健康河流上中下游、干支流、与其他河湖应当保证足够的连通性，水土流失得到控制，河道泥沙含量满足冲淤要求；③健康河流应当保留一定数量的湿地，并且能为水生动植物和岸边植被提供良好的栖息生长环境，河流生态系统食物链完整，生物多样性得到保护；④健康的河流应当具备足够大的河道泄流能力和调蓄能力，防洪工程措施达标率和非工程措施完善率满足防洪安全需要，河流水资源得到合理开发和利用。[①]

① Norris R. H., Thoms M. C., "What is River Health?" *Freshwater Biology*, 1999, 41 (2): 197－209.

（二）河流健康的基本要素

满足河流生态系统中生境用水需求、具有良好的连通性和水沙输移条件、具有一定的自净能力和循环条件等基本要素①，构成了一条健康河流。

（1）足够的洁净水供给量，即满足河流生态系统中生境用水需求。一是满足人类和其他生物的健康要求，即河流水体的供水功能；二是供水要保证河流水质达标，即河流的自净能力和采用人工辅助处理的治理污染的可能水平，将河流污染的可治理性提升至最大。

（2）构成河流生命形态的径流和河床。径流和河床也是河流生命存在的重要构件。不同河流的径流及河床条件是不同的，对水资源充沛的河流，可以考虑生态系统的需求来维持河流健康的径流和河床条件；对水资源匮乏的河流，则可以综合分析水循环系统、社会经济发展条件和生态系统基本功能来维持其健康生命的径流和河床条件。

（3）良好的连通性和水沙输移条件。连通性和水沙输移条件包括河道调蓄、排洪能力和河流的输沙能力，即河道容纳排泄洪水和抗旱补枯的能力，以及河流在河水流动的同时，能够控制好河床泥沙淤积、减少水体含沙量和控制河岸水土流失的能力。

（4）良性循环的河流生态系统。② 河流生态系统是由生物与河流水环境相互作用而成的整体，其具备自我净化能力、抵御破坏的能力和被破坏后自我修复的能力。保护河流的生态环境，对保护生物物种多样性和丰富性、维持河流良好的健康状态，具有重要作用。

① Karr J. R.，"Defining and Measuring River Health"，*Freshwater Biology*，1999，（41）：221－234.

② P. Vugteveen，R. S. E. W. Leuven，M. A. J. Huijbregts，H. J. R. Lenders，"Redefinition and Elaboration of River Ecosystem Health：Perspective for River Management"，*Hydrobiologia*，2006，565（1）：289－308.

（三）河流健康的影响因素

在经济社会快速发展背景下，河流健康状态的下降主要归咎于人类的一系列不合理的活动，导致自然－流域经济－社会复合系统中的河流的人水关系失衡。其中，对河流生态系统的健康状态影响最大的活动主要有以下五个方面：①河流沿岸的工农业生产大量取用河水、排污超标且污水无限制排入河道，河流污染物超标且水量降低，无法满足生态补水和自净需求。②城市化加剧，河流两岸生活区扩张改变河流原有的水文条件。③河流上游农田围垦、木材砍伐导致水土流失加剧，河水含沙量增加并为菌类大量繁殖提供条件，河面相继抬高。④外来物种入侵破坏原本河流中水生生物食物链，加剧河流生态系统的退化。⑤人类在河流中修建水利工程设施改变河流水文循环条件，水量、水质皆发生改变，水生态系统功能退化。

二　国外管理情况

19 世纪 80 年代，河流保护工作从欧美一些国家开始，人们开始意识到只有全面认识河流的价值，才能逐渐认识到河流所经流域除了人类以外生物的生存状态，这些因素综合反映了河流生态系统的健康状况。

许多国家修改、制定环境保护法和水法，加强对河流的环境评估，研究出不同类型的河流健康评估方法。最初的河流健康评估方法是根据一些技术体系，利用物理、化学试验检测方式，单一从水质角度对河流状况进行评估。其不足之处是忽视了对河流及岸边生态系统中的鱼类、两栖动物、水生以及岸边植物的调查，水文变化对河流生态系统演变的影响，以及人类活动对河流状态的影响。

（一）河流健康的衡量标准

国际上对河流生态系统健康研究相对较早，1989 年美国环保总署制定并推广了快速生物评价协议，1999 年对已发布的快速生物评价协议进行了更新，更新后的快速生物评价协议在评价鱼类、大型无脊椎动物、水生藻类等方面有了很大的改观。20 世纪 90 年代，英国建立了河流生物监测系统和保护评价系统，基于系统的河流生物栖息地和自然保护价值被呈现；英国同时发展了河流栖息地调查方法，新的标准方法可以更好地对河流进行分类并对河流未来栖息地进行评价。澳大利亚在英国建立的河流底栖动物预测与分类的基础上，建立了适合本国特点的澳大利亚河流健康评估计划，并且于 1993 年根据该计划对全国范围内的河流进行了健康评估。[①]

不同国家对河流健康状况的衡量标准不同，当一条河流的某一指标超过或者低于允许范围，则不能被称为健康河流。国外的河流健康衡量标准多从生态学、物理化学、水文学等角度对健康河流设置衡量标准。①联合国教科文组织基于生态学原理建立定量分析水生动植物群、鱼类栖息地、岸边缓冲带植被和沿河石头护坡的数量；②美国自然保护协会提出了包括水文情势、水化学情势、生物栖息地和水的连续性等因素的淡水生态的整体性指标；③新西兰通过统计河段内落叶分解率来分析河流健康是否符合标准，河流生态系统中无脊椎动物、植物和微生物的数量及活性可以在一定程度上从落叶分解率反映，落叶分解率间接反映河流的健康状态；④美国地质调查局在分析河流健康问题时将水的 pH 值和传导性、河段内昆虫的数量纳入考虑的范围；⑤2000 年《欧盟水框架指令》指出，地表水获得良好的生态状况包括水文条件、物理形态和化学环境三个方面的内容。[②]

河流健康评估中物理化学评估更侧重于分析物理化学量测参数对河流生物的潜在影响。[③] 用基于物理、化学和生物参数的数值来表示水质的概念最初是由美国国家卫生基金会提出的。霍顿是发展水质指数的早期工作者，奥

① 孙然好、魏琳沅、张海萍、陈利顶：《河流生态系统健康研究现状与展望》，《生态学报》2020 年第 10 期。

② Giorgos Kallis, David Butler, "The EU Water Framework Directive: Measures and Implications", *Water Policy*, 2001, 3 (2): p. 125 – 142.

③ Prabhat K. Singh, Sonali Saxena, "Towards Developing a River Health Index", *Ecological Indicators*, 2018, 85 (2): 999 – 1011.

茨（Ott）总结了制定环境指标的各种方法。美国国家卫生基础水质指数（NSFWQI）采用德尔菲法选择水质参数及其权重，共有溶解氧（DO）、粪便大肠菌群（FC）、pH、生物需氧量（BOD）、温度变化、总磷（TP）、硝态氮（NO_3）、浑浊度和总固体含量（TS）9个参数。

在河流生态环境与生物方面，1977年英国开始了河流生物质量评估的工作，淡水生态研究所开发了无脊椎动物预测与分类系统。无脊椎动物预测与分类系统是开发统计动物群之间的关系和环境特征的，大量高质量的参考站点可以用来预测没有污染或其他环境的压力大型无脊椎动物生存状况。1992年，澳大利亚开发了澳大利亚河流评价系统，作为一种国家标准化方法，在国家标准下使用大型无脊椎动物对河流条件进行生物评估。1995年，加拿大采用了澳大利亚河流评估系统和澳大利亚生物评估计划相同的技术标准，来发展底栖生物评估河流和湖泊的沉积物预测模型，并利用微生境特征预测大型无脊椎动物的组成。

（二）河流健康的评估方法[①]

美国、澳大利亚、英国和南非等国家分别采用融合了物理化学和生态学的综合评价方法，从水文水资源、物理化学参数、水生物群落等方面进行河流健康评估。

在澳大利亚，澳大利亚河流评估系统的评估内容包括了水文地貌、物理化学参数、无脊椎动物和鱼类集合体、水质、生态毒理学；溪流状态指数的评估内容包括河流水文学、形态特征、河岸带状况、水质及水生生物；河流状态调查的评估内容包括水文、河道栖息地、横断面、景观休闲和保护价值等。

在美国，快速生物评价协议的评估内容包括河流着生藻类、大型无脊椎动物、鱼类及其栖息地；生物完整性指数的评估内容包括水文水化学情势、水的连续性、栖息地条件以及水与生物的交互作用；河岸带、河道、环境目

① 熊文平、杨轩：《河流生态系统健康评价关键指标研究》，《人民长江》2010年第12期。

录的评估内容包括河岸土地利用方式、河岸宽度、河岸带完整性等。[①]

在英国，河流生态环境调查的评估内容包括河流的背景信息、河道沉积物特征、岸边植被类型、河岸侵蚀程度、河岸带特征以及土地利用率；河流无脊椎动物预测与分类计划的评估内容包括利用区域特征预测河流自然状况下应存在的大型无脊椎动物，并将预测值与该河流大型无脊椎动物的实际监测值相比较，经过对比分析出河流健康状况；英国河流保护评价系统的评估内容包括自然多样性、天然性、代表性、稀有性、物种丰富度以及特殊特征。

在南非，河流健康计划的评估内容包括河流无脊椎动物、鱼类、河岸植被带、生境完整性等河流生境状况；栖息地完整性指数的评估内容包括流调节、河床与河道的改变、岸边植被的去除和外来植被的侵入等干扰因素的影响。[②]

（三）河流健康的管理措施

欧盟《水框架指令》依据河流修复过程中表现出的河流状态，分为生态向好的潜力、生态良好状态、生态理想状态，与三种状态相对应的是现阶段可达目标、中短期目标和终极目标三个阶段性目标。

澳大利亚健康河流委员会认为，政府应承担维护河流健康的重要职责，并且正确认识河流的综合价值。综合价值包括河流自身蕴含的经济价值、河流服务人类的价值以及人与河流和谐共生的价值。合理、有效规划并因地制宜加强流域的统一管理，采取有操作性、可评估的工作方式，倡导政府、社会共同参与，是维持河流健康的有效手段。

联合国教科文组织提出了维护河流健康的流域生态管理建议。在地形地

---

① Fennessy M. Siobhan, *Restoration of Aquatic Ecosystems: Science, Technology, and Public Policy: Committee on Restoration of Aquatic Ecosystems-Science, Technology, and Public Policy*, National Research Council: National Academy Press, Washington, D. C., 1992.

② Thompson, R. M., Bond, N., Poff, N. L., Byron, N., "Towards a Systems Approach for River Basin Management—Lessons from Australia's Largest River", *River Research and Applications*, 2019, 35 (5): 466 – 475.

貌和土壤恢复方面，增加土壤中的有机质含量，采用生物净化措施对土壤中的有毒物质进行吸附；在水体污染物循环方面，增加河流的自净能力，减少土壤和地表的营养物向水体传输，促进水循环并控制污染物运移；在河流生境维护方面，构造近河的植被缓冲区，建设人工湿地，保护动植物群落，控制有毒藻类繁殖，提高鱼类产量。

（四）河流健康恢复的典型案例

1. 美国基西米河生态恢复工程①

基西米河位于美国佛罗里达州，全长 166 千米，流域面积 7800 平方千米。1976～1983 年关于水利工程对基西米河生态系统的影响评估显示，水利工程对生物栖息地造成了严重破坏，此种破坏在生态学上被称为“胁迫”。

大规模建设水利工程设施破坏了基西米河河流生态系统，引起了社会的广泛关注。1976 年，佛罗里达州政府组织开始对重建基西米河生物栖息地进行规划和评估，提出了恢复基西米河的工程规划，并在佛罗里达州议会作为法案审查批准。规划中提出对自然河道和自然水文过程进行重建和恢复，其中包括湿地、沼泽地和草地等多种生物栖息地的恢复，并达到恢复洪泛平原的整个生态系统的工程目的。1983 年，该州政府征购了河流洪泛平原的大部分私人土地，为恢复工程做准备。

2001 年 6 月基西米河恢复了河流的连通性，河道栖息地的物理、化学和生物指标发生重大变化，水体溶解氧水平有所提高，鱼类生存条件改善，基西米河湿地逐渐恢复健康水平。

2. 莱茵河“鲑鱼计划”

莱茵河流经德国、法国、荷兰等国家并且是西欧最长的河流之一，全长 1320 千米，流域面积为 18. 5 万平方千米。

20 世纪末由于瑞士化工厂爆炸，有毒物质泄入河道，造成莱茵河生态

---

① 董哲仁：《美国基西米河生态恢复工程的启示》，《水利水电技术》2004 年第 9 期。

破坏。莱茵河保护委员会牵头制订“鲑鱼计划 2000”[①]，并与莱茵河流经国家互相合作，“鲑鱼计划”要求莱茵河水质和水环境改善在 2000 年前完成，并使莱茵河的鲑鱼及其他鱼类重返莱茵河上游，2000 年前河流沿岸湿地面积增加 160 平方千米。

莱茵河的修复计划取得了成功，至 1995 年已有鲑鱼在伊菲茨海姆大坝上出现，2000 年已监测到 180 尾鲑鱼上溯到伊菲茨海姆坝上游。

3. 伏尔加河生态恢复工程

伏尔加河，又译窝瓦河，位于俄罗斯的西南部，全长 3692 千米，流域面积为 138 万平方千米，是欧洲最长的河流，也是世界最长的内流河。

尽管伏尔加河的大规模开发产生了很大的经济效益，但由此带来的生态问题也越来越严重。水坝等水工建筑物阻断了白鲟和白鲑溯回产卵路径，工农业污染排放造成渔场恶化。对此，俄罗斯自然资源部将伏尔加河修复计划列入年度联邦工作目标计划。河流修复内容包括修复河流水生生态系统、加强水体连通性、保护流域稀有或灭绝的动植物种群、建设流域自然保护区等。

三　经验与借鉴

（一）河流健康在我国的发展

我国河流健康情况不容乐观。2018 年，全国地表水资源总量为 26323.2 亿立方米，折合年径流深 278.0 毫米，比多年平均值偏少 1.4%，比 2017 年减少 5.1%。2018 年，全国 26.2 万千米河流水质状况评价结果显示，Ⅰ~Ⅲ类、Ⅲ~Ⅳ类、劣Ⅴ类水河长分别占评价河长的 81.6%、12.9% 和 5.5%，主要污染项目是氨氮、总磷和化学需氧量。与 2017 年同比，Ⅰ~Ⅲ类水河长比例上升了 1.0 个百分点，劣Ⅴ类水河长比例下降了

① 王思凯、张婷婷、高宇、赵峰、庄平：《莱茵河流域综合管理和生态修复模式及其启示》，《长江流域资源与环境》2018 年第 1 期。

1.3 个百分点。①

尽管我国河流的水质相比于往年有所好转，但综合河流水资源和生态环境来看，我国的河流健康管理和发达国家相比还有很大差距。维护修复我国河流健康还有很多事情要做。由于河流情况和国情不同，针对我国河流的形势，国际上部分河流健康管理经验还是可取的。

近年来，维护河流健康成为水资源管理者的重要工作目标之一，水资源管理正在实现从传统的水资源开发利用向资源开发与生态保护并重的战略转移，这是管理理念的重大突破。

在新时期生态环境发展理念引领下，研究者相应提出了包括水文、水质、生物栖息地质量、生物指标等河流健康的综合评估方法。河流健康评价试图建立起一种河流健康的基准状态，以这个基准来评价河流出现的长期变化，判断在河流管理过程中各因素产生的影响。

河流健康概念的提出，并在我国河流管理工作中得到广泛应用，其意义远远超过改进河流评价方法本身。

（二）经验与启示

国外优质健康河流管理经验对我国河流健康管理具有以下几个方面的启示作用。

（1）在分析研究重要河流健康评估实践基础上，综合考虑河流生态系统活力、恢复力、组织结构和功能以及河流生态系统动态性、层级性、多样性和有限性，从河流水文水资源状况、水环境状况、水生生物状况、水资源开发利用状况等方面筛选关键指标，建立河流健康评估指标体系。水文水资源可考虑生态基流、地下水埋深、生态需水满足程度、上中下游连通程度等关键要素；水环境考虑水功能区水质达标率、岸边植被覆盖率、冲淤泥沙含量、湖泊水库富营养化程度等关键要素；水生生物状况考虑湿

① 《2018 年中国水资源公报》，中华人民共和国水利部网站，http：//www. mwr. gov. cn/sj/tjgb/szygb/201907/t20190712_ 1349118. html，最后访问日期：2020 年 8 月 20 日。

地保留率、鱼类生境状况、生物多样性程度、涉水自然保护区状况等关键要素；水资源开发利用状况考虑水资源开发利用程度、水能开发利用程度等关键要素。

（2）融合生态学、物理化学、环境科学、水文学等多学科理论，从数量质量角度对河流理化指标和生物活性设立对应的衡量标准，从物质微观到宏观角度建立河流健康监测系统，从时间进程角度建立针对河流健康单一或复合特征的健康预测模型。

（3）针对同一条河流处于不同时期的健康状态，建立多层级的健康目标：短期目标、中期目标及长期目标；制订河流健康治理、保护及恢复行动计划，施行短期调查恢复河流亚健康状态，中期评价治理河流污染，长期保护维持河流健康；以国家标准为主，流域标准为辅，对过境河流，邻国互相商议河流健康合作规划，共同出资维持河流健康；将河流健康上升为国家战略和计划，制定颁布关于河流健康的法律政策，共同约束促进河流达成健康目标。

（4）对河流健康的价值进行评估和计算，衡量河流健康价值与社会经济发展之间的促进性和相互制约性，实现人－水－社会经济协调发展；全面调查发生健康问题的河流，系统性评价并因地制宜提出治理措施，按计划进行健康河流保护行动；实行政府主导的流域统一管理，引导社会公众参与河流健康修护与维护的进程；从源头杜绝污染源，人工湿地净化河流污染，重点水源地建立保护区，加强河流中水的流通性，建设人水和谐的滨河森林公园、生态公园及生态农庄；控制沿河水工建筑物数量，建立可行的后评估机制，对水生态系统破坏较大的河流，建立人工河流生态系统。

四　政策建议

（一）加强河流健康管理的理论研究

在人与自然的各种关系中，人与河流的关系最为直接、最为密切。维持

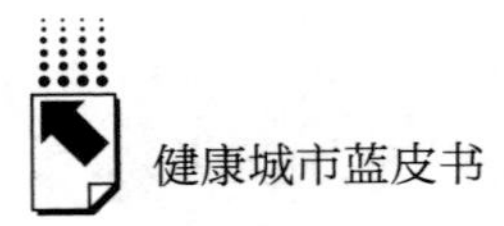

河流健康是新时期实现人与河流和谐相处的首要任务。要秉承以人为本、全面协调、可持续发展的科学发展观，努力把握人与自然之间关系的平衡、调控和协同发展，实现经济社会发展和资源、环境相协调，以实现水资源可持续利用和经济社会可持续发展。

河流健康的管理，应该在继承传统伦理方法的基础上，自然辩证地解读人、自然和社会的关系，使人们对河流演变规律逐步变得清晰；人们对河流治理开发与管理的认识活动和实践活动应该与运用自然辩证法的认识论和方法论相结合，不只限于人际伦理，应把河流作为生命体，用人际伦理方法逐步剖析人水伦理关系；在道德关怀方面，除了关怀河流拥有人类可以开采的水资源，外在的河流价值支撑人类生存与发展，同时应关怀其健康的内在价值；在定性分析河流生命的表现特征、内在结构基础上，遵循充分尊重、不损害、维持整体性，建立评价性与补偿性原则。

（二）创新河流健康的应用研究

不断创新河流健康的应用研究，探索维护河流健康的可操作的、有应用效果的技术手段、管理模式和路径。河流健康研究应在深刻认识河流作为自然生态系统重要成分之一，认识其在与人类经济社会共同发展的过程中，对河流生命危机的不同表现形式、严重后果和成因进行总结，分析经验教训，予以警示。在水资源管理和河流开发理念上，不提倡传统经济增长方式以水资源高消耗和河流生存危机为代价，应趋利避害，全力维护河流健康。

河流健康的研究，可以采取以指标体系研究法为主的方法，以黄河、淮河、海河等为典型河流，分类总结契合河流生命系统的主要特征，分析各个特征对河流健康生命的意义，在计量特征因子的基础上，系统性地构建反映河流健康的指标体系，以对河流的状况进行科学的动态评估和监测，并提出可操作的解决方案。河流健康的研究也可以运用边缘学科的研究方法，从生命结构、演变规律到人文因素对河流进行研究，揭示河流生命健康的实质。

（三）丰富河流健康管理的策略

河流健康的管理，需要遵循法律法规，考虑社会风俗民情，运用工程科技，分类施策，进行综合管理。

（1）针对易发生洪涝灾害的河流，利用水文预报等方法构建快速响应、准确判断、科学决策的防洪体系和决策支持系统，制订科学的洪水处理方案，提高洪水控制能力；建立蓄滞洪区，定期检查、优化水工建筑物的防洪功能，确保具备抵御特大洪水的能力，合理控制洪水流量，保证防洪安全；做好洪水预警，保护下游人民群众的生命财产安全，因势利导，根据洪水过程和洪峰流量变化情况调配洪水走向，最大限度地减少洪水带来的损失。

（2）针对水质已被或易被污染的河流，分程度分类别对河流生态进行维护和修复。对污染严重的河流，严格控制污染源，避免点源污染和面源污染的扩散，对丧失水体功能的河流引入生态修复技术；对污染程度较轻或易被污染的河流，依据河流纳污能力对河流水域功能区进行划分，控制人为活动破坏及入河污染物总量，加强河流岸线巡查处置工作，对污染河流的行为进行严厉查处。

（3）针对存在水资源供给型短缺问题的河流，主要通过以下方式解决河流水资源供给短缺的问题：一是合理分配水量，加强对河流水资源的优化配置，提高河流水资源利用效率；二是保证基本供水，完善法律手段，加强流域取水许可的管理，在保证河流基本生态用水的前提下，实行流域水资源统一调度与管理；三是科学节水，加快节水型社会建设，采取节水综合措施、采用节水设备精确节水，在全社会持续宣传节水理念。

（4）针对多泥沙、易改变河床形态的河流，增加河流两岸植被覆盖率，控制水土流失，为水沙输移创造良好条件；加大对河床的清淤和水工建筑物排沙的工作投入，采用“拦、排、放、调、挖”等工程措施，依据河床淤沙量和冲沙量的科学评价，建立完善的水沙调节体系，最大限度地促进河流水沙平衡。

（5）对河流生态系统的维护，应该采取定期评价、系统规划、充分保护的措施。定期对河流生态系统进行评价，分析河流生态系统中各组成成分的作用和影响因子，重点关注河流水质、水量、理化特征值和生物栖息地等评价指标，对发生变化指标定性分析原因，制定改善措施；系统规划河流发展，适时建立自然保护区，沿河两岸建设生态公园和水质净化湿地，保证河流生态功能，实现人水和谐；控制外来物种入侵，保护河流生态系统物种多样性，控制有害藻类、水草的繁殖，适当开放亲水空间，使人－河流－生物健康共存、和谐相处。

B.21
后　记

本书由中国城市报中国健康城市研究院、中国医药卫生事业发展基金会、北京健康城市建设促进会和北京健康城市建设研究中心共同组织编写完成。由中国城市报中国健康城市研究院名誉院长王彦峰，人民日报《中国城市报》社总编辑杜英姿担任编委会主任，中国城市报中国健康城市研究院院长、北京健康城市建设促进会理事长、北京健康城市建设研究中心主任王鸿春，社会科学文献出版社政法传媒分社总编辑、北京健康城市建设促进会副理事长曹义恒担任主编。整个研创工作是由王彦峰、杜英姿、王鸿春和曹义恒集体策划组织实施完成的。

感谢全国爱国卫生运动委员会办公室、中国健康教育中心在本书策划和编辑过程中，在政策上给予的指导，以及在沟通协调方面给予的大力支持。

感谢社会科学文献出版社社长谢寿光先生的大力支持和耐心指导。

北京健康城市建设促进会副秘书长兼办公室主任范冬冬和北京健康城市建设促进会副秘书长兼宣传部主任夏吴雪做了大量的组织协调工作。

本书编辑委员会谨代表全体成员，对为本书做出贡献、给予支持、提供帮助的各位领导、专家和同仁表示由衷感谢！

《中国健康城市建设研究报告（2020）》

编辑委员会

2020 年 10 月于北京

Abstract

In January 2020, the National Conference on Health and Health proposed that China's health action should be fully implemented. Since the outbreak of the epidemic of COVID – 19, General Secretary Xi Jinping has repeatedly stressed the importance of widespread patriotic health campaigns and prevention of epidemics.

In the post-epidemic era, patriotic health work should keep pace with the times, realize the transformation from environmental sanitation management to overall social health management, and make the concept of "big health" deeply popular; the concept of health should be incorporated into relevant policies, and the whole life cycle health management should be carried through the whole process of city planning, construction and management. This annual report focuses on the impact and enlightenment of COVID – 19 on the construction of healthy cities in China, and how to combine this epidemic with the research and construction of healthy cities. The aim of this report is to provide useful theoretical and empirical references for the Party and the government to implement the strategy of "healthy China", to promote healthy China action, to formulate healthy city policies, to carry out healthy city construction, and to participate in the research and practice of healthy cities.

The healthy city construction is the important content and the grasp hand to carryout the healthy China strategy and the healthy China action, is the place health promotion important component. In order to promote the national healthy city development, the National Health Education Center of China was commissioned by the National Health and Health Office to carry out the national health city evaluation work in 2018. The evaluation shows that the healthy city work has improved the city health management ability and the population health level remarkably, but there is still the development imbalance and the weak link. At present, we should further strengthen the promotion of healthy cities, strengthen policy-making and classification guidance, improve the evaluation methods, at the same time, we should combine COVID－19 situation, strengthen the research work of healthy cities.

In building healthy China's national strategic layout, health is not only to ensure the people's health, but also to cover the healthy environment, health society, health services, health culture, health industry, and other cities, healthy villages, health cells are to achieve the "healthy China" overall goal of the three big grasp. healthy urban construction demonstration cities in Jiangsu Province and Tongxiang City, as well as Hainan Province health urban construction of the first healthy city in 2018.

Keywords: Healthy China; Healthy City; Healthy Evaluation; Healthy Cells

Contents

I General Report

Abstract: Healthy cities is the important task and grasper of Healthy China Strategy and Healthy China Campaign, and is the important part of health promotion setting. In order to promote the development of healthy cities in China, The Chinese Center for Health Education was entrusted by the National Office of Patriotic Health Campaign Committee to conduct the 2018 national health cities evaluation. The evaluation results show that the construction of healthy cities is advancing steadily, and the healthy level of the population is relatively high; rich construction experience has been accumulated, and the health management ability has been improved continuously; the healthy city construction is not balanced in different levels of cities and different regions; the healthy city construction is not balanced in different work areas, there are still some weak links; the established evaluation method can make an objective comprehensive evaluation of the healthy city construction; the healthy city evaluation method still needs further improvement. It is suggested that we should step up the construction of healthy cities, explore how to better implement the construction task of healthy China on the platform of healthy cities, and strengthen policy formulation, classification guidance and assessment.

Keywords: Healthy Cities; Healthy China; Health Promotion

Ⅱ Healthy Environment

Abstract: Health impact assessment (HIA) is an important approach and tool for the "Health in All Policy" and can facilitate the implementation of the "Healthy China 2030" plan. HIA is developed in the context of the Global Healthy Cities' Movement focusing on chronic non-communicable diseases (NCDs), and accordingly it focuses on influential factors of NCDs, such as pollution sources, lack of physical activity, and accessibility of facilities. It can be seen that the assessment of health impact in China is still in its initial stage. In this context, it is suggested that health impact assessment should be regarded as an important path and mode of "health integration into all policies", that is, to construct a health impact assessment system suitable for China's national conditions, to strengthen the evaluation of health impact by combining quantitative analysis with qualitative analysis, to consider chronic non-communicable diseases and infectious diseases comprehensively, and to improve the degree of cohesion between assessment results and departmental policies.

Keywords: Health Impact Assessment; Chronic Non-Communicable Disease; Infectious Disease; Healthy City

Abstract: Corona virus disease 2019 (COVID-19) has become a global pandemic already, which cause great public health burden worldwide. COVID-19 outbreak was relatively earlier in China than other counties, however, our country has obtained a great achievement on COVID－19 containment. Especially in the studies on the virus source, transmission route, pathogenic characteristics, drug and vaccine development, China had great performance in providing important fundamental information and scientific support for other countries to make the related policies. Due to the rapid transmission rate of COVID－19 in some urban areas, certain inefficiencies of urban management on the emerging infectious diseases are under discussion. The urban environmental management system plays an important role in the prevention and control of the new epidemic situation, and this anti-epidemic process also provides important enlightenment for the construction of the urban environmental management system: multi-disciplinary cooperation, to improve the research and management ability of urban public health emergencies, to strengthen the support of science and technology; multi-sectoral linkage, to improve the handling and coordination of urban public health emergencies; multi-directional protection, to enhance the city's ability to prevent public health emergencies; Multi-channel publicity to improve the services, tracking and guidance of urban public health emergencies; multi-dimensional construction to enhance the capacity of public health-oriented urban and community governance and response to public health emergencies; multi-system improvement to strengthen the city's response to public health emergencies in a systematic way.

Keywords: Healthy City; Environmental Management

Ⅲ Healthy Society

B.4 Research on the Current Situation, Problems and Countermeasures of Home-based Care in an Aging Society
—*From the Perspective of Comparison Between China and Japan*

Zhuo Lian / 048

Abstract: Countries all over the world have entered an aging society. Japan's elderly population is increasing rapidly, and the healthy life span and average life expectancy are increasing year by year. The aging of the population is accelerating faster than that of Japan, and the population growth will peak in a few years. China entered the aging society later than Japan, but its development trend is faster than that of Japan. However, China and Japan have similar pension concepts, and Japan's experience and lessons are easy to learn from. In the aspect of solving the problem of aging, Japan strives to perfect and reasonable social security; the growth of social security fund is basically synchronized with the changing trend of aging society; the implementation of national health insurance can make the elderly go to hospital without worry; actively promote the participation of the elderly in society to alleviate the pressure brought by the aging society. In order to solve the problem of home-based care in China, we should not only consider the actual national conditions and the development trend of aging society, but also actively learn from the successful experience of other countries, especially Japan.

Keywords: Aging Society; Home-based Care; Nursing Talents; Combination of Medical and Nursing Care

Abstract: In the process of rural revitalization, we should not only promote the construction of material civilization, but also vigorously promote the construction of spiritual civilization. It is an important part of improving peasant's spiritual and cultural life to develop peasant's sports and body-building cause actively. New-type professional farmers should not only love agriculture, know technology, good management, but also have a strong body, full mental outlook, high-spirited fighting spirit, which is the rural revitalization of the most important source of strength. As an effective starting point for the strategy of rural revitalization and an important foundation for building a well-off society in an all-round way, developing peasant sports and carrying out rich peasant sports and fitness activities can not only improve the physical quality of the villagers, strengthen the healthy body, but also arouse the enthusiasm of the villagers' officials to start their own businesses, and devote more vigorous efforts to rural revitalization and the building of a well-off society in an all-round way. It is of great significance to carry out the work of peasant sports: it is an important part of the strategy of carrying out the whole people's body-building and healthy China; it is an important part of realizing the equality of basic public services of the whole people's body-building; and it is an important task to carry out the strategy of rural revitalization. As far as the implementation path is concerned, we should strengthen the organizational leadership, perfect the top-level design, constantly raise the level of public health service for the whole people in rural areas, stimulate the innovation of rural sports industry, promote the transformation and upgrading of rural economy, intensify the propaganda of rural fitness culture, and do a good job of scientific fitness guidance.

Keywords: National Fitness; Rural Revitalization; The Farmer Sports

Ⅳ Healthy Service

B. 6 Implementing Healthy China Action Plan from the Perspective of the Epidemic Trend of Chronic Diseases in China

Jiang Wei / 076

Abstract: Since 1990, with the decline of all cause mortality and the improvement of life quality in China, the life expectancy and healthy life expectancy of Chinese residents have been on the rise, but the death caused by chronic diseases (including early death) in China has far exceeded the world average level, which is not matched with the degree of social and economic development in china. On June 25, 2019, the State Council issued the opinions on the implementation of the health China action, which is a milestone document for the implementation of the health policy in the new era first, a road-map and construction drawing for the implementation of the Health China strategy, and a complete health China action system. Chronic Disease prevention and control is closely related to Healthy China Action. How to use the concept of comprehensive prevention and control, combined with healthy city construction, will be the key to the realization of Healthy China Action.

Keywords: Prevalence of Chronic Diseases; Comprehensive Prevention and Control of Chronic Diseases; Health China Action

Abstract: Healthy rural construction is an important part of implementing the healthy China strategy. In 2018, Central Document No. 1 put forward the promotion of healthy rural construction, which fully reflected the party and state's high attention to rural medical and health services. Since the 18th National Congress of the Communist Party of China, the rapid development of rural medical and health undertakings, the continuous increase of primary medical and health investment, the gradual sinking of medical and health resources to the primary level, and the gradual improvement of rural primary medical and health service capacity. At the same time, we should also see that the allocation of rural medical and health resources is inadequate, the level of medical and health investment is low, the financing channel is single, the ability of medical and health services needs to be strengthened, and the health concept of farmers is relatively backward. To promote the construction of healthy villages, we need to increase the investment in rural medical and health care, strengthen the construction of rural medical and health teams, improve the level of rural medical and health services, and strengthen the health literacy of rural residents.

Keywords: Healthy Countryside; Medical Health; Rural Doctors; Health Literacy

V Healthy Culture

B. 8 Research on Health Communication Practice of "Healthy China" New Media Matrix in Healthy China Action

Shi Yuhui, Bai Jinxing, Niu Yulei, Ji Ying and Liu Zhefeng / 108

Abstract: In the new media era, health communication is faced with three dilemmas: information foaming, decentralization of communicators, and social medialization of daily life. As the core force of health communication, the health departments began to actively use new media to carry out health communication, and the new media for government affairs in health communication came into being, which is a special communication phenomenon with Chinese characteristics. Therefore, it is of great significance to effectively carry out health communication and improve public health literacy. Looking forward to the future, we should give full play to the role of health authority to create a large health communication field; give consideration to the functions of government information and health knowledge popularization to respond to the public demand; improve the media influence and conduct a comprehensive evaluation of the communication effect; give play to the leading role of the government to do a good job in risk communication in public health emergencies.

Keywords: New Media Matrix for Government Affairs; Health Communication; The Healthy China Initiative; Popularization of Health Science

B. 9 A Study on Strengthening the Construction of Rural Healthy Culture Under the Background of Healthy China

Long Wenjun, Zhang Ying, Wang Jiaxing and Guo Jinxiu / 127

Abstract: The rural health culture is formed in the rural society, which is in line with the actual production and life of the countryside, and the cultural synthesis related to the rural residents' physical and mental health. " Health concept, health behavior, health norms, health utensils" is the core of rural health culture connotation. Strengthening rural health culture construction is an urgent need to promote rural culture development and prosperity, an effective way to promote healthy China construction, an important measure to deal with rural aging population, a powerful hand to help rural revitalization, and an important content of rural health system construction. At present, the main problems are the lack of local attention, the lag of rural health culture facilities, the weak concept of farmers' health culture, and the disorderly transmission channels of healthy culture. In order to strengthen the construction of rural health culture, we must improve the degree of attention, strengthen the construction of rural health culture facilities, strengthen the popularization education of farmers' health knowledge, and strengthen the publicity of rural health culture public opinion.

Keywords: Rural Healthy Culture; Healthy China; Rural Construction

Ⅵ Healthy Industry

Abstract: Based on human physical and mental health, the planning and construction of healthy city is committed to providing adequate, efficient, convenient and intelligent services and facilities for well-rounded human development. As an important part of healthy city construction, health industry is aimed at all kinds of people and covers prevention, medical treatment, rehabilitation and many other fields. In recent years, health industry has been developing towards digitalization, intelligence and precision, and has also been deeply integrated with the Internet, manufacturing, real estate, tourism, sports and other industries, generating new business forms and models. More importantly, by optimizing the allocation of medical resources, meeting diversified, multi-level and personalized health needs, improving the national public health emergency management system, and promoting economic growth and transformation, health industry is playing an increasingly important role in boosting healthy city construction.

Keywords: Health Industry; Healthy City; Industry Policy

Abstract: Health industry has been promoted as a national strategy. Eleven provinces in China regard health industry as a pillar industry. During the Period of the 13th Five-Year Plan, 12 provinces have formulated special plans or plans of action for health industry. The main problems existing in the development of urban health industry are: the improvement of health industry law, the decentralization of industrial chain, the singleness of business model, the untapped potential of consumption market, the disjunction of industrial development and city brand idea. Therefore, it is suggested to strengthen policy co-ordination and support, integrate resources to build a healthy whole industry chain, strengthen industrial marketing with innovative ideas, break through the brand construction of healthy cities with ideas, and formulate and implement post-epidemic revitalization plan.

Keywords: Health Industry; Health Industry Marketing; City Brand

Ⅶ Healthy People

Abstract: Cancer is a serious disease that seriously threatens the health of

Chinese residents. With the change of population aging, the incidence of cancer increases year by year, and the prevention and control of cancer has become an important part of the healthy construction of China. In order to achieve the goal of preventing and controlling cancer, we should adhere to the principle of prevention, strengthen comprehensive prevention and control, and promote the transformation of disease treatment to health management. The healthy city is an effective platform for the comprehensive management of social health in our country. It is a feasible plan to combine cancer prevention and cure with healthy city organically and realize the combination of prevention and control, prevention and control, and special group. Research shows that healthy city cancer prevention and control action should push forward the following aspects: promote the combination of groups and pieces, form an effective organization management system; adhere to the combination of specific groups, actively control cancer risk factors; strengthen the combination of prevention and control, strengthen early screening and early diagnosis and treatment; standardize the diagnosis and treatment of cancer, continuously enhance the ability of medical services; integrate traditional Chinese medicine and western medicine, give full play to the advantages of traditional Chinese medicine; lead by information technology to enhance the overall cancer management ability and level; promote deep fusion of production and research and research. The implementation path is to establish organizational leadership and working mechanism, formulate work plan and special technical guide, advance pilot step by step, carry out effect evaluation and progress assessment.

Keywords: Cancer Prevention; Healthy Cities; Public Health

Abstract: With the development of social economy and the arrival of aging population, chronic diseases are no longer just public health problems, but social problems that affect national economic and social development. Research institutions at home-land and abroad are exploring a low-cost, high-efficiency, implementable chronic disease management mode. Based on the current achievements of chronic disease management mode, combined with clinical chronic disease management practice and medical theory thinking, in the treatment of chronic disease, according to the social psychological physiological source of emotion generation, the society, medical treatment and patients can do a targeted emotional management, which can effectively improve the health status of patients with chronic disease, promote the recovery of disease, and improve the health outcomes and health resources Finally, satisfactory results are obtained. In the aspect of chronic disease management, we need to finally form a situation of social guidance, cultural cooperation, medical attention and individual participation, actively create an atmosphere of healthy emotions starting from healthy families, and finally establish an effective and low-cost mode of chronic diseases in China.

Keywords: Treatment of Chronic Disease; Emotion Management; Healthy People

Ⅷ Cases

B. 14 Analysis on the Construction Strategy of Healthy Suzhou in the New Era

Abstract: Abstract: The construction of healthy Suzhou has been carried out for more than 20 years. In order to improve the quality of healthy city construction, Suzhou has found the main local health problems through urban health diagnosis, and take active and targeted health action plans from four dimensions: the system arrangement of health priority of the Party committee and the government, the duty performance of health promotion of relevant departments, the effective supply of health management of the health industry, and the co-construction and sharing of public health responsibilities, gradually improve the health level of the residents.

Keywords: Healthy City; Active Health; Health Promotion

Abstract: Tongxiang government has built a "Healthy city" based on human beings. Combining the internet plus characteristic, it has made efforts in the past ten years, and has made a great progress in all walks of life. It has gone out of the road of building a healthy city suitable for its own reality, and has become a "Pioneer" of the construction of "Healthy city" in Zhejiang province and even the whole country. The construction and guarantee mechanism led by the government is basically sound; the health concept based on prevention is gradually rooted in the hearts of the people; the health behavior focusing on the national fitness is being developed; the health management model based on the healthy family pilot is becoming more and more mature. Tongxiang City speeds up the construction of healthy cities to lay a solid foundation for building a beautiful and happy new Tongxiang at a high level.

Keywords: Tongxiang; Healthy City; Internet Plus

Abstract: As one of the 38 healthy pilot cities in China and the first batch of provincial-level healthy pilot cities in Hainan Province, Qionghai City is strictly in accord with the work requirements of the national and provincial Patriotic Health Campaign Committee for pilot units of healthy city, deploys scientifically surrounding six missions of "building health environment, constructing health society, optimizing health services, cultivating healthy people, promoting health culture and developing the health industry" . Aiming at the outstanding problems affecting people's health, combining the strategies of the global health creation, the Construction of Beautiful Villages, the cleanliness action of urban and rural environment, biological vector control, rural water and toilet improvement action, health cell project and so on, Qionghai City continuously improves the government's public health services and management functions, positively promote the eastern Hainan central city construction of "three regions, two district and one center" strategy implementation, industriously explores and practices the connotative and typical health city construction. After the construction progress in recent years, the health quality of citizens has been continuously improved, the health industry has developed rapidly, and the level of healthy city construction has been greatly improved. The beautiful picture of "Wellness City, Healthy Qionghai" has been unfolded and Qionghai has become a bright pearl locating in the eastern part of Hainan Island.

Keywords: Healthy Qionghai; Healthy City; Healthy Villages and Towns; Healthy Cell

Abstract: Since 2014, the Beijing Bureau of Landscape Planning has demonstrated the construction of forest recuperation trails and forest recuperation bases in Songshan Nature Reserve, Badaling National Forest Park and Shichangyu Village in Miyun District. The Songshan Nature Reserve in northwest Beijing, relying on its natural advantages, deeply excavates natural historical and cultural resources; uses existing facilities to carry out near-natural infrastructure construction; establishes a team of forest recuperator to give full play to their professional skills; relies on rich resources to develop specialized courses for different convalescent objects, and has accumulated rich experience in construction. The problem is that infrastructure is not up to date and quality services are weak; support policies are uncertain; lack of regional medical research; lack of overall planning and special funding. Therefore, it is suggested to combine the work of protected areas with the development of occupational therapy; the government should strengthen the system construction based on the attention; the multi-disciplinary combination, carry out regional empirical research; and do a good job in systematic planning.

Keywords: Nature Reserves; Forest Convalescence; Healthy Cells

Abstract: In recent years, with the improvement of material living standard, people pay more and more attention to physical and mental health, and begin to choose forests and wetlands with beautiful ecological environment and abundant ecological resources as vacation places. Therefore, forest ecological environment-based, to promote public health for the purpose of forest health has gradually entered people's vision. Lishui, as the first city of ecology in China, has the natural environment of developing forest well-being. In recent years, Lishui Municipal Government attaches importance to the development of Lishui forest health care industry, actively exploring the new value of forest ecological products, so that Lishui forest health development in the forefront of the country.

Keywords: Forest Health; Evidence-based Medicine; Lishui

Ⅸ International Reference

B. 19 Research on the Development Situation and Countermeasures of the World Health Tourism

Jia Yunfeng, Wang Yaqiong / 274

Abstract: The COVID-19 epidemic has had a serious impact on international tourism industry. The health tourism industry has also welcomed new development opportunities in this crisis. The development of the world's healthy tourism industry after the epidemic of COVID-19 shows the following trends: low global tourism output value, the number of international tourists plummeted; rising awareness of residents' health, healthy tourism demand growth; Chinese medicine has become the world's health tourism market star products. Before the comprehensive recovery of domestic cross-province tourism, consolidating the foundation of the domestic health tourism, building distinctive brands, improving supply capacity, and stimulating domestic market demand are the keys for the next step of work deployment. For the international market, reshaping national security tourism image, optimizing the international health tourism policy environment, and providing high-end health tourism products are the top priorities.

Keywords: Health Tourism Industry; COVID-19; Healthy City

B. 20 River Health and International Management Experience

Ma Dongchun, Yu Zongxu / 287

Abstract: The river breeds life, and the healthy state of the river is very important for economic and social development and people's life and health protection. In recent years, China has implemented such actions and initiatives as "protecting mother river", "water pollution prevention and control action" and

"Yellow River Protection", which have achieved initial results in maintaining river health. Different countries have different measures of river health. A river cannot be called a healthy river when a river's index exceeds or is below the allowable range. From the angle of ecology, physical chemistry, hydrology and so on, the foreign country sets the standard to measure the healthy river. In the United States, Australia, Britain and South Africa, the comprehensive evaluation methods of physical chemistry and ecology were adopted to evaluate river health from hydrology and water resources, physical and chemical parameters, water biological community and so on. The comprehensive analysis shows that our country should strengthen the theory research of river health management, innovate the application research of river health management, enrich the strategy of river health management.

Keywords: Hydrology; River Health Management; Water Resources Management

皮 书

智库报告的主要形式
同一主题智库报告的聚合

皮书定义

皮书是对中国与世界发展状况和热点问题进行年度监测，以专业的角度、专家的视野和实证研究方法，针对某一领域或区域现状与发展态势展开分析和预测，具备前沿性、原创性、实证性、连续性、时效性等特点的公开出版物，由一系列权威研究报告组成。

皮书作者

皮书系列报告作者以国内外一流研究机构、知名高校等重点智库的研究人员为主，多为相关领域一流专家学者，他们的观点代表了当下学界对中国与世界的现实和未来最高水平的解读与分析。截至 2020 年，皮书研创机构有近千家，报告作者累计超过 7 万人。

皮书荣誉

皮书系列已成为社会科学文献出版社的著名图书品牌和中国社会科学院的知名学术品牌。2016 年皮书系列正式列入“十三五”国家重点出版规划项目；2013~2020 年，重点皮书列入中国社会科学院承担的国家哲学社会科学创新工程项目。

中国社会发展数据库（下设 12 个子库）

整合国内外中国社会发展研究成果，汇聚独家统计数据、深度分析报告，涉及社会、人口、政治、教育、法律等 12 个领域，为了解中国社会发展动态、跟踪社会核心热点、分析社会发展趋势提供一站式资源搜索和数据服务。

中国经济发展数据库（下设 12 个子库）

围绕国内外中国经济发展主题研究报告、学术资讯、基础数据等资料构建，内容涵盖宏观经济、农业经济、工业经济、产业经济等 12 个重点经济领域，为实时掌控经济运行态势、把握经济发展规律、洞察经济形势、进行经济决策提供参考和依据。

中国行业发展数据库（下设 17 个子库）

以中国国民经济行业分类为依据，覆盖金融业、旅游、医疗卫生、交通运输、能源矿产等 100 多个行业，跟踪分析国民经济相关行业市场运行状况和政策导向，汇集行业发展前沿资讯，为投资、从业及各种经济决策提供理论基础和实践指导。

中国区域发展数据库（下设 6 个子库）

对中国特定区域内的经济、社会、文化等领域现状与发展情况进行深度分析和预测，研究层级至县及县以下行政区，涉及地区、区域经济体、城市、农村等不同维度，为地方经济社会宏观态势研究、发展经验研究、案例分析提供数据服务。

中国文化传媒数据库（下设 18 个子库）

汇聚文化传媒领域专家观点、热点资讯，梳理国内外中国文化发展相关学术研究成果、一手统计数据，涵盖文化产业、新闻传播、电影娱乐、文学艺术、群众文化等 18 个重点研究领域。为文化传媒研究提供相关数据、研究报告和综合分析服务。

世界经济与国际关系数据库（下设 6 个子库）

立足“皮书系列”世界经济、国际关系相关学术资源，整合世界经济、国际政治、世界文化与科技、全球性问题、国际组织与国际法、区域研究 6 大领域研究成果，为世界经济与国际关系研究提供全方位数据分析，为决策和形势研判提供参考。

法律声明